慢性疾患をもつ人への看護［第1巻］

慢性疾患看護と疾病論

正木治恵　井上 泰 編著

1

Nursing of Chronic Illness
and Conditions

医歯薬出版株式会社

〈執筆者一覧〉

編集

正木《まさき》 治恵《はるえ》　千葉大学大学院看護学研究科　教授

井上《いのうえ》　泰《とおる》　国保直営総合病院君津中央病院　医務局病理診断科　科長兼部長

執筆

正木 治恵　編集に同じ　※序章の1.，2.，3.，5.を執筆

井上　泰　編集に同じ　※第１章から第５章を執筆

石橋《いしばし》 みゆき　千葉大学大学院看護学研究科　准教授　※序章の4.を執筆

This book was originally published in Japanese
under the title of :

MANSEISHIKKAN O MOTSU HITO NO KANNGO 1
MANSEISHIKKAN TO SIPPEIRON
(Nursing of Chronic Illness and Conditions Vol. 1)

Editors :

MASAKI, Harue
Professor, Graduate School of Nursing Chiba University

INOUE, Toru
Pathologist, Kimitsu Chuo Hospital

ISHIYAKU PUBLISHERS, INC.
7-10, Honkomagome 1 chome, Bunkyo-ku,
Tokyo 113-8612, Japan

はじめに

生老病死は人間の「生」の本質をとらえた，人間の一生の厳粛な事実である．人類史には人の苦痛を癒そうとする人間の知恵の蓄積があった．看護および医療は「癒しの術」として，病む人を対象とする技術を発展させてきた．看護職は，〈生命，生活，人生〉のすべてにわたる人間の「生」の総体に深くかかわり，物質的・生物的・人間的な意味をすべて包摂する〈健康〉という普遍的な人類的課題に貢献する専門職である．

人の体は60兆個の細胞から構成されている．その60兆個の細胞が，それぞれ個々に与えられた役割を担い，かつ連携することで，心身の活動を可能としている．そして，その細胞にはプログラム化された細胞死がある．生を得て死ぬまで人間の一生は，生老病死という不可避的な事実のもとに成り立っている．いまここに在る人を対象とする看護は，その不可避的な事実を根底に置きながら，一人ひとりの人間と向き合う個別的・個性的な認識と実践である．

本シリーズは，看護基礎教育での「慢性疾患看護」の講義と実習，基礎と応用，理論と実践とをつなぐテキストとして企画した．慢性疾患看護を，慢性的な機能障害をもつ人への看護として展開する．成人期から老年期の特徴にもとづいた看護と，疾病・障害に関する看護の基本を学び，生活に直接にかかわってくる疾患とそれによる機能障害への対応の基本がわかるよう構成している．慢性疾患とうまく付き合いながら生活し，老年期までその人なりの健康を維持して暮らす人は多い．発症が成人期であってもそれが老年期に続くという現状，臨床での高齢患者の増加（学生が実習で受け持つ患者も老年期の患者が多い）していることから，対象は，成人期にある患者に限らず，続いて訪れる老年期をも見据えてまとめた．人びとのライフサイクルの各期における社会的役割や人生課題，ならびにそれと健康生活のかかわり方を理解することを通して，個人の生き方に沿って生活を支えていく援助として表した．

慢性疾患を有する人は，本来その人に備わっていた身体の機能が障害され，それが長期にわたり続くため，日常生活を維持するために，何らかの形でそれを補う必要がある．さらに，長期経過に伴い合併症や他の疾患も出現し，それが関連して身体の障害はさらに複雑になる．医療の発展により，多くの疾患は治療が可能となっているが，疾患を予防し，再発や増悪を防止することはさらに重要となっており，そこに患者のセルフケアが欠かせない．患者の生命を守り，日常生活を通して対象の健康レベルを向上させるのが看護の役割だとすると，身体の本来の機能とその人に生じている障害を理解することが，障害を補うには，あるいは障害の影響を最小限にするにはどうしたらよいかを検討するには不可欠となる．

本書の序章は慢性疾患看護の概論として，慢性疾患をもつ患者の理解と看護の基本について理論的基盤を含めて解説した．また，シリーズ第2～5巻に連動する身体機能障害と看護について解説した．1～5章は，身体機能別の疾病論を概説し，代表的な疾患と治療を解説した．本書を通して，人びとの〈健康〉を包括的にとらえて展開する看護が浸透することを期待したい．

最後に，本書の企画から発行まで，長期間にわたり辛抱強くご協力いただいた医歯薬出版の皆様に心より感謝したい．本書が慢性疾患看護の質をよりいっそう高めることに寄与できれば幸いである．

2020年1月　正木治恵

目　次

序章

慢性疾患看護とは

1. 慢性疾患と看護

本書は，慢性的な経過をたどる健康問題，いわゆる慢性疾患を有する人への看護について焦点をあてた．米国慢性疾患委員会は慢性疾患を次のように定義している（1957年）[1)]．

あらゆる損傷あるいは正常からの逸脱であり，以下に示す特徴を1つ以上有する．
・永続的，機能障害の残存，不可逆的な病理学的変化に起因する
・リハビリテーションのために患者は特定の訓練を必要とする
・長期にわたる管理・観察・ケアを必要とする

世界保健機関（WHO）では，心血管疾患，糖尿病，腎疾患，肺疾患，がん，精神疾患などの慢性疾患は，非感染性疾患と分類され，非感染性疾患が世界全体の死亡者の60％を占めていることから，医療計画に盛り込むべき重要な課題としている．慢性疾患は死亡率の高さに加え，何十年という長期間にわたり身体障害を引き起こすことから，その社会的な損失が保健医療政策上の指標（世界の疾病負担，GBD）となっている．

このように，慢性疾患は世界中の共通の健康問題になっている．

COLUMN

世界の疾病負担（global burden of disease；GBD）

疾病負担（disease burden）とは，ある地域・集団における疾病（健康障害）による影響を，財政コスト，死亡数，罹患数等の指標で数値化したものである．地域別，性・年齢別，疾患別，リスク因子別に算出することにより，介入方法の選定や，その方法の評価をより詳細に実施することが可能となる．1991年に世界銀行が，ハーバード大学，WHOとともに，107の疾患，10のリスク因子の疾病負担を，disability-adjusted life years（DALY）を指標とする方法で算出した「世界の疾病負担研究（GDB 2010）」を実施し，以来，その方法が広く用いられるようになった．（出典：http://healthdata.org/gbd/about）

1）慢性的な経過をたどる健康問題

「慢性疾患の病みの軌跡」理論を提唱したコービンとストラウスはその著書[2]のなかで，病気の慢性的状態は「長い時間をかけて多様に変化していくひとつの行路を示す」という考えにもとづき，“慢性性（chronicity）”（長い間続くという慢性状況の特性）と表した．慢性性とは，身体機能の障害が長期にわたって続き，多様に変化していくことを示すとともに，それが同時に日常の生活活動に影響することを示している．図A-1に，慢性的な経過をたどる健康問題が生活に及ぼす影響を，身体面，心理面，社会面から示した．実際には，“障害”という負の側面に限らないが，これらの影響が起こりうる，あるいは起こっているかもしれないことを念頭に置いておく必要がある．

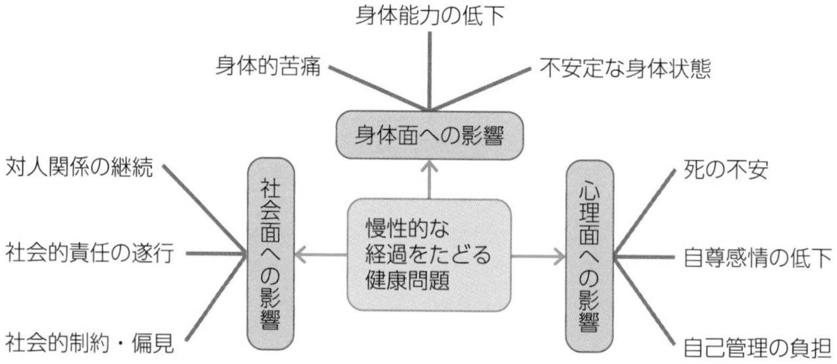

図A-1　健康問題が及ぼす生活への影響

2）慢性疾患とともに生きる人

『病いの語り』（1988年）を著したアーサー・クライマン（Kleinman A）は，“病い”という用語は，“疾患”という用語とは根本的に異なるものを意味しているとし，患うという経験の型はどこにでもみられるが，患うことが何を意味し，その経験をどのように生き，その経験にどのように対処し扱うかは，実にさまざまであると述べている[3]．病いの語りは，個人的経験が，その時代やその場所において広まっているイメージ（文化的表象）と，苦難を耐え忍んでいく集団に共有された行動のスタイルやパターン（集合的経験）との相互作用によって形づくられる．

社会学者のストラウス（Strauss A）は，慢性疾患患者の鍵となる問題として，次の8つをあげている[4]．

① 医学的危機の予防，およびいったん発生すればその管理
② 症状の管理
③ 処方された療養法を実践すること，およびそれを実践するに当たって生じる問題の管理
④ 他の人びととの付き合いが少なくなるために生じる社会的疎外の予防もしくは我慢

⑤ 病気の過程に生じる変化への適応（たとえそれが悪化したとしても，または寛解したとしても）
⑥ 他の人びととの付き合いにしても，生活の有様にしても，常態化しようとする努力
⑦ 完全に失業したとしても，または一部分失業しても，治療費や生活費を支払うための財源（必要なお金を見つけること）
⑧ かかわりのある人に，結婚上の，また家族的で心理的な問題に直面させること

これらの課題に直面し対処していく慢性疾患患者は，課題に対処していくたびに自らの慢性疾患とともに生きる力を開花させていく人，あるいは，開花させる機会を得た人ととらえることができよう．

慢性疾患とともに生きる力を開花させていくには“セルフケア”が鍵となる．セルフケアは，個人の価値・信条を反映する意思決定にもとづき，患者-医療者関係を含む社会関係に媒介されて営まれ，その過程に試行錯誤を含み，well-beingに貢献する活動[5]である．

慢性疾患をもつ人が生涯にわたって療養を続けていくためには，病状の進行や生活障害の変化に応じて生活を調整していくこと，また，その時々に必要なセルフケアの内容を学習してくこと，さらにライフサイクル上の課題を達成して生きていくことが必要となる．そこには，“慢性疾患患者”として自明視された生き方とは異なる，その人個人の生き方がある．

以上より，「慢性疾患とともに生きる」とは次のように定義される．

社会的存在としての必然性に支えられつつ，個性的な存在へと向かって希求する，というのが人の本質的あり方であるならば，病とともに生きるとは，病気と向き合うことにより受容し，セルフケアを実践しつつ，学習し，人間として歳を重ねつつライフサイクル上の課題を達成し，生きていくこと

3）慢性疾患看護の定義

慢性疾患を有する人は，病状の進行に伴い著しい身体状況の変化や現実的な“死”との直面，社会的役割や経済状況の変化，また家族や仲間からの孤立感や疎外感など，自己の存在価値をも揺るがす喪失体験を経験する．そのような心理社会的影響を受けつつも，毎日の生活をつつがなく送っていくこと，また，食事や服薬管理をはじめとする必要なセルフケアを確立していくことが求められているのである．慢性疾患患者はこのような課題に向き合い，対処しつつ，セルフケアを確立していかなければならない．一方で，慢性疾患をもちながらも自分らしい生き方を希求しているのである．

その際に必要な看護は，過去があってその人の現在があり，それが今後（未来）につながるというその患者の軌跡のどの時点にかかわっているのかを判断しながら，現在のあり様を理解し，少し先を見据えながら，患者に添い，援助的にかかわることである．

以上より，慢性疾患看護を次のように定義する．

慢性疾患患者としての身体をケアするという観点と，自己実現につながるその人のもつ価値

や生きがいを実現するという観点が，調和のとれた形でその人のなかに融合されていく過程を援助していくこと

2. 慢性疾患をもつ人のセルフケア

1）セルフケア

オレム（Orem DE）は，「セルフケアとは，個人が生命，健康，および安寧を維持するために自分自身で開始し，遂行する諸活動の実践である」とし，また「個人の学習された目標指向的活動である」[6]としている．生命，健康および安寧を維持するために行う行為について，多くの人は習慣的に行っているが，実際は，自分の健康状態を理解する理性と，適切な行為を選択する意思決定とが要求される能動的な現象である．

セルフケアについてはさまざまな文献や研究があるが，次のような特性をもっている概念ととらえることができる．

・自分自身のために自身によって遂行される行動である
・行動は意図的であり，目的をもつ
・継続的な行為である
・学習により変化する
・つねに効果的（治療的）であるとは限らない
・権利であり，責任である

また，オレムはセルフケアについて，次の3つの要件を示している．セルフケア要件とは，個人がセルフケアに携わるときにもっていなければならない目的についての一般化と定義されている．

① 普遍的セルフケア要件：あらゆる人間に対して一般的に必要となる8つの要件（十分な空気，水分，食物など）
② 発達的セルフケア要件：発達過程で特定される要件
③ 健康逸脱に対するセルフケア要件：病気や障害，あるいは医学的ケアを受けている場合に存在する要件．具体的には，次の6のセルフケア要件が示されている[7]．
　ⅰ）適切な医療援助を求める能力，およびその医療援助を確保する能力
　ⅱ）病気の病理学的諸状態の影響を自覚する能力，病理学的諸状態の結果に対して注意を払う能力
　ⅲ）医学的に指示された諸方策の理解と諸方策の効果的な実行
　ⅳ）医療ケアから生じる不快な点や副作用に対する留意と，悪化防止のための自主規制
　ⅴ）特殊な健康状態にあることの受け入れ，特別なヘルスケアの必要性の受け入れ
　ⅵ）健康障害から生じる諸症状とうまく付き合いながらの生活修正能力

このように，人間には「生きる」うえで普遍的なセルフケア要件と，「生まれて歳をとる（老いていく）」発達過程において必要となるセルフケア要件がある．慢性疾患看護においては，健康逸脱に対するセルフケア要件が強調されがちであるが，全人的看護においては，この3つのセルフケア要件に目を向けることを忘れてはならない．健康逸脱状態が生じている人は，普遍的・発達的セルフケア要件についても病理的状態の影響があることに留意する必要がある．

前述のセルフケア要件をふまえると，慢性疾患をもつ人のセルフケア要件は具体的には次のようなことがあげられる．

- 基本的欲求（呼吸，飲食，排泄，運動姿勢の保持，睡眠と休息，衣類の選択と着脱，体温の保持，身体の清潔）を充足させること
- 適切な医療を求め，確保すること
- 症状や検査結果をモニタリングし，疾患の病理学的諸状態の影響を自覚し注意を払うこと
- 疾患や治療に関連して生ずる問題（不快・副作用・急性増悪・合併症など）に留意し，注意を払うこと
- 加齢や健康問題から生ずる諸症状とうまく付き合いながら日常生活を調整していくこと
- 自分の感情を表現して，他者とのコミュニケーションをもつこと
- 達成感や成就感をもたらすようなこと（社会的活動など）に取り組むこと

2）慢性疾患の病みの軌跡とセルフケアの課題

病みの軌跡理論において，慢性疾患をもつ人とその家族への看護ケアを考えるときには，つねに病気の慢性的状態がもたらす問題の多様性，複雑性を考慮した総合的なものを目指さなければならないと述べている．「軌跡」を病気や慢性状況の行路と定義し，行路を経るときのさまざまな状態を8つの局面として提示した．すなわち，前軌跡期，軌跡発症期，クライシス期，急性期，安定期，不安定期，下降期，臨死期である（表A-1）．

表A-1　軌跡の局面と定義

局面	定義
1．前軌跡期	病みの行路が始まる前，予防的段階，徴候や症状がみられない状況
2．軌跡発症期	徴候や症状がみられる．診断の期間が含まれる．
3．クライシス期	生命が脅かされる状況
4．急性期	病気や合併症の活動期．その管理のために入院が必要となる状況
5．安定期	病みの行程と症状が養生法によってコントロールされている状況
6．不安定期	病みの行程や症状が養生法によってコントロールされていない状況
7．下降期	身体的状態や心理的状態が進行性に悪化し，障害や症状の増大によって特徴づけられる状況
8．臨死期	数週間，数日，数時間で死に至る状況

（Woog P ed/黒江ゆり子，他訳：慢性疾患の病みの軌跡　コービンとストラウスによる看護モデル．p13，医学書院，1992/1995．）

また，行路を方向づけるためには，患者・家族・保健医療専門職者がともに努力する必要があるとしている．慢性疾患の病みの軌跡の特徴とセルフケアの課題の相違から，慢性疾患を5つに分類することを試みた（表A-2）．病状の経過とその治療法の特徴はすなわち，慢性疾患を有する人の経験に大きく影響する．そしてそれはセルフケアの課題を異なるものにする．

病みの軌跡の諸局面は，徴候や症状がみられた時，病名を告げられた時，入院した時，はじ

表A-2　慢性疾患の特徴別疾患のセルフケアの課題

	経過の緩慢な慢性疾患	増悪・緩解を繰り返す慢性疾患	進行性の慢性疾患	ターミナル期に至る慢性疾患	精神疾患としての慢性疾患
病状の経過	患者の治療的セルフケアにより，病状の悪化を防ぎ，きわめて緩慢に経過させることも可能である	急性増悪を繰り返しながら，病状が進行していきやすい	徐々に進行し，重度の生活障害と生命の危機に陥りやすい	治療への依存度が高く，ターミナル期に至る可能性が高い	症状の悪化は，生活や環境状況および人間関係に応じて変遷する
代表的な疾患	糖尿病，高血圧	膠原病，慢性関節リウマチ，慢性呼吸器疾患，心疾患	肝硬変症，難病，慢性腎不全	がん性疾患 HIV/AIDS	統合失調症
代表的な治療	食事療法 運動療法 病状をコントロールするための薬物治療	症状をコントロールするため，および急性増悪を緩解させるための薬物治療 リハビリテーション（身体機能）	対症療法 人工臓器（人工腎臓，人工呼吸器） 臓器移植（腎・肝移植）	化学療法 放射線療法 手術療法 対症療法 緩和ケア	症状をコントロールするための薬物療法 精神療法 リハビリテーション（生活習慣，対人関係）
予後を決定する医学的・身体的要因	合併症	急性増悪	病状の進行	治療効果と副作用	治療継続（中断）
セルフケアの課題	症状をコントロールするためのセルフケアを日常生活のなかに確立し，維持していくこと	病状の変化（急性増悪期，緩解期）に対応した生活調整 病状をコントロールするためのセルフケアを日常生活のなかに確立し，維持していくこと	病状をコントロールするため，および健康問題から生ずる身体の制限に合うよう生活調整し，病気の進行に合わせて，セルフケアの内容を変更していくこと	疾病の脅威に対する対処と，治療過程を生活に組み込み，必要なセルフケアを確立していくこと	社会環境への適応 服薬の効果の実感的理解 他者と相談し合いながら日常生活を整えるセルフケアを徐々に確立していくこと
病みの軌跡の特徴	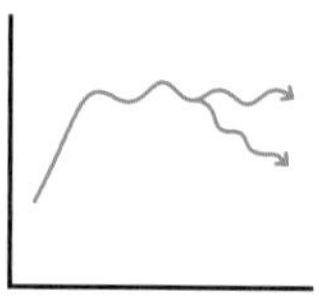	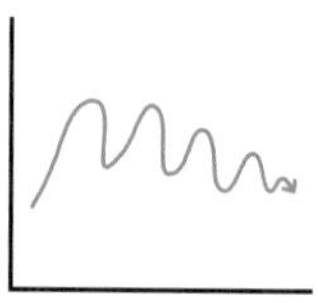	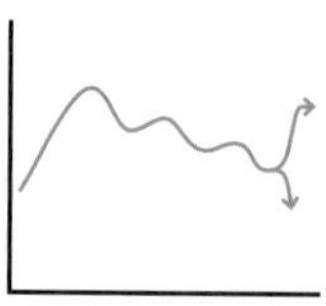	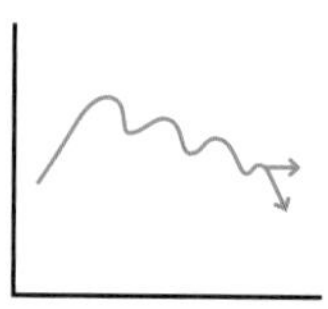	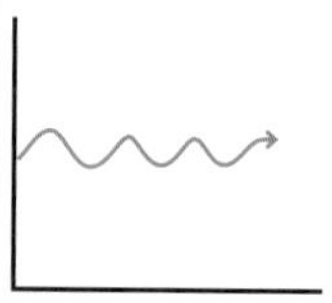

（正木治恵：慢性病患者へのケア技術の展開．Quality Nursing，2（12）：4-9，1996．を一部改変）

めての治療が開始される時，病状が悪化した時，合併症が出現した時などに局面の移行が顕著になる．慢性疾患患者が生涯にわたって療養を続けていくためには，病状の進行や生活障害の変化に応じて日々の生活を調整していくこと，また，その時々に必要なセルフケアの内容を学習していくことが必要となる．それは，患者が病みの軌跡の局面の移行に対応してセルフケアの内容を変化させながら生活していかなければならないことを意味している．

3）病みの軌跡の局面に応じた看護

病みの軌跡の局面移行は，上に向かうとき（立ち直り期）と，下に向かうとき（悪化期および臨死期），そして同じ状態を保つとき（安定期）がある．その局面に応じて，看護の優先度も変わる．各局面の状況に応じた看護を以下に述べる．

（1）前軌跡期

徴候や症状がみられず，病気の診断がされていない時期である．しかし，身体機能の低下や障害はすでに生じている可能性が高い．医療者との接点は，検診時や，慢性疾患以外の疾患での受診時などに限られるが，看護のかかわりとしては，本人自ら健康状態を確認し，生活習慣を見直す機会とする．

（2）軌跡発症期

徴候や症状がみられはじめ，受診により慢性疾患が診断される時期である．診断が未確定のまま，症状のみ出現している場合もある．その病気が治癒を望めない疾患と告げられた場合，患者には情緒的な揺らぎが生じる．それが外来受診時であったり，入院して検査し，確定診断がついた時であったりする．「どうしてこんな病気になったのだろう」「治らないとしたら，この先どうなるのだろう」という心配や不安な気持ちが生じる．

一方，患者は，自分が診断された疾患について情報収集し，疾患に関する知識を理解すること，そして必要な生活管理やセルフケアの方法を学習することが求められる．服薬や受診など治療の継続も求められる．不安定な情緒にあるにもかかわらず，新たなことを学習し，今後の生活へ対応しなければならないのである．そのような状態にあることを理解し，かかわることが必要である．

（3）クライシス期

生命が脅かされる時期で，身体の不調とともに「このまま死んでしまうのではないだろうか」と不安を抱くこともある．救命のための治療に伴い，安楽の保持が必要となる．

（4）急性期

疾患やその合併症の活動期で，その管理のために入院が必要となる状態である．慢性疾患の急性期の病態像を理解することで，必要となる看護が明確になる．

(5) 安定期

身体機能の障害と症状が治療やセルフケアによってコントロールされている状態である．この安定期を維持するためには，安定的な状態を継続できる要因や継続が難しくなる要因を，患者とともに明らかにしておくことも必要である．

(6) 不安定期

治療やセルフケアにかかわらず，身体機能の障害や症状がコントロールされていない状態である．これは身体的発達や加齢などの身体機能の必然的な変化が影響する場合もあれば，家庭や職場での役割遂行上の問題や周囲の人に病気を理解してもらえないなど，心理社会的な出来事が影響して日常生活が変化した場合もある．また，医療者を含め十分なサポートが得られないことも影響する．不安定期に陥った要因を，患者とともに客観的に振り返ることを通して検討する．

(7) 下降期

身体的状態や心理的状態が進行性に悪化し，障害や症状の増大がみられる状態である．慢性疾患の場合，治療を継続しているにもかかわらず，病状が不可逆的に悪化する下降期となることも少なくない．天野は，身体的回復が見込めない下降期にある人々に，自己の回復に着目して援助する看護モデルを開発した[8)]．この看護モデルは，目標や見通しをもちにくい状況においても，看護師は自身の実践を意味づけ，全人的ケアの方向性を確認できることを示した．

(8) 臨死期

いわゆるターミナルの状態で，病状の悪化や老化が合わさり，生命維持が困難なほどに身体機能が低下する状態である．慢性疾患患者の場合，長年，医学的治療とセルフケアを継続し，努力してきた経緯がある．穏やかな終末を迎えるために，長い人生経験のなかで形成してきた独自の生活様式に着目し，家族とともに環境を整えるなど，本人が望む最期の過ごし方を看護に反映させる．

4) セルフケア確立に向けた5つの課題

慢性疾患は，長期的な経過をたどり，予後・治療効果が不確実であり，障害が重複する可能性も高い．慢性疾患患者のセルフケアの確立には，“確立”までにはある一定期間が必要であり，その“確立”状況も経過とともに変化しうる．病状の経過，治療法の変更，生活環境の変化，自己概念の変化など，セルフケア確立状況を変化させうる要因をとらえる必要がある．

慢性疾患患者のセルフケア確立に向けて，患者にとっての課題を示した．

(1) 医学的・実践的知識の獲得

健康逸脱状態が永続する慢性疾患患者には，疾病や治療に伴う機能障害を理解し，受け止め，生活を調整していくために，医学的知識と，それを実行するための実践的な知識や技術が必要となる．医学的知識とは，その人が患っている慢性疾患に関する知識で，病状や予後，治療，症状など，自分の身体に生じている変化や状態を理解するために必要な知識である．また，実践的知識とは，病状や症状をコントロールするために必要な知識で，病状や治療に応じて患者が日常生活で実践していくための具体的な技術，行動に関する知識である．

知識の不足から生じる問題として，患者が誤った，あるいは非効果的なセルフケア行動をとってしまうことがある．その場合，患者の努力は報われない結果に終わってしまう．この状態が長く続くと，努力しても効果が上がらず，患者の自己効力感が低下してしまう．

このように患者にとって，自らの病いを理解し，その疾病の自己管理に必要な知識を獲得することが，セルフケアの基盤となる．とくに疾病発症時や診断時にこのような知識を学習していくことが求められるが，経過に応じてそれらの知識の刷新も必要となる．

(2) 自己モニタリングの習得

自己モニタリングとは，自己の行動や症状，状況，データなどを客観的，意図的に観る，見守ることであり[9]，獲得した医学的・実践的知識を自分の生活のなかで活用していくプロセスおいて必要となる．自分の状況を把握し，何をなすべきか考え，自ら決断し，目標を決定し，実行し，自己評価し，さらに工夫していく．これは知識を実践に移すために重要な思考プロセスであり，患者自身の主体的活動により学習されていく．

日常生活のなかで困難や問題に遭遇したとき，人はそれを解決しようとして問題状況を分析し，そのなかで自分が何をなすべきか考え，決断し，実行し，その結果を評価している．自己モニタリングは，主体的に外部からの何らかの情報を選択的に得る活動であり，具体的な自分の問題状況に照らし合わせながら丁寧にみていく経験を通して，学習されていく．

(3) 情緒の安定・自己受容

主体的・能動的な活動を継続していくためには，自己を客観的に見つめ，真に望む決定ができるための情緒的安定が必要となる．情緒の安定は生活の安寧感につながる．情緒の安定には，疾病受容や自己概念，自尊感情など，自己の安定性と周りからのサポートにより支えられているという感覚をもつことが影響する．

長い療養の過程では情緒が不安定になることがしばしばある．情緒は種々の要因で揺れ動くが，とくに，身体状態悪化による入院宣告，合併症の出現，周囲の無理解な対応などがあげられる．また，回復の見通しのたたない身体的苦痛は情緒不安定を助長させる．

一時的な情緒の揺らぎは誰でも体験する正常な過程であるが，その揺らぎがある一定の期間を経ても治まらず，不安定な状態が持続すると，患者の自己は脅かされ，生活の安寧感も得られず，自己管理も困難な状態になってしまう．慢性疾患の受容，ひいては慢性疾患を有する自己の受容が課題となる．

(4) 人生上の選択・意思決定

慢性疾患をもつ人は，療養過程でさまざまな人生の局面に出遭う．進学や結婚，妊娠・出産，就職や退職，出逢いや別離など，人それぞれさまざまな転機がある．その時，自己の価値観や人生観に従って自分の進むべき道が選択，決定されていくのであるが，慢性疾患をもつ人の場合，その選択や意思決定に際して自分が慢性疾患を患っていること，ならびにその療養が生涯にわたって必要であることを抜きには考えられない．

人は必ずしも自分の満足いく意思決定をいつもしているとは限らない．不本意な決定をしてしまう時もある．人生上の重要な局面でなされる決定が，不本意な決定あるいは自己に偽った決定であった場合，そのマイナスの感情が後の人生の受け止め方や姿勢に影響を及ぼす．慢性疾患を有するがゆえに不本意な決定をせざるをえなかったと感じるとき，その人は慢性疾患患者である自己を否定してしまうことになる．生涯，慢性疾患とともに生きるということは，当然その人の人生観や価値観に大きく影響し，それを考慮しながら人生上の選択をしたり，意思決定したりすることが，局面を迎えた患者の課題となる．

(5) 家庭・社会での新たな役割獲得

慢性疾患に罹患したことで，あるいはその療養の過程で，それ以前に果たしていた社会のなかでの役割，家族のなかでの役割など，これまでの役割を失う場合がある．期待されていた役割が果たせなくなること，また，生きがいとなっていた役割を喪失することは自尊感情の低下をまねく．家庭や社会で果たしてきた役割を喪失したとき，それまでその役割によって支えられていた自己概念が崩れ，自己の価値を見出せなくなってしまうことがある．自己の価値を見出せなくなってしまったとき，人は抑うつ，絶望の状況に陥ってしまう．

一方で，慢性疾患を患ったからこそ果たせる役割もある．家庭においては，家庭内での役割の変更や家族の結びつきの強化，社会においては患者会活動や手記を残すことなどがこれにあたろう．慢性疾患患者となった自分を受容するためには，このような役割の喪失や変化を受け入れ，新たな役割を見出していくことも課題となる．

5）慢性疾患をもつ人のセルフケアの評価

慢性疾患をもつ人のセルフケアをアセスメントするうえで活用できるツールが開発されている．清水は，糖尿病患者のセルフケア能力の要素を抽出し，それを測定するツールを開発した[10]（図A-2）．糖尿病患者のセルフケア能力の8つの要素が，〈知識獲得力〉〈ストレス対処力〉〈身体自己認知力〉〈自己管理の原動力〉〈モニタリング力〉〈応用・調整力〉〈サポート活用力〉〈糖尿病とともに自分らしく生きる力〉で構成されている．

それらを数値化できるこのツールは，患者のセルフケア状況をアセスメントする視点として看護職が活用することも可能であるし，患者の自己評価として活用することも可能である．数値化できると，ともすればその点数の高低に関心がいき，能力の高い人，低い人というようなとらえ方をしがちであるが，能力が低いから問題であると短絡的に用いるものではない．8つの能力のバランスや患者の身体状態，治療状況なども合わせて，どこからアプローチすべきかをチームで検討するうえで役立つものとなる．

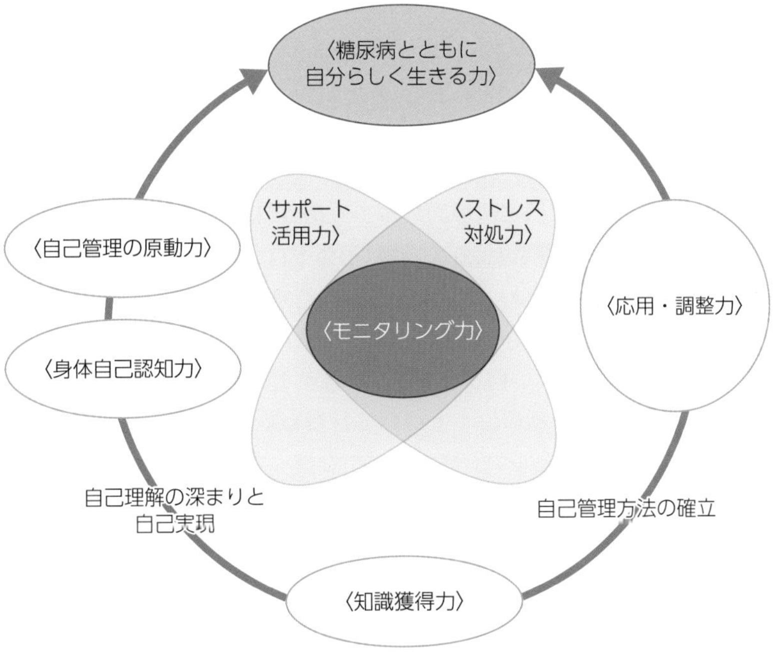

図A-2　糖尿病患者のセルフケア能力の要素の構造図

（清水安子：糖尿病患者セルフケア能力測定ツールの概要．看護技術，64（8）：62-66．2018.）

3. 慢性疾患看護の援助技術

1）慢性疾患看護の前提

ベナー（Benner P）は，気づかい（caring）とは，状況にある特定の仕方で巻き込まれ関与することであり，人間の熟練実践にとって気づかいは必須条件であるとし，気づかいの第一義的な意味を次の3点から説明している．

「第一に，ある人にとって何が大事に思われるかを決めるのが気づかいであるから，その人が何をストレスと受け止めるか，それに対してどのような対処の選択肢を持ち合わせているかもその人の気づかいのありようによって決まってくること．第二に，結びつきと関心が実践を可能にする条件になっているということ，それは気づかいという条件のもとで，看護師はどのような働きかけが患者のためになるかに気づくことができ，その後の看護活動はそうした関心によって導かれることになる．また，患者に現れる回復と悪化の微妙な徴候を看護師が察知できるのも，気づかいが前提にあってのことである．第三に，人に援助を与えうる条件と，人からの援助を受け入れうる条件が気づかいによって設定されるということで，同じ行為でも，気づかいのなかでなされる場合とそうでない場合とでは，まったく異なった結果をもたらすことがある．気づかうという関係は信頼の条件をつくり出し，看護を受ける者はこの信頼という条件のもとではじめて，提供された援助を受け容れることができ，気づかわれていると感じることができる．看護が単なるテクニックに決して還元できないのはこのためである」[11)]

ここに述べられているように，看護師の行為によって，患者は自分が援助されていると感じることもあれば，援助されているとは受け取れない，むしろ人間性を阻害されていると感じる場合があるのである．これは看護実践の中核となるケアリング（気づかい）が上記のような性質を有するためであり，それは個と個の間でつくり出される極めて個別的な現象だからである．ここに，「標準化された○○疾患患者の看護」のみでは成しえない看護実践の本質がある．

セルフケア支援を可能にするには，対象を十分に理解すること，たとえばその人がどんな人なのか，その人の力や限界はどのくらいなのか，その人の真に求めていることは何か，その人の成長の助けになるためにいったい何が必要かを知る必要がある．さらに，変化する主体は患者であり，その人自身の考えや価値にもとづいて行動している主体であることを十分に理解し，看護師は自分のかかわりがセルフケア支援につながっているかどうか，看護師自身が自分の力と限界を知らなければならない．はたして自分のかかわりが，その患者にとっての良い方向へ変化する助けになっているのか，もしそうなっていなければ，次にどのようなかかわりが必要になってくるのかについて内省しつつ，チャレンジすることで実践力を高めていくことが可能となる．

看護師としてのケアの力量を自分に問いつつ，つねに変化していく患者の気持ちや期待，考え，行動と看護師の認識や行動にズレが生じていないか，一方的になっていないかを意識し，実際に起こっていることに照らして，柔軟に看護師としてのかかわりを修正していくことが必要である．

慢性疾患看護は慢性的に経過する病状に沿いながら行うケアであり，言いかえるならば，「患者に沿い，対象の反応をとらえ，これまでの経過と今後の推移を見通して考えながら対象とかかわる」ことに重要性がある．

2）セルフケア確立に向けた看護援助

セルフケア確立に向けた看護援助とは，前述したように単なる患者の自己管理を促すことではなく，患者自身がより健康的で安寧な生活を送っていけるよう，患者のもてる力を信じて，患者の自立を支援しながらかかわっていくことである．患者がもてる力を最大限発揮できるような援助的かかわりは，患者とともにつくり出すという看護専門職としての力量が問われる技術でもある．

セルフケア確立に向けた看護援助として，次の5つの異なる看護援助アプローチ法について述べる．これは筆者が実際に糖尿病患者の看護に携った実践事例から研究的に導いたものである[12)]．5つのアプローチ法における看護師－患者関係を模式図として示した（図A-3）．

（1）指導的アプローチ

このアプローチ法は，患者の医学的知識・実践的知識の獲得を目的として，医療者が患者に専門的知識を教授，伝達する方法で，医療者の指導性が高い．疾病や自己管理の正しい知識，技術の習得を目指し，患者のコンプライアンスを高めるうえで有効なアプローチ法である．日

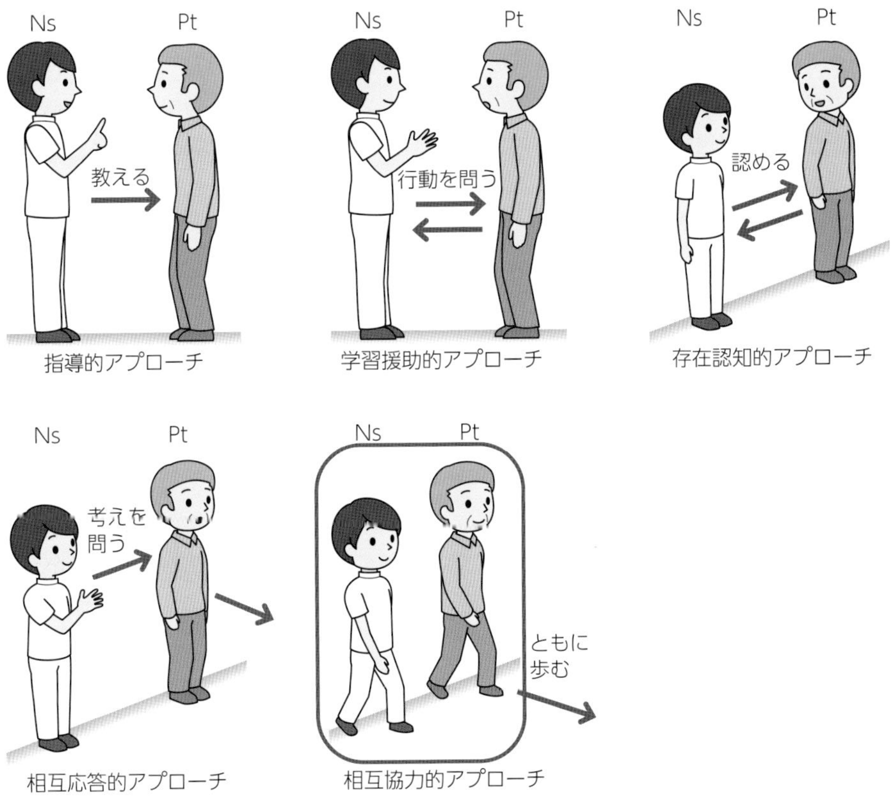

図A-3　5つの看護援助のアプローチ

常生活の調整より，医療技術的な行動が求められている場合や，取るべき行動に選択の余地がない場合に有効で，患者が“わかる”ことを問題にするよりは，正しいやり方や知識を“覚える”ことを目指している．

患者の知識を把握する方法として知識テストがよく行われてきた．知識テストとは，医療者が患者に知っておいてほしい内容を指導したうえで，患者がそれらをどれだけ正確に覚えることができたかを調べる方法である．ただ，その知識テストの結果と自己管理の良し悪しとは必ずしも一致しないことはすでにさまざまな研究結果で明らかになっている．

ここで大切なことは，対象となる患者であるその人が療養していくうえで必要な知識は何か，その人がその知識を何に活用していくかを明確にしながら把握していくことである．

(2) 学習援助的アプローチ

このアプローチ法は，患者の自己モニタリングの習得を目的とするもので，指導的アプローチに比べ，患者が“わかる”ことを目指し，主体的に学習することに主眼を置く．自己モニタリングの学習過程で生じる種々の気持ち（迷いや挫折感，あるいは自信や意欲）を受け止めて支えつつ，その過程をともに歩んでいく姿勢をとることにより，患者が日常生活のなかで試行錯誤する体験を通して習得していくことを目指すアプローチ法である．

実践的知識の獲得には欠かせないアプローチ法で，その患者個々の生活や考え方を把握し理解したうえで，実際にその患者にとって実行可能となるような内容を選択していく．具体的には，医療者が患者に何をなすべきかを提示するのではなく，患者が自分で考え，選択していけるよう，まず患者の日常生活を客観的に振り返る援助（問いかけ）が必要である．そして，自分の身体状態をどのような情報からどのように把握し判断するか，また，何をなすべきか考え，自ら決断し実行し，評価していく，このようなモニタリング力の育成を援助する方法である．

(3) 存在認知的アプローチ

このアプローチ法は，患者を評価しないで，その人の存在そのものの価値を認め，支持することに主眼を置く．疾患の自己管理ができている/できていないなどの医療者側の判断で患者を評価せず，いま現在ある，ありのままの患者を受容していくかかわりである．このアプローチ法においては，健康と病気に対する人間の体験および反応に注目する．そこには必然的に個々に異なる健康や病の意味がある．それを知るためには，まず患うことが何を意味し，その経験をどのように生き，どのように対処しているか，看護の対象（患者）に問うことから始まるのである．

このようなアプローチは積極的傾聴と表わすことができる．積極的傾聴とは，相手をわかろうとする積極的な心構えをもって，相手の傍らにいながら，相手の感情や思考の流れにそって聴くことである．相手が話している言葉の表現内容のみならず，相手がどのように感じ，受け止め，どのような意味をもって話しているのかについて，できるだけ敏感に感じ取ろうとして聴くことである．患者には，医療施設に通うたびに検査結果という自己管理の結果を突きつけられることになり，芳しくない結果が続くと，患者の自尊心は低下しがちになる．日々かかわる医療者が自己管理の改善ばかり求めると，患者は低い評価を受け続けることになり，その傾向はいっそう強くなる．このような自尊心低下の感情に落ちてしまった患者には，改善という目標をいくらかかげてもその意欲をもち続けることは難しい．看護師の積極的傾聴を通して看護師の受容的態度が患者に伝わり，患者が評価されることなく安心して自己について語っていくことができれば，患者は患者-看護師関係のなかで情緒が安定し，自尊心を回復することができる．

積極的傾聴とは異なる方法として，患者の身体の心地良さに働きかける方法が研究的に明らかにされた．大原は，この「身体の心地良さ」に着目した看護援助モデルは，看護師と患者が〈心地良さを大切にし分かち合う相互交流〉〈居心地の良い援助関係〉〈患者の秘められた力と可能性への一心と気づきの共有〉の場を生み出せるものとして提示した[13]．身体の心地良さを働きかける看護援助も，有効な存在認知的アプローチとして位置づけることができよう．

(4) 相互応答的アプローチ

このアプローチ法は，看護師が，患者がその都度矛盾に直面しながら変化・発展を繰り返していく過程に，患者が良い方向へ変化することを願って応答性を高めて存在することである．患者が真に望む選択をし，意思決定していくことを援助する．長い療養生活の途上では，結婚や就職などの新たな生活への移行，家族や仲間との別れなどの喪失体験，治療法の変更や入院など医療面においてもさまざまな出来事がある．

意思決定とは，自分の選択に責任をもつことであり，その決定を受け入れることである．十分に自分自身について考え，真に望む方向を決めていくことであり，それは単に医療者を含む他者のすすめに応じることではない．このアプローチは，患者の自律性を重んじ，患者が変化・発展していくことを信じ，患者が意思決定していくプロセスを見守ることであり，時には，患者が選択していくうえで必要な情報を提供したり，患者と意見を衝突させながら方向性を模索したり，あるいは，患者が自分自身で選択肢を選ぶまで忍耐強く待つという態度も必要となる．

患者には，慢性疾患患者として身体をケアするという観点と，その人のもつ価値や生き甲斐を実現するという観点が調和のとれた形で決定がなされることが大切である．このアプローチは看護師に，患者との相互作用のなかでつねにより良いあり方を検討しながら応答していくという患者–看護師関係形成技術を必要とする．米田は，糖尿病患者に対し，優しく念入りなケアで「足は大切にするもの」と患者に伝える技術を提示した[14)]．患者の身体に触れるケアを通して，言葉を超えたメッセージが伝わっている．

このように，看護師の身体的なケアの際の気づかい（ケアリング）が，応答性を高めたかかわりとなる．

(5) 相互協力的アプローチ

このアプローチ方法は，患者会活動など患者の自主性を重んじ，援助する側と援助される側の関係を越えた対等平等の関係であり，お互いの力を出し合うことで前に進もうとしていくアプローチである．さまざまな状態の人びとが，多様な関係を形成しながら生きているのが人間社会であり，誰もが当事者として貢献していくことが可能なのである．

3) 慢性疾患患者のエンドオブライフケア

現代社会では，老年症候群や慢性疾患を患う脆弱高齢者が増加し，多死時代にも直面している．終末像を見据えて慢性疾患患者の看護を考えていくことが必要である．筆者らは，先行研究において，高齢者は身体状態や介護状況の変化に応じて療養の場を移動することが多いことから，どのような場であろうと，一定の質が担保された終生期ケアを提供できることが必要と考え，ケアの質指標を開発した[15)]（図A-4）．

COLUMN

高齢者の終生期ケア質指標

図A-4に記載した高齢者の状況に沿って，質指標の一部を示した．この質指標は，高齢者の終生期ケアの実現に向け，看護師個人と看護管理者の両者がそれぞれの立場でケアの質を評価し，改善にいかすものである．

目　標	どのような心身の状態にあろうとも不可侵の「人間の尊厳」を保持し，死の瞬間までいかに「豊かに生きるか」を支援すること
質指標 (1) 老年期を迎えるすべての人に	いのちの終わりを意識して生きるために，いままでの人生を振り返りつつ，ありたい最期の迎え方を考える機会，とりわけ家族や地域の人などと一緒に話し合える場を，地域との連携を通してつくる．また，その意向を表明した記録を残すことを促す．記録には，治療・ケアの意向を含む．
質指標 (3) 老年症候群が顕著または病状が進行している人に	高齢者ならびに家族に，いつ致命的なイベントが起こるかは予測できないことや，今後起こりうる状況を含め十分な情報提供をし，高齢者本人の意思決定を尊重した治療・ケア方針の合意のプロセスを踏む．緊急入院の場合は，高齢者自身が医療およびケアに関する意向を表明した文章等があるかを確認する．時間の経過，病状の変化，医学的評価の変更に応じて，また高齢者の意思が変化するものであることに留意して，その都度説明し，DNRを含む意思の再確認を行い，それを記録し，チームで共有する．その際，自らの生死にかかわる意思決定を求められることの負担感や，患者と家族の望みや意向にずれがある可能性があることにも配慮する．意向を表出できない人に関しては，これまでのその人の生き方をとらえ，日常ケアにおける反応（身ぶり，表情など）から意思をくみ取り，家族とも共有する．
質指標 (7) 治療を開始する人に	治療法の決定に際しては，治療の生活への影響を予測するために，高齢者・家族の治療目的や期待，ADL，認知機能，家族背景，生活様式など，多様な視点を医療チームで共有する．そのうえで，ICの場面には同席し，利益やリスク，治療目的（延命，QOL，症状緩和など）が高齢者や家族に十分に説明されているかを確認し，高齢者・家族の理解度に合わせ，必要であれば補足説明を行う．不安や質問を表出しやすい体制をつくり，患者・家族が治療選択についての意思決定を行えるよう調整する．また，治療をしない選択や，決定を変更することも尊重する．この決定の実現が可能となるよう関係するケア提供者間で共有する．
質指標 (2) ケアや治療を受けている人に	高齢者が医療機関やケア施設にアクセスしてきたとき，あるいは病状が変化したときなどのタイミングで，医療チーム内で加齢に伴う機能低下，病期をふまえた治療目標や回復見込みについての合意を図る．高齢者・家族には終生期をどう生きたいか，治療やケアの意向を確認し，高齢者・家族とともに治療・ケア方針を検討する．単身者には，誰に意思決定をゆだねたいかを考えておくよう促す．また，意向を記録したものがあるかどうかを確認し，ある場合はその意向が現在の意向を反映しているかを再確認する．
質指標 (8) 治療効果が現れない，あるいは治療継続が困難となる人に	主治医が患者・家族に対して，患者の病状が治療を続けても治療効果が現われず，徐々に進行した段階に変化していることを，経過を示しながら説明する．患者・家族が感じている変化や変遷を共有し，これまでの病とともに生きてきた軌跡を尊重する．また，不安定な身体機能を整えながら安楽を提供し，患者の日常のセルフケアの意思決定に着目し，高齢者自身が自らにとっての意味を見出し深めていけるよう支援する．
質指標 (17) 症状や疼痛がある人に	穏やかに終生期を過ごすために，呼吸苦，嘔気，不眠，腹部症状（便秘），倦怠感，抑うつ，不安など，疼痛以外の症状についてもアンテナを広げ，初期ならびに継続的なアセスメント，個々に合わせた評価，適切な介入を行う．また，認知機能障害や意識障害のある患者の場合には，言語的な表現だけでなく，表情や行動の変化，BPSDやせん妄も苦痛が存在することの表れである可能性があることを念頭に置いておく．
質指標 (23) 臨死期にある人に	生活動作の低下（ベッドから起き上がることができなくなるなど），食生活の変化（食事量，食欲，食の関心の低下），生活リズム（傾眠が強くなる），コミュニケーションの変化（会話が少なくなる，声も出なくなる，急に元気になる，話しはじめる，眼をつむっていることが多くなる，外的刺激に対する反応の低下（話しかけても眼を開けなくなる，振り向かなくなる，痛みに反応しなくなる，わずかに動いていた指や足を動かさなくなる），治療抵抗性の出現，血流の低下（データは変わらないのに末梢が冷たい，褥瘡が治らなくなる）などをアセスメントする．看取りの時期を早い段階からとらえ，高齢者本人が望む最期の過ごし方に沿うよう家族とともに環境設定する，死を迎える準備をするなど，ケアに反映させていく．
質指標 (30) 施設・組織の体制づくりに	管理職が本終生期ケア質指標を活用しながら，終生期ケア体制を評価する．追加の資源の導入がなくても，終生期ケアの基盤となる考え方を周知し，文化をつくることで，終生期ケアの質向上につなげる．ケア文化は，施設にとどまらず地域との連携を基盤に醸成させる．

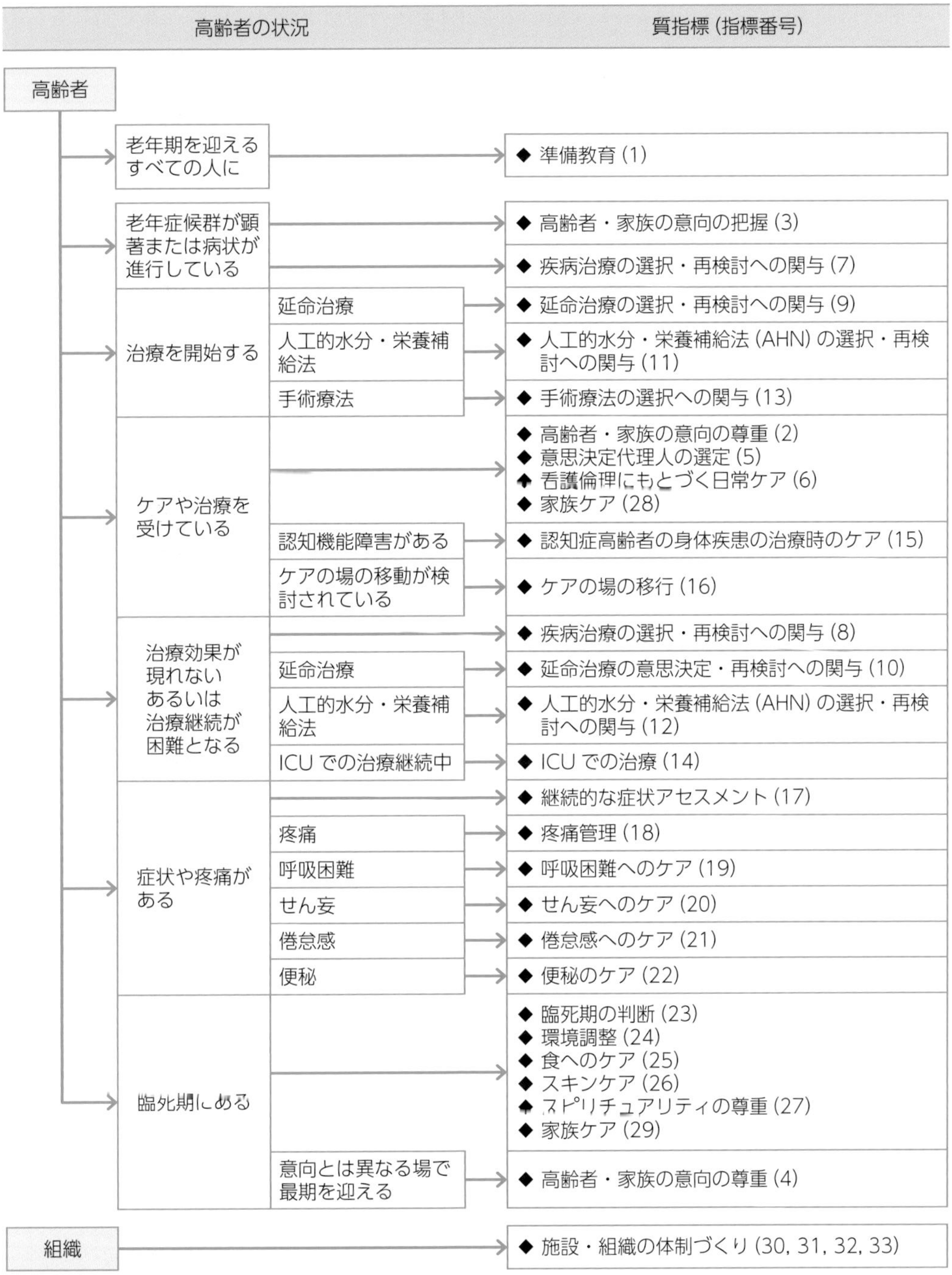

図A-4　高齢者の状態と終生期ケア質指標

（Masaki H, Kawai N, et al：Consensus development of quality indicators for end-of-life care for elders in Japan. Int J Nurs Pract, 23（Suppl 2）：e12562, 2017. を筆者が和訳）

高齢者の終生期ケア (end-of-life care) とは，「老化の諸相が顕著に現れ，死で閉じられる人生の最終段階にある高齢者が，いのちの終わりを意識して生きることを尊重するケア」と定義した．

終生期ケア質指標とは，老いや病いを人間の一生の厳粛な事実としてとらえ，そのような状況や場面にケア提供者としてかかわる看護職者が，単なる健康上の問題解決に終わらず，高齢者の豊かな最晩年を創出する専門技術的なケアの質を明文化したものである．病状や治療の経過に沿って，療養の場は，入院，外来，在宅，ケア施設と移行するが，それぞれの場で適宜適切な看護援助を提供するうえでこの質指標は活用できる．

4. 慢性疾患看護における移行支援とチーム医療/チームケア

1) 療養の場の移行支援

(1) 慢性疾患をもつ人にとっての療養の場の移行支援の必要性

慢性疾患をもつ人は，その時々の状態に応じた生活調整とセルフケアが求められることは前述のとおりである．安定期に自宅でセルフケアできている人も，機能障害が悪化し集中的に治療が必要な状態となれば，一時的に入院治療を受けることになる．そうすると，入院によって自宅で行っていたセルフケアをいったん医療者に委ね，治療中心に切り替える必要がある．そして，治療によって機能が回復すれば，リハビリテーションを専門とする病院等に移り，新たな生活調整を実施したり，あるいは，外来通院しながら自宅でのセルフケアを再開することが求められる．

このように，慢性疾患をもつ人は，その時々の心身の状態に応じて多様に変化する療養の場に合わせて，必要となる生活調整とセルフケアを柔軟にその都度変更し，適応する能力が求められる．しかし，自己管理の範囲で適応できない場合，たとえば，退院後に新たな薬剤を使用することになったが，認知機能の低下により薬の管理が困難であると予測される場合などには，訪問看護などの地域の保健医療福祉サービスを導入し，退院後の生活を再構築する必要がある．すなわち，慢性疾患をもつ人が療養の場を移行する際には，新たな療養の場における生活調整やセルフケアの再開を目指し，“つなぎ目”でケアが途絶しないよう，一時的かつ集中的に医療と生活の両側面からの支援を必要とする．あわせて，機能障害の程度に応じた適切な療養の場を，本人の意向をふまえて選択できるよう支援しなければならない．

療養の場の移行支援として代表的なものは，退院支援・退院調整であるが，慢性疾患をもつ人にとっては，外来通院を継続しながら徐々に機能低下をきたすなど，入院治療を経ずに介護福祉施設等に入所することもある．すなわち，慢性疾患をもつ人の療養の場の移行支援は，単純に入院から自宅に退院する時にのみ必要な支援ではなく，在宅療養から介護施設へ入所する時，短期入所後に在宅療養を再開する時など，療養の場が変わる“つなぎ目”において必要な支援である．

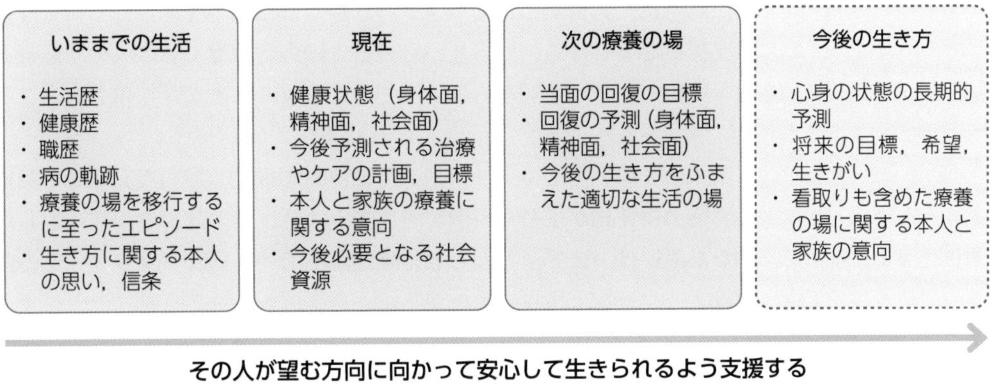

図A-5 療養の場の移行支援のためのアセスメント

(2) 療養の場の移行支援のためのアセスメント

慢性疾患をもつ人の療養の場の移行支援で大切な考え方は，病院，施設，在宅などのどこに居ようとも，その場で人生を生きるのは療養している本人であるということである．医療者は，治療の継続，生活の再調整やセルフケアできる環境の準備を支援するのは当然であるが，加えて，その人が望む方向に向かって安心して生きられるよう支援する必要がある．とくに留意したいのは，現在の状態のみに着目して支援をしないことである．すなわち，いままでのその人の生き方，病の軌跡の特徴，直近の心身の状態など，療養の場を移行するに至ったエピソードを振り返り，今後の生き方を本人とともに考えることが必要である．

そのためには，その人の人生の文脈のなかで現在がどのような状態であるのか，今後予測される心身の状態と本人の今後の生き方に関する意向はどのようなものであるか，本人と家族が望む方向に向かって安心して生きられるためにはどのような社会資源が必要か，などの個別性を重視した包括的アセスメントが求められる（図A-5）．とりわけ，看護職は多様な療養の場にいることから，ケアが途絶されないよう，“つなぎ目”において適切な療養の場の移行支援を提供することが期待される．

2）慢性疾患看護におけるチーム医療/チームケア

(1) 柔軟かつ継続的なチーム体制 ──その時の状態に応じた必要なケアが適切な場において適切な人によってケアが提供される

慢性疾患をもつ人は，人生の最期までその疾患とともに生きるため，住み慣れた地域で自分らしい暮らしを人生の最期まで続けることができるよう，地域包括ケアシステムの実現[16]を念頭に置いてチーム医療/チームケアを行うことが肝要である．

p5の「2．2）慢性疾患の病みの軌跡とセルフケアの課題」で述べられているように，慢性疾患をもつ人にセルフケアの課題が生じた場合，必要時には入院し，回復時には在宅で過ごすなど，その時々の心身の状態に応じた適切な療養の場が選択される．そして，その場で新たなセルフケアが構築されるが，同時に，再構築したセルフケアに合わせた環境を準備し，新たな環境に移行していくための支援も必要となる．つまり，その時々の慢性疾患をもつ人の状態や状況に応じたケアが，適切な場において，適切な人によって，途切れることなく提供されることが必要である．

たとえば，成人期から糖尿病を患い自宅でインスリン自己注射を継続していた高齢者の認知機能が低下し，セルフケア能力に変化が生じた事例を考えてみよう．この高齢者が住み慣れた自宅で今後も暮らし続けるためには，まず，もともと外来通院している病院やクリニックの医師，看護師，薬剤師，栄養士，ソーシャルワーカーがチームを編成し，通院を継続できるよう支援することが必要である．いつもどおりの外来受診の手順を忘れたことや，内服薬や注射薬が指示どおりに使用されていないことに外来看護師が気づいた場合には，医師や薬剤師にその変化を報告し，自宅で安全に行える治療方法への変更をチームで検討する．また，認知機能低下による生活上の課題に公的な保健医療福祉サービスの導入を検討するためには，地域包括支援センターの保健師や看護師，社会福祉士等，そして，介護保険を活用する場合は，ケアマネジャーや訪問看護師等とも支援目標を共有してチームを編成する．チームメンバーは互いの役割を認識したうえで，高齢者の在宅療養生活を協働して支援することになるだろう．

このように，チーム医療/チームケアは，慢性疾患の人にとって，その人のその時の状態や状況における療養上の課題を多面的にとらえ，その時に最適と考えられる支援を幅広く検討し，チームメンバーそれぞれが適切な場で役割を遂行することにより，慢性疾患をもつ人に一体的で継続的な支援を提供できるという点で重要である．また，チーム医療/チームケアにおいては，その時に必要な多職種が柔軟に凝集・連携し，慢性疾患をもつ人の課題や目標を共有し，それぞれの役割を認めながら，自らの専門性を発揮して支援することが求められる．

(2) 慢性疾患をもつ人をチームの一員としてとらえる

地域包括ケアシステムでは，住まい・医療・介護・予防・生活支援が一体的に提供されることから，慢性疾患をもつ人を支援するチームメンバーには，看護師や医師等の医療専門職のみならず，介護や福祉の専門職，互助の機能を有する地域の住民や介護を担う家族が含まれる．また，セルフケアは「自分自身で開始し，遂行する諸活動の実践である」とオレムによって定義されていることから考えると[17)]，慢性疾患をもつ人のセルフケアの課題には，その疾患をもつ人が主体的に対応するものである．よって，慢性疾患をもつ人もチームの一員としてとらえて，チーム医療/チームケアを進めることが重要である．

具体的には，その時のセルフケアの課題を本人の意向を中心にしてチームメンバーと話し合い，目標を設定・共有し，慢性疾患をもつ人が主体性を発揮して課題を解決できるような活動を検討し，その活動を本人のセルフケア能力を活用して遂行できるよう支援することが必要である．

また，目標の設定においては，**図A-5**に示すように，慢性疾患をもつ人のいままでの生活，現在の状態と意向，今後の生き方の希望について連続性をアセスメントするが，このアセスメントは慢性疾患をもつ人をチームの一員としてとらえることにつながるだろう．

慢性疾患をもつ人をチームの一員ととらえるとき，セルフケア能力の変化によって，以前の生活と比べてどのような不都合や困難が生じているのかについて，本人が具体的に支援者に伝える必要がある．しかし，認知機能が低下すると具体的な説明が困難になる場合も多い．そのようなときには，本人の意向を代弁できる家族，独居であっても本人のふだんの様子を知る近所の人，本人が親しく交流してきた人にも話を聞くなどして，チーム全体で本人の意向を類推することが重要である．すなわち，意思表出が困難である慢性疾患をもつ人に対しては，その人の意思を汲み取った内容を複数の支援者による話し合いの場で共有し，意思を類推し，合意する必要がある[18)]．

以上のことより，慢性疾患をもつ人の支援目標を定める際には，本人の今後の生活に関する意向とともに，変化したセルフケア能力について支援者（チームメンバー）全員でそれらを共有し，慢性疾患をもつ人をチームの一員としてとらえることが重要である．

5. 身体機能の障害に応じた看護方法

人間の体は60兆個の細胞から構成されている．その60兆個の細胞が，それぞれ個々に与えられた役割を担い，かつ連携をとることで，心身の活動を可能としている．そして，その細胞にはプログラム化された細胞死（アポトーシス）がある．生を得て死ぬまで人間の一生は，生老病死という不可避の事実を根底に成り立っている．この世に生を受けて，乳児期・小児期・青年期・壮年期・初老期・老年期を経て，必然的な死を迎える．

人びとのライフサイクルの各期における社会的役割や人生課題，ならびにそれと健康生活のかかわり方を理解することを通して，個人の生き方に沿って生活を支えていく援助が可能になる（図A-6）．小児期には身体機能の発達，成人期には身体機能の発揮，老年期には身体機能の衰退が特徴となる．そこに慢性疾患による身体の機能障害が関連してくる．

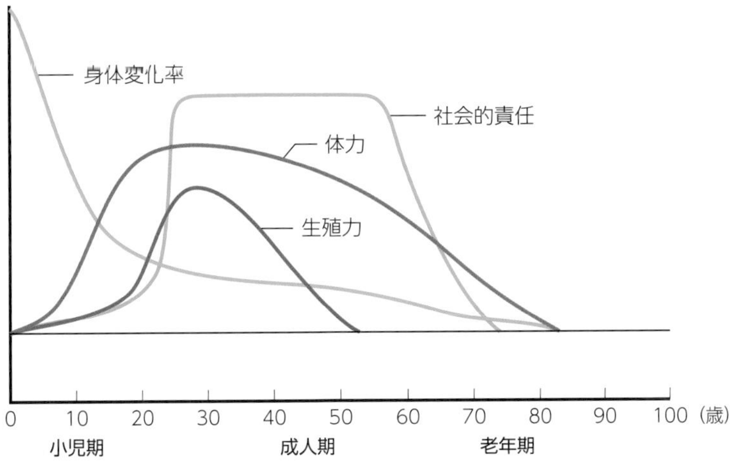

図A-6　生涯における身体変化率ならびに心身機能変化と社会的責任

（野口美和子編：成人看護学概論・成人保健．メヂカルフレンド社，2003.）

1）慢性疾患看護に身体の機能障害の理解が必要な理由

慢性疾患を有する人は，本来その人に備わっていた身体の機能が障害され，それが長期にわたり続くため，日常生活を維持するために，何らかの形でそれを補う必要がある．さらに，長期経過に伴い合併症や他の疾患も出現し，それが関連して身体の障害はさらに複雑になる．また，治療も生活上の障害につながる場合がある．たとえば，手術による肺葉切除は肺がんの治療として行われるが，一方で呼吸機能の障害を引き起こす．

患者の生命を守り，日常生活を通して健康と生活の質を守るのが看護の役割であるとすると，身体の本来の機能とその人に生じている障害を理解することが，障害の影響を最小限にし，回復過程を促進するにはどうしたらよいかを検討するうえで不可欠なのである．

2）機能障害を引き起こすものと看護の役割

診断名は同じでも機能障害の状態は個人によっても経過によっても異なり，また，引き起こされる障害もひとつとは限らない．個人がその疾病をどのように経験しているかは，さらに多様である．機能障害は，それ特有の苦痛，不安，生活障害を引き起こす．図A-7には，機能障害を引き起こすものと看護の役割が示されている．慢性疾患を診断された患者の機能障害はどのようであるか，また，どのような苦痛，不安，生活障害を引き起こしているのかをアセスメントし，「機能障害を取り除くこと」と「生活の調整」の両面から必要な看護を考えていく．

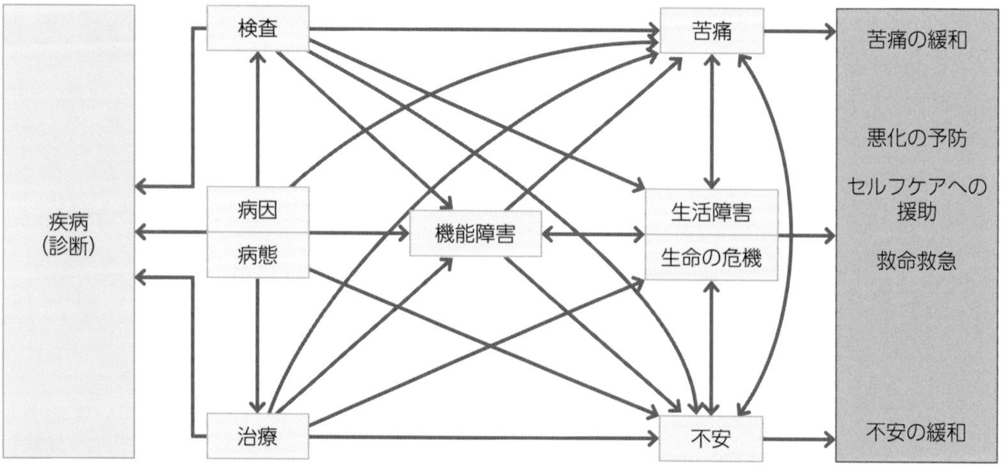

図A-7　機能障害を引き起こすもの，機能障害によって引き起こされるものと看護の役割

（メジカルフレンド社編集部編：成人看護学教授用ガイド　機能障害による展開．p8，メヂカルフレンド社，2003.）

3）身体機能の障害と看護方法

「人がより快く，より主体的に生きる」を目標として，個人の心身の状態に応じた生活の仕方を援助するために，心身の状態をいかに把握し，それに応じた生活の送り方，看護方法を導くことが求められる．身体の各機能の性質，およびそれが障害されたときの影響を理解することは，根拠ある実践をしていくための看護援助の目標と方法を導く．

身体機能の障害を理解し看護方法につなげる考え方として図A-8が参考になる．まず「機能障害の把握」を行う．そのための知識として，それぞれの機能障害が，どのような疾患により生じるのか，どの機能がどの程度障害されていて，それが続くとどうなっていくのかについて把握していく．次に，「原因の把握」を行う．その機能障害がどのような原因によって生じているのかを把握し，悪化予防として，生活習慣，環境，病原微生物などをとらえていく．治療はこの原因の除去を目的とし実施されるが，他の影響も及ぼす．そのため，一方で「治療とその影響の把握」を行う．治療には，副作用や合併症をもたらすものも少なくないが，治療を正しく理解することで，それらへの援助も考えることができる．

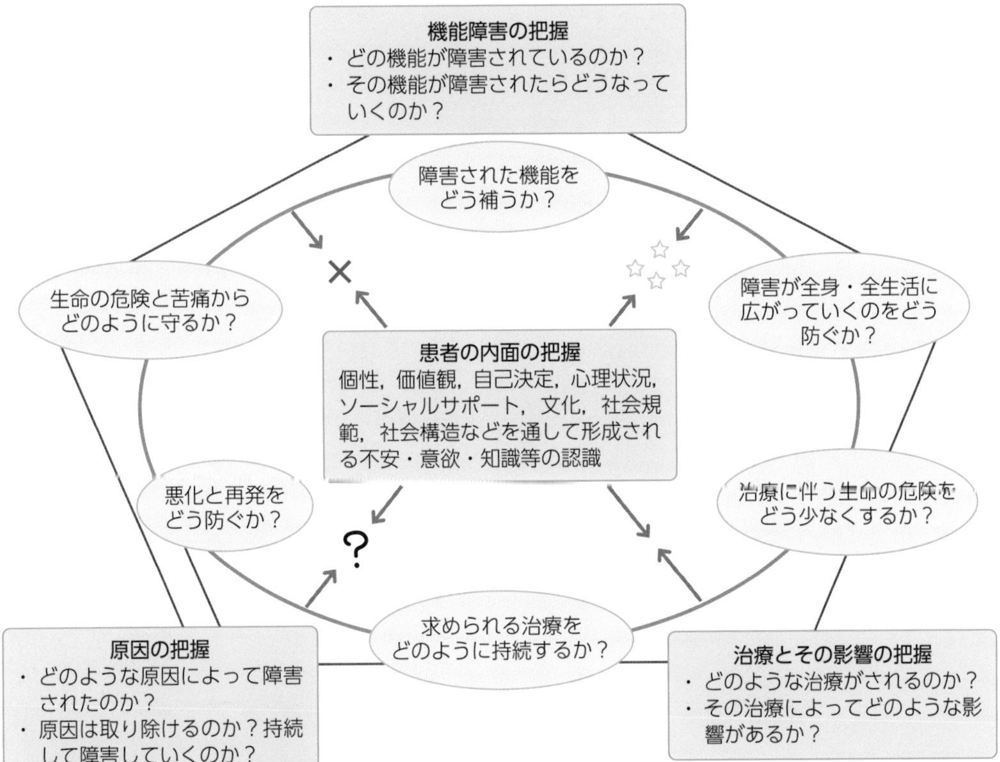

図A-8　成人患者の看護の実際と活用される知識

(メジカルフレンド社編集部：成人看護学教授用ガイド　機能障害による展開．p19，メヂカルフレンド社，2003.)

図A-8の中心に示した「患者の内面の把握」は，患者がどのような生活をしたいか，どのような心理状態になっているか，どのような役割をもって家庭や社会のなかで仕事（家事）をしているのかなど，一人ひとり異なる内面の状態である．特定の機能障害との関係において，その患者の内面にどのような問題が起こるのかについて理解することが必要である．看護方法は，この内側と外側とを“対話”させて考えていく．図の内側と外側をつなぐ矢印と☆×？などの記号は，“対話”のさまざまな様相を示している．

たとえば，外側の「機能障害の把握」「原因の把握」「治療とその影響の把握」の部分から考えれば，患者にとっていま安静を最も必要とする．しかし，「患者の内面の把握」の部分では，この患者は，家に残してきた病気がちの妻のことが気になり，早く家に帰りたいと焦っている．このような場合，この相矛盾する2つの要素をどのようにすり合わせて調整するかを患者と一緒に考え，可能な方法がありうるなら工夫する，どうしても患者の希望がかなえられないなら，そのことを患者の身体機能の障害の状態と合わせて，患者にとって納得がゆく説明をする．こういうことが，内側と外側の“対話”をさせて導く看護方法となる．この“対話”によって個別的・全人的看護になるのである．

文献

1) Commission on Chronic Illness：Chronic Illness in the United State Vol.2, Care of the Long-term Patient. p7, Harvard Univ Press, 1956.
2) Woog P ed/黒江ゆり子，他訳：慢性疾患の病みの軌跡　コービンとストラウスによる看護モデル．医学書院，1992/1995.
3) Kleinman A/江口重幸，他訳：病いの語り　慢性の病いをめぐる臨床人類学．誠信書房，1988/1996.
4) Strauss A/南　裕子監訳：慢性疾患を生きる　ケアとクオリティ・ライフの接点．p21，医学書院，1984/1987
5) 中西睦子，他：慢性病患者のセルフケアの構造と看護の役割に関する研究．昭和63年～平成元年度文部省科学研究費補助金（総合研究A）研究成果報告書，p5，1990
6) Orem DE/小野寺杜紀訳：オレム看護論．第3版，医学書院，1995.
7) 金子道子編著：ヘンダーソン，ロイ，オレム，ペプロウの看護論と看護過程の展開.照林社，pp170-172，2011.
8) 天野　薫：がん治療を受けながら下降期を生きる人々の自己の回復に着目した援助．千葉看護学会誌，25 (1) 1-8，2019.
9) 黒田久美子：糖尿病患者の自己管理における自己モニタリング．千葉看護学会会誌，3 (2)：1-9，1997.
10) 清水安子：糖尿病患者セルフケア能力測定ツールの概要．看護技術，64 (8)：62-66. 2018.
11) Benner P，Wrubel J/難波卓志訳：現象学的人間論と看護．pp1-6，医学書院，1989/1999.
12) 正木治恵：慢性病患者の看護援助の構造化の試み　糖尿病専門外来看護の臨床経験を通して．看護研究，27 (4)：621-649，1994.
13) 大原裕子 (2016)：身体に働きかける新しい糖尿病看護　糖尿病患者に対する身体の心地よさを生かした看護援助モデルの開発（会議録）．日本糖尿病教育・看護学会誌，20 (特別号)：71.
14) 米田昭子：優しく念入りなケアで“足は大切にするものと”と患者に伝える．Nursing Today，17 (12)：48-51，2009.
15) Masaki H，Kawai N，et al：Consensus development of quality indicators for end-of-life care for elders in Japan．Int J Nurs Pract，23 (Suppl 2)：e12562，2017.
16) 厚生労働省：地域包括ケアシステム（ウェブサイト）．https://www.mhlw.go.jp/stf/seisakunitsuite/bunya/hukushi_kaigo/kaigo_koureisha/chiiki-houkatsu/（2019/12/2閲覧）
17) 前掲6)．
18) 斎藤多恵子，他：急性期病院の認知症高齢者の退院支援過程において退院支援専任看護師が行う倫理的意思決定支援．千葉看護学会誌，25 (1)：47-55．2019.

第1章

細胞の世界からヒトの世界へ ——ヒトの病気を理解するために

1. ヒトの一生

多細胞生物の頂点に位置すると考えられている人間《ヒト》を考察しようとすれば，さまざまな切り口があるだろう．しかし，その視点をヒトの一生に据えるとき，病気を担ってしまった人間を客観的に理解する基礎と方法は根本的に変わってくる．

従来，病める人間への医療および看護による支援は，失われた機能の低下を防止し，改善を図り，その状態を維持することにゴールを設定し，より良質で長く生存できる人間の一生の支援を目的に行われてきた．換言すれば，“健康の増進と生命の維持”をそのゴールとして展開されてきたといっていいであろう．これは，どういうことを意味するのか？

まず，“ヒトの一生”を考察してみよう（図1-1）．

ある日，父親の遺伝子を担う精子と母親の遺伝子を担う卵子が，偶然，結合に成功して受精卵が出現する．この偶然の産物，受精卵には，父由来の遺伝子1/2と母由来の遺伝子1/2が組み込まれている．子宮内環境が整っていれば，受精卵は細胞分裂を繰り返し人間の形態をもつ胎児となり，新生児としてこの世に出現するわけである．そして，小児期・青年期・壮年期を経過し，初老期・老年期を経て，必然的な死を迎える．つまり，ヒトの一生とは，“偶然の生に始まり，必然の死に向かう過程”であるといえる．したがって，自らの出生の全責任を親に

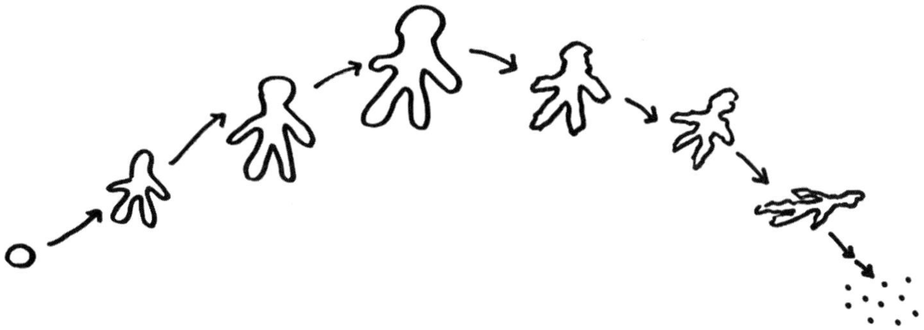

図1-1　ヒトの一生

偶然の生に始まり，必然の死で完結するヒトの一生．ただし，このモデルは，不慮の事故，自殺，病死のない，天寿を全うした理想的なヒトの一生のイメージで描かれていることに注意

求めることはできず，その人生は自らが背負っていかなければならない“運命”なのだ．

とすれば，いまここに在《あ》るヒトを対象とする現実の看護および医療は，偶然・必然・運命というヒトの一生の不可避的な事実を根底に置きながら，その個人の具体的な発生，成長，老化，死という連続した全過程にかかわるものでなければならないはずである．したがって，“健康の増進と生命の維持”という視点だけでは不十分ということになるであろう．つまり，看護および医療は“救命救急”を一方の極に置き，そのもう一方の極に“安らかな死への援助”を置いたものとしてあるのではないのか．そして，その狭間《はざま》を多彩極まりない疾患への看護と医療が埋めている．これがヒトの一生を俯瞰《ふかん》してみえてくる医療と看護の全体であろう．

2. 人の寿命はどれくらいなのか？

2017年の国立社会保障・人口問題研究所（National Institute of Population and Social Security Research）の人口統計によれば，日本人の平均寿命は，女性は87.26歳，男性は81.09歳で，世界で最も長寿の国ということになる．このグラフをみると，質の良い栄養状態と生活環境と医療が提供されれば，人間の寿命が，あたかも永遠に延び続けるかのような錯覚を覚える（図1-2）．

厚生労働省は，毎年，敬老の日に合わせて100歳以上高齢者の数を公表している．その数は49年連続で増加しており，2019年には7万1,274人に達した．その約88％が女性である．記事に添付されたグラフは，100歳以上の老人の数が1995年を境に急速に増加していることを示している．このグラフをみていると，いったいこれから人の世はどうなっていくのかと不気味な不安を覚える．

しかし，永遠に生きられないことは周知の事実なのだから，人間がはたしてどれくらい長く生きることができるかを知ることは重要である．つまり，生命体としてのヒトの寿命を科学的に理解することが必要となる．

1961年，アメリカの解剖微生物学者レオナルド・ヘイフリック（Hayflick L）は，33歳の時，ひとつの論文を実験的細胞研究の雑誌に投稿した．ヒト胎児皮膚の線維芽細胞（fibro-

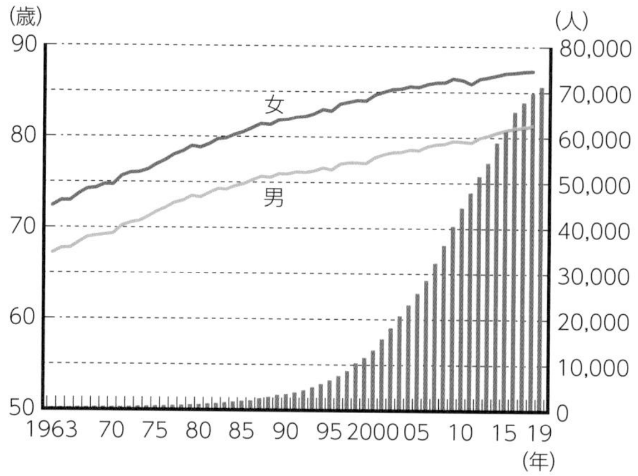

図1-2　日本人の平均寿命と100歳以上高齢者数

blast）を生きた状態で取り出し，シャーレの中で培養した実験に関するもので，無菌操作により必要十分な酸素と栄養を与え，厳格な温度管理下で施行された細胞培養実験の結果である．

彼が対象に選んだ線維芽細胞は，人体のどのような組織の中にも普遍的に生息する紡錘形の細胞で，組織が傷害されたときにいち早く増殖して組織の修復（肉《にく》芽《げ》の形成）を行う主役細胞（図1-3）なのだが，そこで彼が観察したのは，シャーレの中で生育する線維芽細胞は50回までは細胞分裂を繰り返すことができるが，50回を超えると分裂を止め，寿命が尽きて細胞死を迎えるというものであった（図1-4）．これを**ヘイフリック限度**（Hayflick limit）という．

その後，さまざまな研究者が追試し，ヒト以外でも同様に，たとえば，マウスでは10回，ウサギ20回，ガラパゴスゾウガメでは100回以上など，動物種によりその生命体を構成する細胞の分裂回数は決まっていることが確認された．しかも，この最大分裂回数がその生命体の最大寿命と関連していることがわかったのである（図1-5）．ヒトは120年，マウス3年，ウサギ10年，ゾウガメ200年以上などである．つまり，寿命には限界があり，ヒト（人間）が120年以上生存することは不可能だということになる．

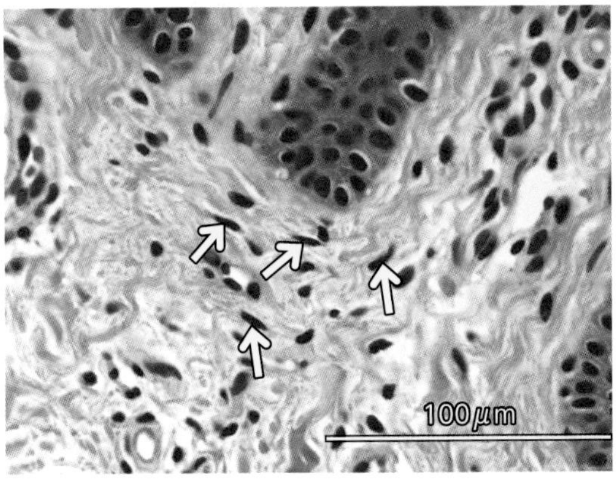

図1-3　ヒトの皮膚の組織像（HE染色）
皮膚の真皮に生息する多数の線維芽細胞
（東京厚生年金病院　病理診断科標本.）

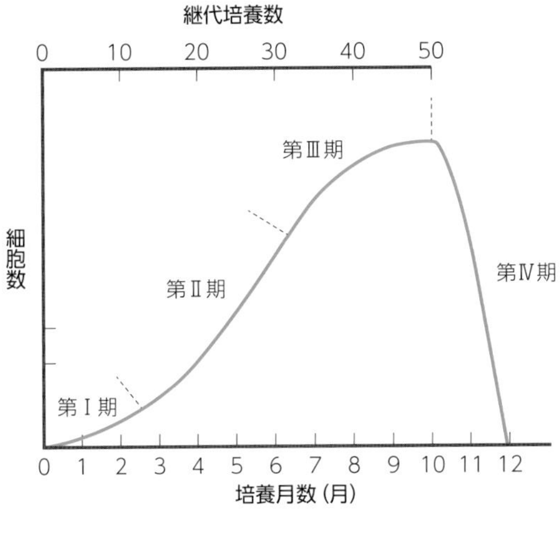

図1-4　ヘイフリック限度
最初に培養される初代培養期をⅠ期，その後，一定速度で増殖する継代培養の時期をⅡ期，増殖速度が低下するⅢ期，そして，50回の分裂を過ぎると増殖速度が急速に低下するⅣ期（クライシス，crisis，危機とよぶ）に分けて示してある．
（Hayflick L, Moorhead PS：The serial cultivation of human diploid cell strains. Exp Cell Res, 25：585-621, 1961．を参考に作成）

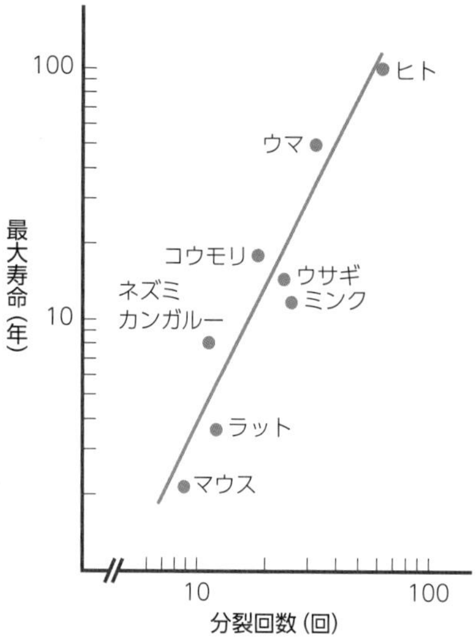

図1-5　動物種別の皮膚線維芽細胞の試験管培養分裂回数と最大寿命との相関

ヒト50回，ウマ30回，コウモリとウサギ20回，マウスとラット約10回である．

（Röhme D：Evidence for a relationship between longevity of mammalian species and life spans of normal fibroblasts in vitro and erythrocytes in vivo. Proc Natl Acad Sci USA，78：5009-13，1981．を参考に作成）

3. 寿命を決める分裂回数はなぜ決まっているのか？

動物種により細胞分裂数が決まっているという発見は，当然，何が分裂回数を決めているのかという疑問を生むだろう．

この寿命を規定する可能性のある，分裂回数を決める重要な因子のひとつとして今日，**テロメア**（telomere）（図1-6）という因子が考えられている．このテロメアは，1978年，生物学者エリザベス・ヘレン・ブラックボーン女史（Blackburn EH．1948年オーストラリア生まれのアメリカ人．2009年にテロメアの研究に対してノーベル生理学・医学賞受賞）が発見した．その名の由来は，ギリシャ語で“末端”を意味するtelosと“部分”を意味するmerosの合成語で，“末端小粒”と訳される．

テロメアは染色体DNAの両側末端に存在する構造物で，DNAを構成する塩基であるチミン（T），アデニン（A），グアニン（G）がTTAGGGと並ぶ6文字配列（テロメアDNA配列という）を基本単位にもち，その基本配列を繰り返す直線的な1本鎖構造（約1万塩基）をなす．

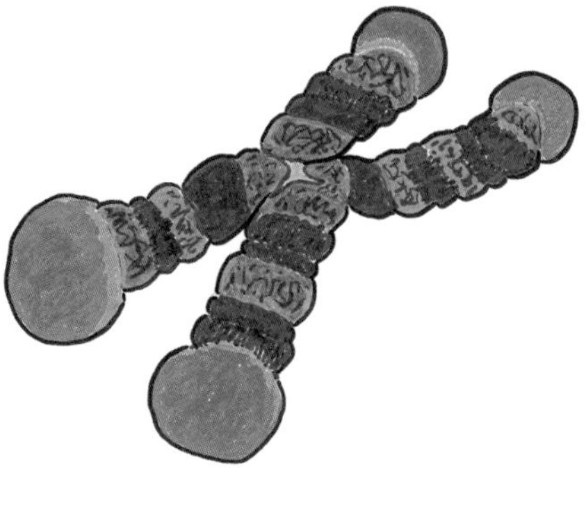

図1-6　染色体末端に位置するテロメア

赤がテロメア，黄がセントロメア

COLUMN

分裂時計としてのテロメア

従来，テロメアは染色体の安定化とDNA複製を支援する構造物として知られていたのだが，通常の染色体を構成する二本鎖DNAと異なり一本鎖のため，DNAが複製されるときにこのテロメアDNA配列は複製されない．したがって，細胞が分裂を繰り返すたびにテロメアの長さが短くなり，約5,000塩基の長さに短縮すると，分裂が止まることがわかったのである．つまり，テロメアは細胞分裂の回数をカウントする“分裂時計”として機能しており，細胞の寿命の調整にかかわる重要な因子（老化時計）と考えられている．

さらに，今日，この分裂回数を制御する遺伝子が，常染色体1，6，7番の長腕に存在していることがわかっている．とすれば，ヒトの寿命は，人間の主観的な思いとは無関係な**遺伝子に制御された生命体のひとつの機能**ということになる．

4. 人体を構成する細胞の数はどれくらいか？

原核生物である細菌，たとえば，大腸菌（図1-7）は1個の細胞からなる．その遺伝情報を担うDNAは，細胞質の中でもやもやとした構造物として広がっており，多細胞生物の真核細胞のような核膜に囲まれた明瞭な核に似た存在物としてあるわけではない．その生存に必要な酸素と栄養素を周囲の環境から取り入れ，二酸化炭素や老廃物は気ままに周囲に垂れ流している．その生き方は“気ままな風まかせ”そのものだ．しかも，環境が整っていれば，DNAの複製（合成期）と細胞分裂（分裂期）をひたすら繰り返し，無限に増殖し死ぬことのない**不死細胞（無限増殖細胞）**である．だから，たとえDNAが損傷され細胞機能が低下したとしても“生存すること”を優先し，機能不全をもつ細胞としてひたすら生き続ける．もし，死ぬことがあ

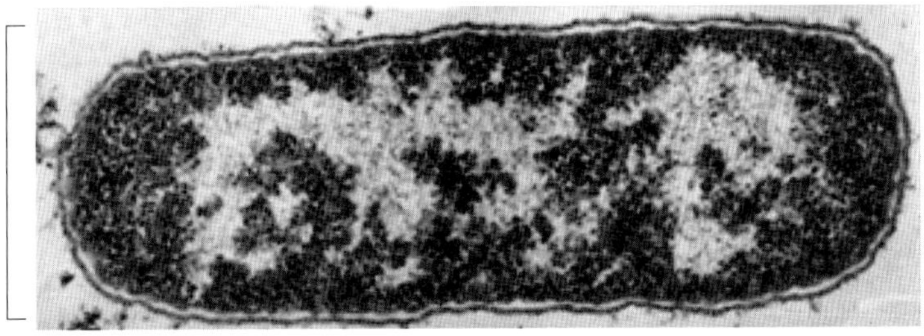

図1-7　大腸菌の透過電子顕微鏡写真

細胞膜はもっているが，細胞質内は明瞭ではなく，白く抜けている部分にDNAが存在する．ちなみに，赤血球の直径は7μmだから，大腸菌は赤血球よりはるかに小さい．

（Alberts B, et al：Molecular Biology of the Cell. p16, fig 1-18，Garland Science，2002.）

るとすれば，酸素が突然欠乏するとか，栄養素が枯渇するとか，毒物に曝《さら》されるとか，いわば不慮の事故による死があるだけである．したがって，大腸菌に心筋梗塞，脳卒中，アルツハイマー病，肝硬変，肺線維症，慢性腎不全といった病気による死はないのである．

しかし，最も高等な多細胞生物とされるヒトはそういうわけにはいかない．いったい，ヒトはどれくらいの細胞の集合体としてあるのか？　結論からいうと，

人体を構成する細胞の数は**60兆個**である

この数は想像を超えるとてつもない数である．不眠不休で一生数え続けても数えきれる数ではないのだが，それを実感として理解するためには，人間が80年生きたとして，一生の間に何回心臓が拍動し，何回呼吸するかを計算すればいい．

1分間に70回心臓が拍動するとすれば，

$$70\times60\times24\times365\times80=2{,}943{,}360{,}000=30\text{億回}$$

1分間に20回呼吸するとすれば，

$$20\times60\times24\times365\times80=840{,}960{,}000=8\text{億回}$$

つまり，人間は産声《うぶごえ》をあげた後，30億回心臓が拍動し，8億回呼吸して死ぬのである．これがヒトの一生なのだ．しかし，この数は60兆に遠く及ばない．

このとてつもない細胞集団からなる人体が正常に生存し，しかも，良質な人生を全うすることは至難のわざであるわけで，60兆個の細胞1つひとつに十分な酸素と栄養素を与え，しかも，エネルギーを生み出す過程で生じた二酸化炭素と窒素化合物に代表される老廃物を回収・排泄するための堅牢で精密なシステムを完備することが必要となる．

そのシステムとは，まず，つねに変動する環境から独立した内部の恒常性をもつ**閉鎖環境**を必要とする．そして，その閉鎖環境のなかで，全身に行きわたる血液とリンパ液を必要不可欠な媒体とし，これらの体液に絶え間のない流れ（循環）を与える循環系，血液の細胞成分を生み出す造血系，酸素を取り入れ二酸化炭素を排泄するための呼吸器系，栄養素を取り込むための消化吸収系，老廃物を排泄するための泌尿器系，また，これらのシステムを監視し人体内部環境の恒常性を維持するための内分泌系，環境から身体を防御するための皮膚を含む感覚系と免疫系，動物としての移動に必要な筋骨格系，そして，これらすべてに余計な世話を焼きながら，多彩で複雑な感情と理性と意思を与える中枢神経系，最後に，自らの生存の証を未来に伝えるための生殖器系といった複雑極まる構成からなるシステムということになる．

ということは，そのシステムを構成する細胞群の健全な状態を維持するためには，とてつもない危機管理メカニズムが必要なことを意味する．逆に，そうであるからこそ人間は病気から逃れられないのである．

5. 死の上に成立する生　アポトーシスの発見

人体を構成する細胞の数が60兆個であることはわかった．しかし，なぜ60兆個なのか？　ヒトの発生過程は，1個の球体である受精卵が頭と手足をもつ複雑な凹凹のある身体に

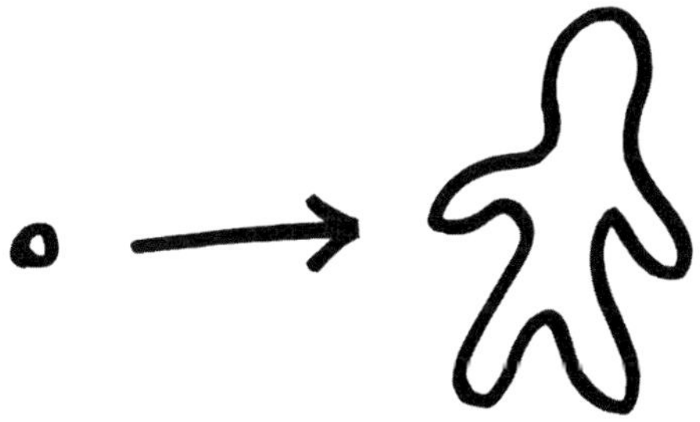

図1-8　1個の受精卵がひとりの人間（ヒト）になる

球体が複雑な形態をもつ人体に変貌する.

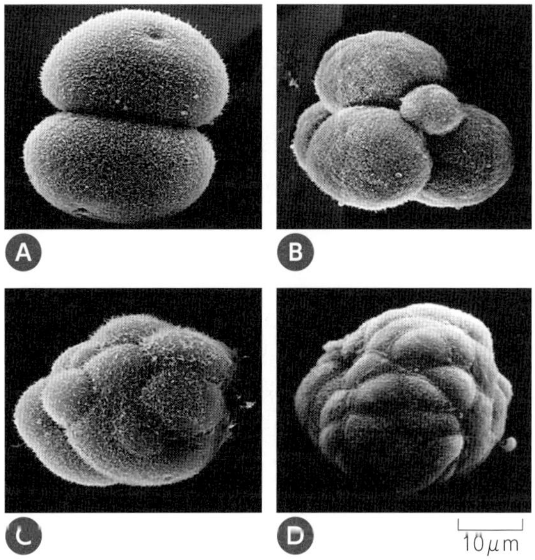

図1-9　受精卵の初期の細胞分裂

分裂が進むにつれ球体は大きくなっていく．このまま分裂が続けば巨大な球体の人体が出現するのでは？

(Alberts B, et al：Molecular biology of the cell. 4ed, p1224, fig 21-84, Garland Science, 2001.)

変貌する過程といっていいだろう．生命学者の柳澤桂子女史は，それを，わずかひとことで言い切った．その名言「卵がわたしになる」を絵にすれば，おそらく（図1-8）のようになるだろう．この絵のなかに60兆個の意味が隠されている．

受精卵が刻々と細胞分裂していくなら，巨大な球体が出来上がるはずである（図1-9）．しかし，事実は球体ではない．だから，この複雑な人体の構造が生まれてくるには，決定的なメカニズムが必要不可欠なはずである．それは，いったい何であるのか？

すでに述べたように，ヒト細胞の細胞分裂回数は，ヘイフリック限度で50回と決まっている．では，受精卵が50回分裂すればどれくらいの数になるのか計算してみよう．それが60兆なら辻褄《つじつま》が合うはずだ．

$$2^{50} = 1,060\text{兆}$$

60兆よりもはるかに多い1,060兆である．

$$1,060\text{兆} - 60\text{兆} = 1,000\text{兆}$$

50回分裂すると1,000兆も多いではないか．1,000兆個の細胞はどこに消えたのか？

死んだのである

私たちの人体を構成する60兆個の細胞は，1,000兆個の細胞の死の結果，生き残った細胞たちなのだ．生き残りの60兆個の細胞が“私”を作り上げている．だから，ひとりの人間の出現は“膨大な死の上に咲いた一輪の花”と表現できるだろう．

この60兆個の細胞は，その成長・分化の過程で，心臓を作る細胞，肺を作る細胞，肝臓を作る細胞，脳を作る細胞といった将来なるべき臓器とその決められた位置に整然と移動していく．しかし，その移動と生存を支え，かつ保証する脇役の細胞が1,000兆個存在していたわけで，彼らは生き残る細胞が正しい移動と定着を完了したことを確認すると，速やかに死を選び消滅していくのである．その死の痕跡はない．まさに，韓非子《かんぴし》(中国，戦国時代末期の思想家)のいう“死を視ること帰するが如し”である．

この細胞死を，プログラム化された細胞死(programmed cell death)，
あるいは，**アポトーシス**(apoptosis)という

もし，このプログラム化された細胞死(アポトーシス)がなければ，頭，手足，5本の指をもち，整然と配置された内臓からなる人間の複雑な形をとることはできず，巨大なのっぺりとした球体の形をとるしかなかったであろう．

あえてこの“死のない世界”を具体的に表現するなら，仮に人間が80歳まで生きるとして，アポトーシスがなければ，骨髄とリンパ節を合わせた重量は2tに達し，腸管は16kmの長さに達する．

従来，細胞の死は壊死《えし》(ネクローシス(necrosis))しか知られていなかった．心筋梗塞，脳梗塞，肺梗塞や壊疽性虫垂炎，肺炎，そして，さまざまな場所に発生する膿瘍などにみられる細胞死はネクローシスの形をとる．それは病理学的な**細胞の集団的な死**の形である．さらに，さまざまながんにみられる腫瘍細胞死もまたネクローシスそのものである．この細胞死は周囲にたいへん迷惑をかける“汚い”死の形で，死んだ細胞の残骸が散乱するため，周辺に激しい炎症を引き起こす．

しかし，アポトーシスはこれとはまったく異なった細胞死の形であり，周辺に死骸をまったく残さない“きれいな”死の形をとる．アポトーシスに陥った細胞は収縮し，核が濃縮して断片化する．しかし，細胞膜が破壊されることはなく，細胞の死骸は細胞膜で包まれた多数のアポトーシス小体という球状の物質に変わる．細胞質と核の死骸を小分けにし，パッケージしたものがアポトーシス小体なのだ．するとマクロファージが静かに近づいてきて，アポトーシス小体をパクリパクリと貪食し，瞬く間に処理するのである．だから，アポトーシスによる細胞死は周辺に死骸を四散させることがないのである．ネクローシスが“事故死”，アポトーシスが“自死”といわれる所以である(図1-10)．

このアポトーシスを最初に報告したのは，オーストラリアの病理学者カー(Kerr JFR)とイギリスの病理学者ウイリー(Wyllie AH)とキュリー(Currie AR)である．彼らは，1972年4月，イギリスのがん学会雑誌にひとつの論文を発表した(図1-11)．題名は，「アポトーシス：人体組織の動態に広範なかかわりをもつ基礎的な生物学的現象」であった．

この従来知られていなかった細胞死は，その生体内での“人知れず消えていく”振る舞いからギリシャ語の*apo*(off，離れる)と*ptosis*(falling，落ちる)を合成したapoptosisと名づけられた．“晩秋の公園で人知れず枯葉が落ちるさま”と表現される詩的な“静かなる死”なのだが，細胞の発生(生)を表現する細胞分裂(mitosis)を意識したともいわれる．また，その読み方も喧々諤々《けんけんがくがく》の議論があり，有名な週刊医学雑誌ランセット(Lancet)に掲載された“ギリシャ語読みにもとづきアポプトーシスが正しい”との論文もあるのだが，すでにアポトーシスという発音が一般化しており，アポトーシスと発音されることが多い．

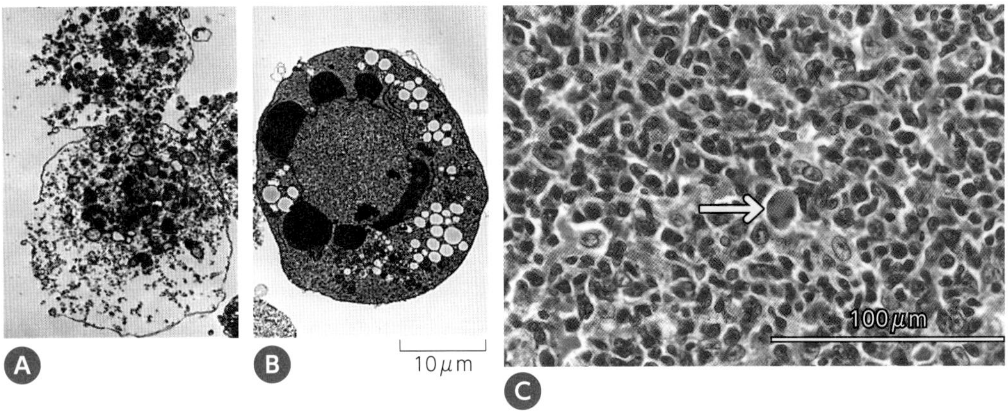

図1-10　ネクローシス（A）とアポトーシス（B, C）

（A）ネクローシスは，細胞が崩壊して形が崩れている（透過電子顕微鏡写真）．
（B）アポトーシスは，「これが死んだ細胞なのか」と錯覚するくらい細胞の形態が維持されている．しかし，核は断片化している．アポトーシス小体が出現する前の細胞（透過電子顕微鏡写真）
（C）は，リンパ節の中でアポトーシスに陥ったリンパ球（→）である．細胞が収縮して赤くなり，核は断片化している．

（（A）（B）はAlberts B, et al：Molecular biology of the cell. 4ed, p1011, fig 17-37, Garland Science, 2002．（C）は東京厚生年金病院　病理科HE標本．）

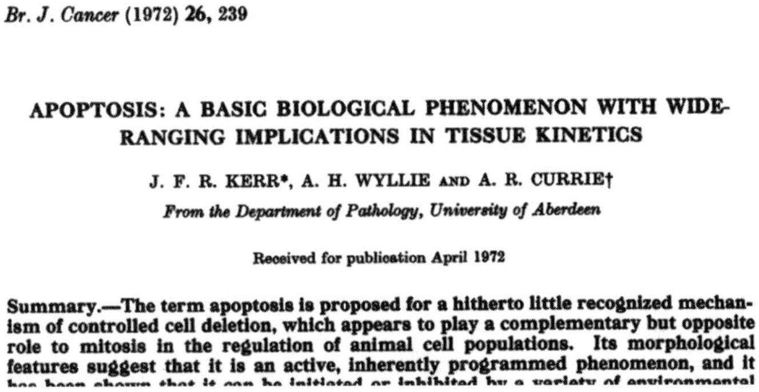
Br. J. Cancer (1972) **26**, 239

APOPTOSIS: A BASIC BIOLOGICAL PHENOMENON WITH WIDE-RANGING IMPLICATIONS IN TISSUE KINETICS

J. F. R. KERR*, A. H. WYLLIE AND A. R. CURRIE†
From the Department of Pathology, University of Aberdeen

Received for publication April 1972

Summary.—The term apoptosis is proposed for a hitherto little recognized mechanism of controlled cell deletion, which appears to play a complementary but opposite role to mitosis in the regulation of animal cell populations. Its morphological features suggest that it is an active, inherently programmed phenomenon, and it has been shown that it can be initiated or inhibited by a variety of environmental

図1-11　カーらによるアポトーシスの最初の論文（1972年）の冒頭

40年以上前のこのカーの論文は，しかし，学会で注目されることはなかった．ところが，1990年代となり，エイズやがんをはじめとするさまざまな疾病の基礎的な分子生物学的メカニズムの研究が進行するなかで，アポトーシスという現象の重要性が再認識されるようになったのである．

そして，多細胞生物ではあるが，わずか1,090個の細胞からなる線虫の一種C. エレガンス（*Caenorhabditis elegans*）の詳細な研究の結果，その発生過程で131個の細胞死（プログラム化された細胞死，アポトーシスとほとんど同義．programmed cell death）が起こることが確認された．さらに，その細胞死を制御する死の遺伝子（細胞死（cell death）に由来するced遺伝子（*ced*））が次々と発見され，アポトーシスの分子生物学的メカニズムの解明が一挙に進

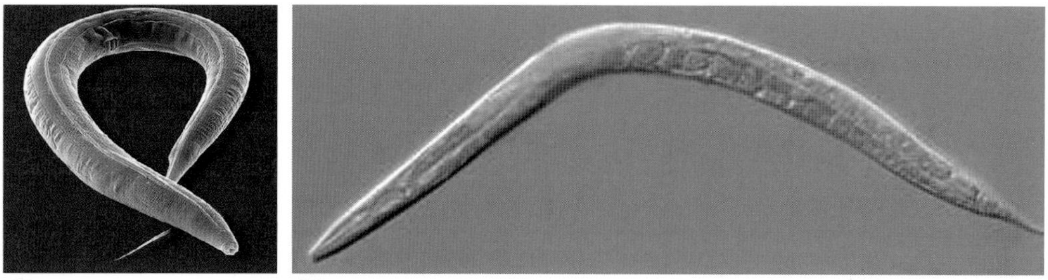

A 微分干渉顕微鏡写真　**B** 走査電子顕微鏡写真

図1-12　1,090個の細胞からなるC. エレガンス

長さ約1mm．心臓，肺，腎臓，肝臓などはないが，神経細胞は302個あり，消化管，筋肉，皮膚，生殖細胞をもつ．すべての細胞を電子顕微鏡で観察できる．

んだのである．このC. エレガンス（**図1-12**）をモデルとした「器官発生とプログラムされた細胞死（アポトーシス）の遺伝制御の発見」に対し，イギリスの生物学者シドニー・ブレナー（Brenner S）とアメリカの生物学者ロバート・ホロビッツ（Horvitz HR）とジョン・サルストン（Sulston JE）が2002年のノーベル生理学・医学賞を受賞した．ここに，“遺伝子に制御された細胞の死の存在”が明らかになったのである．しかし，最初にアポトーシスを世に出したカーらは，その名をノーベル賞に刻むことはなかった．

6. アポトーシスの生理的意義　死は正常細胞の機能である

生命体が発生する過程でさまざまな形態を形成するとき，刻々と細胞が死んでいく“プログラム化された細胞死”がまさにアポトーシスそのものであることはすでに述べたのだが，このことは，アポトーシスが遺伝子に制御された細胞の能動的あるいは主体的な死の形であることを示しており，事故死に喩《たと》えた壊死（ネクローシス）が受動的で突発的な細胞の死であることと大きく異なっている．つまり，アポトーシスは細胞が後天的に獲得した細胞の機能のひとつなのである．したがって，多細胞生物を構成する正常細胞は“**死ぬことができる機能をもった細胞である**”ということになる．このような細胞を，原核細胞である大腸菌やがん細胞のように無限に増殖する細胞（無限増殖細胞），死なない細胞（不死細胞《ふしさいぼう》）に対して，**有限増殖細胞**あるいは**致死細胞**《ちしさいぼう》という．死もまた細胞機能のひとつなのだ．

そして重要なことは，このアポトーシスは，胎児期にさまざまな器官が形成されていくときだけにみられる現象ではなく，ヒトの一生にわたり，その60兆個の細胞数を一定に維持していくために不可欠な細胞機能だということである．1個の細胞の寿命が尽きるとアポトーシスで消滅し，そこに新たなまったく同じ細胞が**再生**（regeneration）してくるのである．“**死なくして再生はない**”のである．この“死と再生の機構”こそが人体の細胞の恒常性を維持する要《かなめ》なのである．

7. 細胞の危機管理メカニズム　異常細胞の排除

細胞周期とアポトーシス

人体を構成する60兆個の細胞が，終生，健全なまま働き続けるはずはない．事実，正常細胞ががん細胞に変貌したり，ウイルスに感染したり，放射線や紫外線による傷害といった多種多様な攻撃を受け，細胞はつねに傷ついている．この傷害とは，核内DNAの損傷であり，具体的には遺伝子の突然変異である．

この細胞の絶え間ない傷害の実態を具体的に表現すると以下のようになる．

一生涯にわたり細胞分裂が繰り返されるなかで，1個のヒト遺伝子に自然に起こる突然変異の回数は10^{10}(100億)回である．したがって，ヒトの平均寿命を80歳とすれば100億÷(80×365×24×60分)＝238回，つまり，1分間に240回，1秒間に4回もの遺伝子突然変異が起こっていることになる．しかも，これは1個の遺伝子に関してなのだから，3万個近く存在するとされるヒト遺伝子全体となると，1秒間に12万回の遺伝子突然変異が発生していることになる．これは想像できない膨大な損傷の数である．このとてつもない数の細胞傷害に対して多細胞生物のヒトは，いったい，どのように対処しているのだろう．

DNAの複製(合成期)と細胞分裂(分裂期)をひたすら繰り返す不死細胞である細菌(原核生物)やがん細胞なら，多少傷ついて不穏な振る舞いをする細胞に変貌したとしても，細胞の本来の機能を犠牲にしても生き続けることを優先する．しかし，致死細胞からなる多細胞生物のヒトでは違う．DNAの損傷をひたすら修復しようとする．どのような些細《ささい》な傷も見逃すことはないのである．その仕掛けは，原核生物と決定的に異なる**細胞周期**(cell cycle)にある(図1-13)．

多細胞生物であるヒト細胞の細胞周期は1日で1回転する．一方，原核生物の細菌(たとえば大腸菌)はその1回転にわずか20分しかかからない．ヒトでは分裂期(M)と合成期(S)に加え，大腸菌にはなかったG期(ギャップgapの略)が2カ所にある．したがって，分裂期(M)と分裂期(M)の間は，G1(ギャップ1期)＋S(合成期)＋G2(ギャップ2期)からなり，これを間期(interphase)という．合成期(S)は，細胞分裂のためにDNAを複製して細胞分裂の下ごしらえをする時期でかなりの時間を要する．しかし，分裂期(M)はわずか1時間である．したがって，合成期(S)を含む間期はなんと23時間も占めるわけで，24時間の細胞周期のほとんどが間期ということになる(図1-14)．この間期でDNA損傷の厳しいチェックが行われる(図1-15)．チェックが行われるのはG1期の終わりで合成期(S)に入る前，これをG1チェックポイントという．そして，分裂期(M)に入る前にG2チェックポイントがある．

まず，G1チェックポイントでは，そろそろDNAの複製に入ろうと思うのだが，間違いはないか，何か隠蔽《いんぺい》していないかと厳しいボディチェックがなされる．このチェックを通過すればDNA複製が行われる合成期(S)に入ることが許される．しかし，そこを通過しても分裂期(M)に速やかに入ることはできない．分裂期に入る直前のG2にて2回目のチェックポイントが控えている．これから分裂の工程に入るが，DNAの複製は本当に完全に行われたのかとさらに厳しいチェックが行われる．そして，異常がないと判断されてはじめて分裂期(M)に進むことができるのである．

しかし，それでチェックは終わったわけではない．分裂期(M)の途中に第3のチェックポ

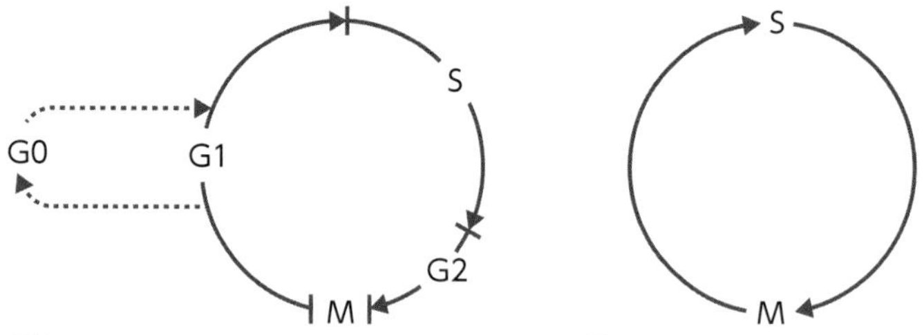

A 多細胞生物（ヒト）の細胞周期　　B 原核細胞（細菌）の細胞周期

G0（休止期），G1（ギャップ 1 期），G2（ギャップ 2 期），S（合成期），M（分裂期）

図1-13　細胞周期

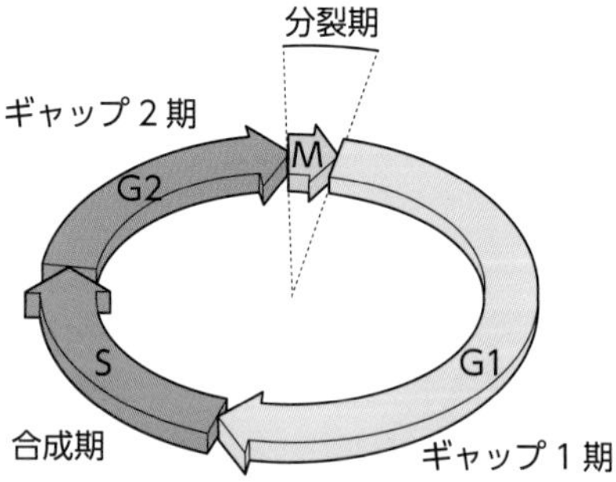

図1-14　細胞周期における間期

分裂期以外の時間が，24時間の細胞周期の23時間を占める．

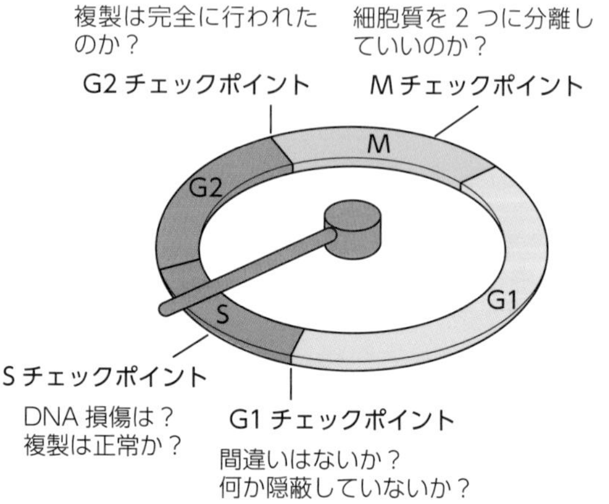

図1-15　細胞周期の４つのチェックポイント

G1，S，G2，Mチェックポイントによる４重の細胞危機管理メカニズム

イントが置かれている．Mチェックポイントである．すでに分裂の過程が進行している最中に，核を引き離して2つに分ける紡錘《ぼうすい》スピンドルがしっかり付着して正しく2倍になった核DNAを分けることができるか，つまり，細胞質を2つに分離していいのかどうかをチェックするのである．さらにS期にもチェックポイントがあり，DNA損傷の有無と複製の完全性がチェックされていることを加えておこう．

分裂が完了するまでのこの徹底的なチェックは，人間社会では想像できない厳しさといえるだろう．そして，このチェックを通過してはじめて新たな細胞の誕生となるのである．

では，チェックポイントで“異常あり”と判断された場合はどうなるのか？ 即座に，細胞の回転速度は激減する．そして，緩やかな細胞周期回転のなかで，傷害場所の修復作業に取りかかるのである．もし，傷害が完全に修復されたなら細胞周期の回転はもとの速度に戻り進行していく．しかし，修復が不完全なものなら，細胞周期から外れて休止期（G0）に送られ，細胞分裂することは禁止されそのままの状態で放置される．もし，修復が不可能だと判断されればアポトーシスを開始せよという“死のシグナル”が流れ，アポトーシスの細胞内分子機構が作動し，アポトーシスが実行されるのである．

この細胞周期にみる神経質なまでの4重構造をなすチェックポイントこそが，ヒトの生存を保証するとんでもない危機管理メカニズムなのである．些細なDNA損傷であっても決して許さず，アポトーシスで抹消するという過酷なまでのこの仕置きをみるとき，損傷細胞の気ままな細胞分裂とその増殖が，将来，60兆個の細胞集団からなるヒトの人生に傷害を与える危険性を，目に見えない初期の段階で摘み取るメカニズムであることがわかるだろう．そして，このアポトーシスと細胞周期のネットワークが60兆個の細胞集団であるヒトの健全な生存を保証しているのである．

ちなみに，誤解してはならないのだが，G0期（休止期）とは細胞周期から外れた細胞の存在様式であり，仕事をせずじっとしているわけではない．分裂はできないが，その細胞に本来与えられている仕事を黙々とこなしている状態をいう．たとえば，肝細胞はアルブミンやフィブリノゲンなどの多くのタンパク質を産生している，膵臓のランゲルハンス島のβ細胞は血糖の上昇に反応しながらインスリンを産生分泌している，胃粘膜の固有胃腺を構成する壁細胞は胃酸を，主細胞はペプシノーゲンを，粘液細胞は粘液をひたすら作り続けているといった状態をいうのであり，いわば，細胞の日常性を繰り返している時間が休止期（G0期）といえばいいだろう．実は，人体を構成している60兆個の大部分は，この休止期にあり，日夜，人体の健全な生存のために働いているのである．

したがって，細胞周期は勝手気ままに回転するのではない．細胞が何らかの原因で死滅し，それを補うために再生する必要が生じたときにはじめて，細胞周期は回転を始めるのである．

8. 細胞周期に依存しないDNA修復機構と異常細胞の排除

自然に発生する膨大な遺伝子突然変異は，細胞分裂期の細胞だけに起こっているわけではない．当然，分裂過程にない休止期（G0期）の細胞にも起こっているわけで，だからこそ，自然に起こる遺伝子突然変異の数があれほど膨大な数となる．したがって，損傷細胞の修復と処理は，細胞周期のチェックポイントによる検閲だけでこなせる数では到底ないのである．

この休止期にあり，細胞分裂周期のチェックを受けることのない細胞に生じたDNA損傷は，細胞周期と関係のないDNA修復遺伝子の発現を筆頭とするさまざまな**DNA修復機構**により精力的に修復されている．

さらに，突然変異を修復できずがん細胞や異常細胞になってしまった細胞は，T細胞に属し先天性免疫を担う白血球のひとつである**ナチュラルキラー細胞**や，後天性免疫の重要な白血球である**細胞傷害性T細胞**，あるいは逞《たくま》しい掃除屋**マクロファージ**がしっかりと見つけ出し，厳しく処理しているのである．

ちなみに，細胞レベルではなく，妊娠初期（胎芽の時期）の段階に，このまま成長してもその生存が危険であると判断されるとき，自然流産という形でその妊娠の継続が絶たれることはよく知られている．つまり，自然流産は母体の生活態度が悪かったから起こるのではなく，ヒト危機管理システムがその妊娠の継続を容認しなかった結果なのである．

9. アポトーシスはさまざまな病気に関係している

病理的アポトーシス

私たちの身体のなかで，毎秒，百万個単位でさまざまな細胞がアポトーシスで消えていく．たとえば，好中性顆粒性白血球（好中球）は，最大でも毎秒100万個（1日86億個）が姿を消している．とはいえ，白血球は1日10^{10}個（100億個）生まれていることを知れば，その生と死は平衡しているということになるのだが…… いわんや，消化管や肺の上皮細胞ともなれば，それよりはるかに多くの細胞が消えていくことがわかっている．また，すでに述べたように，自然に起こるDNA損傷細胞に対する細胞危機管理システムとしてアポトーシスが発動することによる細胞の除去もある．いずれにせよ，このようにアポトーシスは，内部環境の恒常性を維持するための生理的な細胞死であり，病理的な細胞死の形はないと考えられていたのである．

しかし，その後の研究により，アポトーシスは病理的な現象としても出現することがわかってきた．つまり，壊死（ネクローシス）とアポトーシスが併存することもあり，また，アポトーシスが病態の主役となる疾病もあることが．

今日，アポトーシスは遺伝子による制御を受けていることがわかっており，しかも，そのアポトーシス関連遺伝子が特定されている．Bcl-2遺伝子（*Bcl-2*）ファミリー（BclはB細胞リンパ腫（B-cell lymphoma）に由来する）は，もともと，B細胞性リンパ腫のひとつである濾《ろ》胞《ほう》性《せい》リンパ腫で発見されたがん遺伝子である．ちなみに，遺伝子はイタリック体で表現する．先駆けとなった*Bcl-2*はアポトーシスを抑制する遺伝子であり，その遺伝子が作り出すBcl-2タンパク質（遺伝子が産生するタンパク質はイタリック体で表現しない）がアポトーシスを抑制する作用を示すのである．ところが，このファミリーは，アポトーシスを促進する遺伝子（*Bax*, *Bak*など．それぞれバックス，バックと読む），抑制する遺伝子（*Bcl-2*, *Bcl-xL*など．ビーシーエルツー，ビーシーエルエックスエルと読む），両者を調節する遺伝子（*Bad*, *Bid*, *Puma*など．バッド，ビッド，プーマと読む）の集団であることが判明している．つまり，アポトーシス制御の機構は極めて複雑なシステムということになる．したがって，これらの遺伝子のネットワークの異常により，過剰なアポトーシスやアポトーシスの低下あるいは欠損という病態が出現するのは不可避的な現象であるといえるだろう．

つまり，人体の細胞の恒常性を守るはずのアポトーシスは，多すぎても少なすぎても（too much or too little）病気の原因になるのである．この事情は，人体を守るはずの免疫反応が過剰すぎても（アレルギー疾患），不足しても（日和見感染）病気の原因となる事情とよく似ている．表1-1にアポトーシス関連疾患をまとめておく．

この表をみれば，がん，自己免疫疾患，虚血性疾患，神経変性疾患といった臨床的に頻度が高く，慢性疾患のカテゴリーに入る重要疾患がことごとくアポトーシスの異常と関連していることがわかる．

また，この表には記載していないが，最近の研究によれば，ウイルス以外の感染症の遷延《せんえん》化《か》や重症化にアポトーシスがかかわっているという研究結果が蓄積されており，炎症を起こさないきれいな死を象徴していたアポトーシスが，実は感染症による炎症にも深くかかわっていることがわかってきたのである．

たとえば，正常では，わずか24時間でアポトーシスにより死んでしまう好中球は，細菌感

表1-1　病理的アポトーシスと関連疾患

病理的アポトーシスの型	具体的な疾患
1. アポトーシスの減少，欠損：細胞寿命の延長	・悪性腫瘍（がん）
2. アポトーシスの減少，欠損：自己抗原が排除されない	・自己免疫疾患（SLE，橋本病，慢性関節リウマチ，インスリン依存性（Ⅰ型）糖尿病，多発性硬化症，重症筋無力症，乾癬など）
3. アポトーシスの亢進：過剰な細胞死	・神経変性疾患（筋萎縮性側索硬化症，アルツハイマー病，パーキンソン病など） ・虚血性疾患（心筋梗塞や脳卒中） ・ウイルス感染症におけるウイルス感染細胞死

染症で出現する炎症細胞の主役だが，グラム陰性細菌（球菌では髄膜炎菌，桿菌ではインフルエンザ菌，大腸菌，サルモネラなど）感染で細菌表面に存在する内毒素（エンドトキシン，リポポリサッカライド（LPS）のこと）に触れることによってアポトーシスを抑制され，長時間炎症の現場に居座り続け，組織傷害の重症化と遷延化の原因になる場合がある．

また，マクロファージは細菌を**貪食**して処理するはずなのに，貪食された細菌がマクロファージ自身に備わっているアポトーシス機構にスイッチを入れ，マクロファージを殺して自らが生き残るというとんでもない手法を示す細菌（たとえば，赤痢菌や食中毒のサルモネラ属腸炎菌であるネズミチフス菌など）もいる．これを“病原細菌によるアポトーシス経路のハイジャック”とよぶ．したがって，人間は必死で病気を治そうとするわけだが，寄生した微生物もまた，奇想天外な手段で必死に生存しようとしているわけである．感染症による炎症の理解は，寄生する病原微生物の行動様式と宿主である人体の免疫応答の２つの側面から考えねばならず，その病態生理はとりわけ複雑だといえるだろう．

さらに，アポトーシスに陥った細胞はマクロファージが静かに近づいてきてパクリと貪食して処理されると，いとも簡単に記載したのだが，考えてみれば，どうしてマクロファージがアポトーシスの細胞を認識するのか？ という疑問がわくだろう．当然，アポトーシスに陥った細胞はマクロファージにシグナルを送って知らせているに違いない．実はこのアポトーシス細胞は，「私は死にましたから，マクロファージさん早く来て，私を食べて処理してください」というシグナルを出していることがわかっている．このシグナルを**“eat me”シグナル**という．さらに，このシグナルの本体がリン脂質のフォスファチジルセリンという物質であることも判明している．細胞はアポトーシスに陥ると，このフォスファチジルセリンを細胞膜の表面に暴露して“eat me”シグナルをマクロファージに送信するというわけである．したがって，この“eat me”シグナルの本体であるフォスファチジルセリンは，アポトーシス細胞の死に際に出現するマクロファージ受容体ということになる．

ということは，アポトーシスに陥ってもこの“eat me”シグナルを送信できないアポトーシス細胞はマクロファージに処理されることなく，結局，細胞膜が破壊され普通のネクローシス（壊死）と同じ運命をたどり，周辺に激しい炎症を起こすことが予想される．事実，がん細胞や自己免疫疾患でみられる激しい炎症は，アポトーシス細胞の処理ができず，その場に置き去りにされたことに起因することがわかっている．

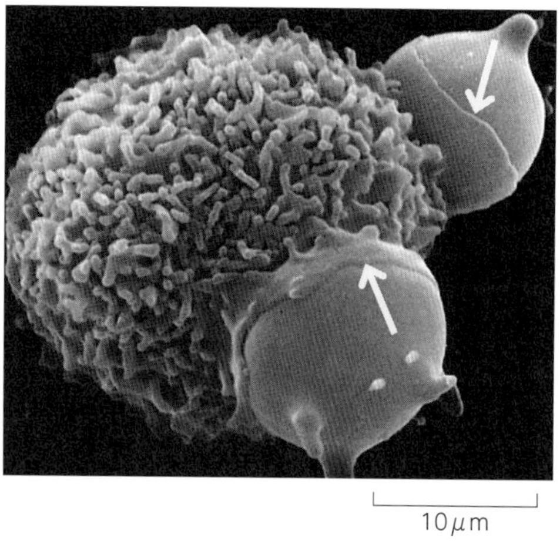

図1-16　マクロファージの貪食の実態
死に瀕した2つの赤血球をまさに飲み込もうとするマクロファージ．矢印はマクロファージの細胞質が偽足のように伸びているところ
(Alberts B, et al：Molecular biology of the cell. 4ed, p747, fig13-39, Garland Science, 2002.)

ちなみに，マクロファージの貪食のすごさをみておこう．**図1-16**は120日の酸素運搬の役目を終えて死にゆく赤血球をマクロファージが貪食している様子である．

感染症をはじめとする炎症性疾患は，炎症細胞で動員される好中球，好酸球，T細胞，B細胞，マクロファージ，樹状突起細胞，そして，炎症現場の組織の住人である毛細血管内皮細胞，線維芽細胞などから大量に分泌されるさまざまなサイトカイン(インターロイキン，腫瘍壊死因子，インターフェロンなど)の激しい相互作用が行き交ういわば“戦場”を作り出す．この戦場で，細胞の本来もっているアポトーシス機能はさまざまな顔をみせるのである．

このように，アポトーシスの知られざる側面の解明は，腫瘍性疾患のがんと感染症を含む炎症性疾患をはじめとする多くの病気の原因と病気を慢性化させる病態生理の，より深い理解へと導くだろう．

細胞レベルでの分子生物学的な知識が，さまざまな慢性疾患にみる機能障害にどのようにつながっていくのかは第2章以降で触れることになるだろう．

10. 細胞からヒトへのメッセージ

人体を構成する細胞の寿命と死が，そのまま，人間《ヒト》という個体の寿命と死の縮図であるということはできない．しかし，細胞の寿命と死の分子生物学的な基礎研究の集積は，従来のヒトの寿命と死，ひいてはヒトの疾病の理解により深い考察を与えると思われる．

2011年3月11日，東日本大震災と福島第一原子力発電所の事故が起こった．私たちはこれまで生活の場は安全で良い環境だと信じ，楽しく生きることが最良の人生だと思い込んできた．しかし，3.11で，ヒトが死ぬという現実と，環境が人体に及ぼす過酷な影響を目の当たりにしたのである．

嫌なことは記憶のかなたに追いやり，楽しいことだけで生きるという生存の様式は，人体を構成する細胞の世界には存在しない．赤血球はただひたすら酸素を60兆個の細胞に届け続ける．どんなに病気で血液の流れが緩慢になろうとも，流れが停止するまで背負った酸素を運ぼうとするだろう．そして，120日の寿命が尽きれば，脾臓の中で静かに死んでいく．白血球は酸素を運ぶことはできないが，病原微生物や異物タンパク質やがん細胞の出現にいつも備えている．肝細胞はせっせせっせとアルブミンを合成している．腎臓の糸球体はひたすら血液中の毒素を選別し尿中に排泄している．それぞれが，それぞれの仕事を黙々とこなす自己完結型の生き方がここにある．

人体を構成する細胞の死の基礎科学は，“死が，実は，生を支えている”ということを教える．そして，病む人間における疾病の成り立ちに鋭い視座を与えるだろう．

医療にかかわる者たちは，このことを，ことさら深く心に刻んでおかねばなるまい．

メメント・モリ　memento mori『死を想え』

文献

・Hayflick L, Moorhead PS：The serial cultivation of human diploid cell strains. Exp Cell Res, 25：585-621, 1961.

・Rohme D：Evidence for a relationship between longevity of mammalian species and life spans of normal fibroblasts in vitro and erythrocytes in vivo. Proc Natl Acad Sci USA, 78：5009-13, 1981.

・Kerr JFR, et al：Apoptosis-a basic biological phenomenon with wide ranging implications in tissue kinetics. Br J Cancer, 26：239-57, 1972.

・Douglas RG：Means To An End (Apoptosis and Other Cell DEATH Mechanisms). Cold Spring Harbor Laboratory Press, 2011.

・Alberts B, et al：Molecular Biology of the Cell. 4ed, Garland Science, 2002.

・田沼精一：UPバイオロジー94　アポトーシス　細胞の生と死．東京大学出版会，1994.

・Gao L, Abu Kwaik Y：Hijacking of apoptotic pathways by bacterial pathogens, Microbes Infect, 2 (14)：1705-19, 2000.

・Suzuki J, et al：Xk-related protein 8 and CED-8 promote phosphatidylserine exposure in apoptotic cells. Science, 341 (6144)：403-6, 2013.

第2章

身体防御／内部環境調節機能障害

60兆個という夥《おびただ》しい細胞集団から構築された生命体である人間（ヒト）．その分子生物学的なDNAレベルにおける細胞の恒常性の維持機構，つまり核内DNA危機管理システムについては前章にてすでに述べた．ここでは，健全に生息している細胞を取り巻く環境に視点を移し考察する．

1個の細胞（cell）が有機的に集まり組織（tissue）をなす．その組織が他の組織との関連性のなかで機能的な器官・臓器（organ）をなす．たとえば，肝臓という臓器は1兆個以上の細胞が機能的集団を構成するものであり，中枢神経は1,000億の神経細胞（ニューロン）が60兆のシナプスを形成し多彩な応答機能を展開する．そして，それぞれの臓器もまた，他の臓器との協働性を配慮しながら系統的なシステム（system）を構成する．そのシステムは同調し協働してヒトの生存を保障する．そのシステムの総体としてのヒトを成立させる細胞総数が60兆個ということになる．これが解剖学的にみたヒト（human）の正常といわれる生存様式の全貌である．

細胞というひとつの個があり，その集合体としてシステムが構成されているわけで，集団の恒常性は1個の細胞の健全性の維持に始まることは明らかであるように思える．しかし，ヒトにみる細胞世界の恒常性の維持は，決して1個1個の細胞を救済するという方法をとることはない．システムの恒常性の維持がつねに優先されるのである．これが60兆個という膨大な細胞集団からなる多細胞生物の過酷な現実である．システムの維持に支障をきたす細胞は速やかに攻撃され駆逐されるか，自ら死を選択するのが，ヒトの恒常性維持の実態である．この事実は1個の細胞にとって非情にみえるかもしれない．しかし，死を選択する自由をもっている1個の細胞がシステムを支えているわけで，システムは結果であり，1個の細胞が基本であることもまたヒト恒常性維持の真理である．

さて，“気ままな風まかせ”の大腸菌のような単細胞生物と異なり，とんでもない大所帯をなすヒトでは，当然のことながら，生存維持のためのとてつもないシステムを構築することを余《よ》儀《ぎ》なくされる．このことは，ヒトが大腸菌のように自然環境のなかで生息し，その環境に従順に従う開放系生命体として存在するのではなく，自然環境に依存しない独自の存在様式をもたなければ生存できない閉鎖系生命体であることを意味している．

ヒトの内部環境という場合，閉鎖環境におけるヒト独自の内部環境を意味する．人体表面を覆う物理的化学的刺激に抵抗する堅牢な重層扁平上皮からなる皮膚は，閉鎖環境の構築を担う主役である．しかし，人体全体を完全に皮膚で覆い尽くすことはできず，酸素を取り入れ二酸化炭素を排出する気道，栄養素を取り入れる口に始まり肛門に終わる消化管，老廃物と過剰な

COLUMN

開放系と閉鎖系

開放系と閉鎖系は，大自然のなかで生き抜く原住民と，宅配可能な生鮮食料ショッピングセンターが近くにあり，冷暖房・水洗便所完備の堅牢な高層マンションに住むことができる高度文明社会の都市住民との生活様式の差といえるかもしれないが，それほど単純なものではない．

大腸菌は環境さえ良ければ永遠に生きられる不死細胞で，ヒトを構成する細胞は致死細胞で寿命があるということを思い起こせば，これほどのとてつもない容量の生存システムを永遠に存続させることの困難性から，ヒトの細胞は寿命と自ら死ぬことのできるアポトーシスという機能をもたざるを得なかったのではないかという推論が生まれる．確かに，寿命とアポトーシスがなければ，この地球上にゴロゴロと“ヒト”という大小さまざまな石ころのような生命体が増殖し続け，ひしめき合い，地球の表面を覆うことになるだろう．もっとも，必要栄養素の奪い合いが起こり，夥しい餓死が発生することは明らかなのだが……

酸を排泄する腎臓に始まる尿路，さらに，子孫を残すための男性および女性生殖器通路などの外界と連続した交通路をもつ．したがって，環境に依存しないヒトの閉鎖環境といったところで，はなはだ不完全な閉鎖環境といえるだろう（気道と消化管の例をp54の**図2-3**に示した）．

ここに，人体に必要不可欠なシステムとして“身体防御機能”と“内部環境調節機能”という2つのカテゴリーが生まれる．

1. 身体防御機能とはどういうことなのか？

身体防御とは“生存を保障する機能”である．もっと簡単にいうなら“自らの身体に危害を加える他者の攻撃から身を守る”ということであり，“何とか死なずに生きる人体の知恵”といえるだろう．

では，危害を加える他者とは何者なのか？　即座に脳裏をかすめるのは，戦争における敵であろう．多くのヒトの死を伴う戦争の集積が歴史であることは明瞭な事実であり，今日でもなお局所的な戦争はなくなってはいない．しかし，この人為的な戦争による何とも耐え難い不条理なヒトの死と比べれば，病原微生物の人体への攻撃と侵入による感染症死は，後述するようにたいへんな数であり，ヒトの生存にとって最大の脅威なのである．

“気ままな風まかせ”の病原微生物にとって，つねに恒温で酸素と栄養素がいつでも手に入る人体という閉鎖環境は，永遠に定住したい“楽園”にみえるに違いない．だから，つねに人体侵入のチャンスをうかがうと同時に，彼らは人体に侵入する能力を獲得するために絶え間ない突然変異と進化を繰り返している．まったく，油断も隙もあったものではないのである．

しかし，移動可能な動物である人間に生存の危機を与えるのは病原微生物や自然災害や戦争だけではない．嵐の海に平気で船を出し漁に出かける漁師はいないだろう．雪が降ることが天気予報で伝えられているのに，薄着で登山に出かける人もいないだろう．まさか，殺人事件が

COLUMN

感染症による死に関する考察

2000年のWHOの報告によれば，1年間に1,400万人が感染症で亡くなっている．その90％がインフルエンザをはじめとする急性呼吸器感染症，エイズ（HIV感染），下痢を伴う消化管感染症，結核，マラリア，麻疹の6疾患による．では，この膨大な数の感染症によるヒトの死がどれほどのものなのか考察してみよう．

200年以上の歴史をもち，最も有名で権威ある医学週刊誌「The New England Journal of Medicine」の2013年10月7日号に「Natural Disasters, Armed Conflict, and Public Health （自然災害と戦争そして公衆衛生）」という論文が掲載された．この論文に記載された1950年から2012年までの自然災害の推移をみれば，1985年以降，地震・噴火の数は増加しているものの大きく変化していないが，洪水や台風に代表される異常気象による気象災害は明らかに増加している（図2-1）．

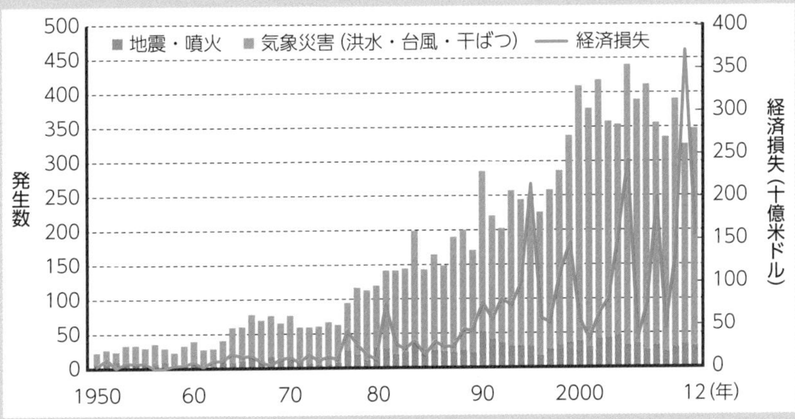

図2-1 世界的にみた自然災害の数の推移

具体的には，1990年以降，全世界で年間2億1,700万人が自然災害（地震・津波・火山爆発・台風・洪水・異常気象など）で被害を受けたと報告されている．しかし，自然災害で即時に亡くなった人は，たとえば2010年のハイチの大地震でも22万5千人が死亡したが50万人を超えることはないだろう．また，年間3億人が戦争の被害を受けたと報告されている．しかし，戦争で直接亡くなった人が自然災害で直接死亡した人数を上回ることはないことを考えれば，いかに年間1,400万人の感染症による死が多いかわかるだろう．感染症は今日でも人類最大の死の脅威であり続けているのである．しかし，忘れてはならないのは，自然災害や戦争で即死しなかった人びとは（避）難民（refugees）として，劣悪な栄養と衛生状況のなかで漂っている．その数は年間4億人である（図2-2）．この難民の増加は自然災害が急増した1985年以降急速に増加している．当然，この4億人は身体と精神の抵抗力が極度に低下しているわけで，その多くが感染症で死に至るのである．自然災害は太刀打ちできるものでないとしても，人間が確信をもって起こす戦争の回避は，感染症死を抑制する最も効果的な政治的決断であることを，この図は示しているのである．

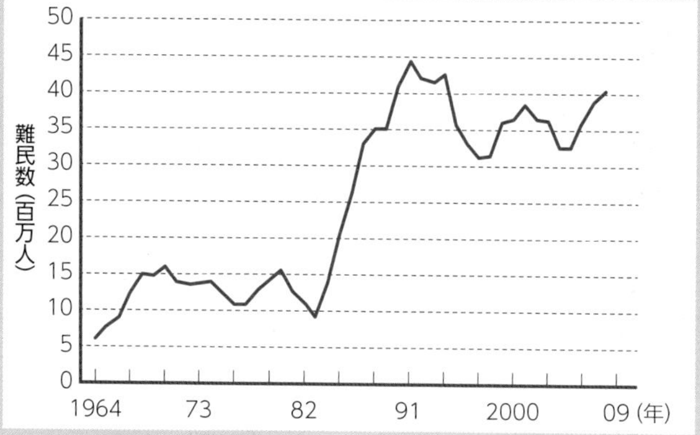

図2-2　難民の数の推移

多発している不穏な繁華街に夜間出かけていくことはないだろう．戦争の最前線に隅田川の花火大会にでも行くかのように飛行機で出かけていくような人もいないだろう．

このように，厳しい自然環境や，とかくストレスがつきまとう集団としての人間の日常生活を含めた状況のなかで身体防御をとらえてみると，身体防御機能はさまざまな機能が何層にも重なって構築されていることがわかる．それらは，

① **疼痛**によるもの

② **高次脳機能**（新皮質である大脳皮質）によるもの

③ **自律神経系**によるもの

④ **免疫機能**によるもの

の4つにおおまかに分類すると理解しやすいだろう．また，重複するところが多いのだが，身体防御機能は，意識的なものと無意識的なものに分類することもできる．

ただし，これらの分類は健常な人間の生理的な身体防御機能に関する分類である．しかし，疾病における身体防御機能障害とその低下を理解するためには，この正常な身体防御機能の理解が不可欠である．

1）疼痛による身体防御機能

末梢神経は，体性神経系（somatic nervous system）と自律神経系（autonomic nervous system）に大別される．体性神経系は，意識的に骨格筋を動かすことを可能にする神経系であり，随意神経系あるいは動物性神経系と表現されることもある．そして，疼痛による身体防御機能は，この体性神経系による身体防御機能の典型的な形である（自律神経系による身体防御機能は後述する）．

皮膚の真皮に広範に分布する脊髄神経の知覚枝のむき身の末端（自由神経終末（free nerve ending））が痛覚を感知する．これは，組織の化学的，機械的，熱などの侵害刺激に特異的に応答する受容体で，侵害受容体（nociceptor）といい，痛覚受容体（pain receptor）と同義で

COLUMN

疼痛とそのサイン

疼痛を広辞苑で引くと，「ずきずき痛むこと．うずくこと．また，そのいたみ」とある．確かに，そのとおりであろう．炎症兆候のひとつでもある疼痛（pain，ラテン語ではdolor）だが，ステッドマン医学大辞典の日本語版ではどうだろう．「現実のまたは潜在的な組織損傷を伴う不定で不快な感覚．特異的神経線維によって脳に伝えられ，そこでの意識的な認識は種々の要因によって修飾される」とあり，また，医学書院　医学大辞典では，「組織の実質的または潜在的な傷害によって生じる不快な感覚情動的体験．あるいは心因のみによって生じる同様の体験」とある．広辞苑と比べると専門用語が並び理解しにくいのだが，要約すると，疼痛は生理的な感覚ではなく，病気の症状として位置づけられており，身体的なものだけではなく精神的な痛みも含んでいることになる．

では，一般の英語辞典ではどうか，THE NEW OXFORD AMERICAN DICTIONARYによれば，「physical suffering or discomfort caused by illness or injuryで a feeling of marked discomfort in particular part of the bodyや mental suffering or discomfortも含まれる」である．日本語に訳せば「病気や外傷によって引き起こされる身体的な苦痛あるいは不快感であり，身体の局所的な場所に限局する不快感や心因的な苦痛や不快感も含む」となるだろう．やはり，疼痛とは，**病気と関連する異常な感覚**であることがわかる．したがって，健常なときには感じることのない感覚が疼痛（痛み）なのであって，疼痛が感じられた場合，それは病的な状況があることのサインなのである．

ある．一方，内臓の痛覚は，皮膚と比べるとその受容体の数はかなり少ないのだが，副交感神経である迷走神経末端が内臓痛の侵害受容体となっている．しかし，直腸と膀胱・尿道では，迷走神経ではなく，第2，3，4仙髄神経から出る副交感神経である骨盤内臓神経がその役割を担っている．

この侵害受容体が病的な傷害（たとえば，炎症）によって刺激されるとき，痛みは発生する．その痛覚刺激に対する反応は2つに大別される．典型的な反応は，脊髄レベルの痛覚刺激反射によって反射的に刺激物から身体を回避させる筋肉運動であるが，それだけではなく，ヒトでは脊髄と視床を結ぶ痛覚伝導路が大脳皮質や大脳辺縁系にも連動している．つまり，ややこしい中枢神経が痛覚に関与しているのである．したがって，痛みに対するさまざまな情動的な感覚や記憶を生み出し，痛くても痛くないという人，些細な痛みでも大仰に痛みを訴える人などなど……　痛みに対する人間の対応は多様性に富んでいる．

しかし，基本的に，痛みは病的な感覚で，“このままでは死んでしまうかもしれない”という「身体の死の不安」を与えるものであり，その記憶は身体防御の基本的感覚といえるだろう．そのため，どのような痛みの訴えであれ軽々しく対応してはならないのである．

痛覚機能障害はさまざまな慢性疾患の症状として現れ，その傷害刺激の場所が末梢神経レベルであれば，たとえば，糖尿病性末梢神経症，中枢神経レベルであれば，脳卒中の片麻痺やアルツハイマー病に代表される認知症があげられる．それらは，身体を危機から守る行動を障害するものとして出現するため，絶え間ない外傷の危険を生むことになる．これを「危機意識の鈍麻あるいは消失」といい，慢性疾患看護において最も気をつかわねばならない臨床症状といえるだろう．その病態の知識がないと，想定できない転倒や外傷の予防に支障をきたすことになるからである．しかし，ここで注意しなければならないのは，転倒・外傷予防に力を入れ過ぎて，患者に不必要な緊張感を与えないことであり，口で注意を促すのではなく，あくまでも遠くから静かに見守りながら，危険が迫ったときには無言で速やかに近づき介助保護することである．これを“Following and focusing”という．細かなお節介をせず，本当に危険が迫ったとき，すばやく介入することである．過度の介入や拘束は，さらなる外傷のリスクを増加させる．

2）高次脳機能による身体防御機能

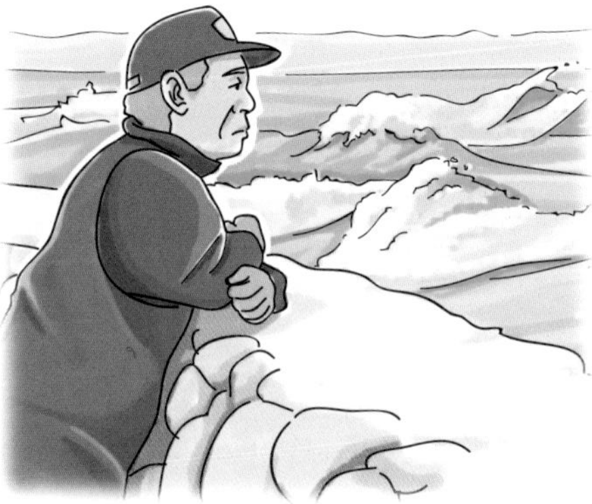

知識と経験により危険を未然に想像し，その危険から身を守る行動をとる機能である．したがって，まだ危機に陥っていない時点での身体防御ということになるであろう．嗅覚以外の感覚入力信号を受け，統合して情報処理され行動を生み出す場所は，系統発生的に新しい大脳皮質（新皮質（neocortex））である．したがって，視覚，聴覚，味覚，触覚，温度覚，痛覚の感覚系からの入力信号が，大脳皮質で統合され，生命危機に結びつく情報であるか否かについて即時の判断が下され，具体的な行動を生むことになる．恐ろしい光景，聞き慣れない不気味な音，異様な苦い味などなど，特殊感覚系（special sense）から入ってくる情報だけではなく，脳表面からは見えない系統発生的に古い辺縁皮質《へんえんひしつ》（嗅脳《きゅうのう》・帯状回《たいじょうかい》・海馬回《かいばかい》で古皮質《こひしつ》（archicortex）という）に入ってくる感覚情報，とくに，ニオイ情報をはじめとする動物の本能的な行動（食欲，性欲，恐怖，心地良さ）に関係する情報も加わり，さまざまな危機回避行動が生まれるのである．

3）自律神経系による身体防御機能

自律神経系は，骨格筋が関与する体性神経系とまったく異なり，消化管をはじめとする内臓平滑筋，心筋，唾液腺や顎下腺をはじめとする多くの外分泌腺，さらに内分泌腺を制御する末梢神経である．人間の意識の介入することのできない不断の細胞活動を保証するものであり，不随意神経系，あるいは内臓神経系，植物性神経系ともいわれる．

この自律神経系は，交感神経系（sympathetic nerve system）と副交感神経系（parasympathetic nerve system）による人間の危機管理システムとしてよく知られたものである．交感神経の興奮は“闘争と逃走（fight and flight）”のシステムの別名で知られ，副交感神経の興奮は“休息と食事（resting and digestion）”のシステムと表現されている．

(1) 交感神経の興奮状態とはどのようなものなのか？

交感神経系の反応は，戦場で戦闘状況にある兵士の行動のなかに現れるが，理性や倫理をもたない動物が，天敵と対峙したときの行動のなかにその典型的な形がある．敵に対峙したとき，交感神経の興奮により，皮膚の動脈は収縮し，敵の攻撃に備える．たとえばヒトでは，刀や銃による外傷，動物同士なら咬傷や一撃による肉体損傷ということになろうが，その出血を最小限に止めようと反応するのである．汗腺は分泌が亢進し皮膚はジットリと汗ばみ，立毛筋は収縮し鳥肌立ち，唾液腺や涙腺はその分泌が抑制され，喉はカラカラ，目は乾燥し赤日で血走る．陰茎は射精が終わった後のごとく萎縮しその原形は失せるだろう．腎臓からの尿量は減少し，膀胱の括約筋は収縮し尿失禁に備える．瞳孔は散瞳筋の収縮により大きく散大し，水晶体は毛様筋の弛緩により薄くなり，近くより敵の存在を確認するがごとく遠くを見るに都合良く変化する．肝臓のグリコーゲンはエネルギー変換効率の良いブドウ糖へと変わり，血液中にどんどん放出され高血糖の状況が生まれる．骨格筋はいつでも反応できるよう備え，気管は拡張し少しでも多くの酸素を求めるかのごとく呼吸数も上昇する．心臓は臨戦態勢に対応し，血液を少しでも速く循環させようと早鐘のように打つ．一方，消化器系はというと，胃，唾液腺，膵臓外分泌機能は抑制され，腸管の動きは停止する．必死で戦っているときに食事をすることはないだろう．だから，皮膚と内臓の血液は極度に減少し，血液は心臓と骨格筋と脳にことごとくシフトし，まさに，敵との全力の戦い，あるいは，死の恐怖からの全速力の逃走を可能とする極限的な肉体状態が出来上がるわけである．

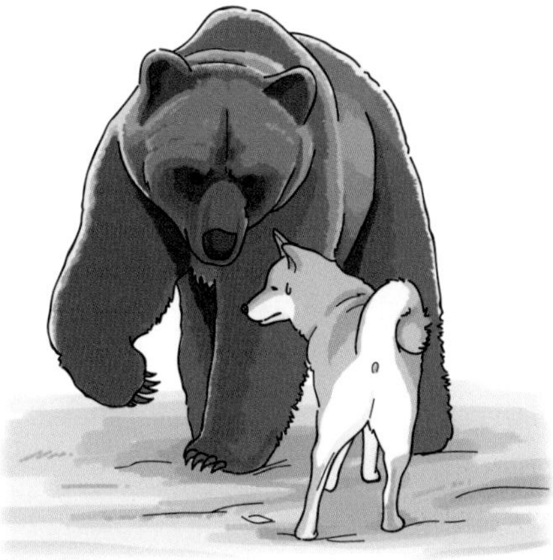

(2) 副交感神経の刺激状態とはどのようなものなのか？

一方，**副交感神経**の興奮は，まったく異質な身体状況を示す．交感神経の反対の作用を考えると良いが，美味しい食事を終え，お気に入りのソファーに深々と腰掛け，これもまたお気に入りのワイン片手に，お気に入りの音楽を聴いている状況といえるだろう．瞳孔は第Ⅲ脳神経である動眼神経の副交感神経線維の刺激による縮瞳筋の収縮により網膜を保護するがごとく縮瞳し，水晶体は毛様体筋の収縮により遠くのことは無視して近くがよく見える状態となる．涙腺は分泌が亢進し，潤んだ穏やかなまなざしとなるだろう．まさに，目を細め満足げな表情にマッチした眼球状態が出現する．心臓は穏やかに拍動を繰り返し，気管支は収縮傾向で呼吸も静かである．汗は去り皮膚は乾燥して涼やか．しかし，唾液腺，胃腺，膵臓外分泌腺の分泌は

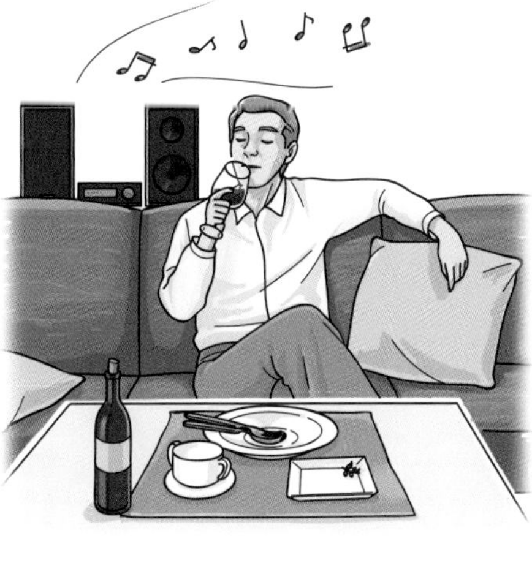

亢進し，潤沢な消化酵素が消化管に流れ出す．腸管の運動は活発な蠕動運動を展開するだろう．膀胱括約筋は弛緩し，いつでもスムーズな排尿を保障するだろう．陰茎は血管の拡張と血流増加で勃起傾向を示すだろう．皮膚の血管は拡張し血流が増加することにより，血色の良い顔貌が現れる．これが副交感神経の関与する世界であり，身体の生存の危機が去った後の人体の反応である．

(3) 自律神経接合部で放出される神経伝達物質　――ノルアドレナリンとアセチルコリン

自律神経系が筋肉組織や腺組織（効果器という）に神経シグナルを送る際の神経伝達物質の代表が，ノルアドレナリンとアセチルコリンである．自律神経と効果器とのシナプス接合部で放出され，化学的な興奮伝達が出現する．細かな例外はあるものの，交感神経はノルアドレナリン作動性であり，副交感神経はアセチルコリン作動性である．

ちなみに，アドレナリンは交感神経から分泌されるのではなく，副腎髄質から血液中に分泌されホルモンとして全身を巡る．したがって，交感神経から遊離するノルアドレナリンと作用様式が異なっていることに注意しなければならない．

このように自律神経系の働きは，循環と呼吸，消化と吸収など，植物的な無意識の反応に深くかかわっており，さらに内分泌調節との関連から，視床や視床下部，下垂体，そして，脳幹の影響下にもある．また，不安や安らぎ，居心地の良さ悪さにも影響されるわけで，大脳皮質や辺縁系などの高位中枢の影響も加わる．

COLUMN

歴史にみる自律神経物語

1560年（永禄3年）5月．わずか3,000人の兵士を従えた織田信長は，尾張国《おわりのくに》知多郡《ちたぐん》の桶狭間《おけはざま》で，4万人の大軍を率いていた今川義元の首を取った．この「桶狭間の戦い」で，交感神経全開の織田信長は，副交感神経全開で酒盛りをしていた今川義元軍を破った．これは奇跡ではなく，相手の隙を突く高等な戦術であり，織田信長の冷静沈着な計算の結果なのである．そして，信長は天下を取った．ちなみに，織田信長がこのような奇襲攻撃を仕掛けたのは生涯この戦いだけであった．「桶狭間の戦い」は，交感神経系と副交感神経系を具体的に理解するための貴重な歴史教材といえるだろう．

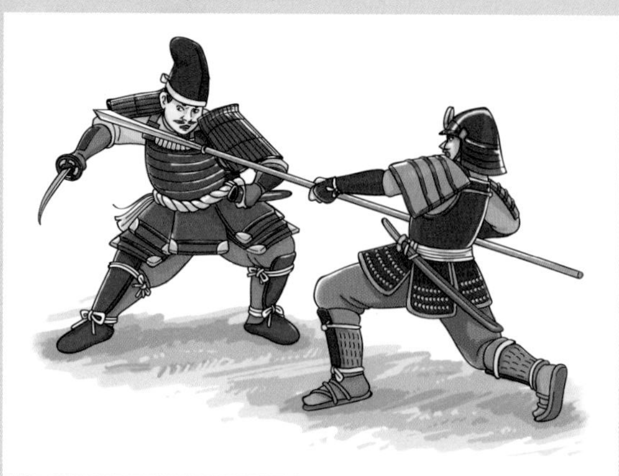

4）免疫機能による身体防御機能

免疫（immune）とは，古来，身体が病気（とりわけ感染症）に対する抵抗力を獲得する生理機能をいう．つまり，“病原微生物に感染してもすぐに死なない強い生命力をもつ”ということになるだろう．しかし，今日，それは感染症に限ったものではなく，“自己（self）と非自己（not self）を識別するというメカニズム”のうえに成り立つ身体防御機能と定義される．つまり，自らの身体の中に異邦人（異物）の侵入を許さない機能であり，もし，侵入されてもその異邦人を徹底的に駆逐する機能である．しかし，異邦人は外から来るとは限らない．本来，身内（自己）とみなしていたものが異邦人（非自己）に突然変質する場合だってある．たとえば，自己免疫疾患（自己抗原の出現）やがん（不死細胞の出現）の発生がそうである．したがって，免疫機能の守備範囲は非常に広く，免疫機能障害が関与しない病気はないといってもいいだろう．

身体を感染症から守るシステムは**3つの防御ライン**からなる．このことは，病原微生物がヒトの体内に侵入し増殖するためには，3つもの障壁を越えなければならないことを意味する．

（1）外界との境界における物理化学的防御ライン

最初の防御ラインは外部環境と直接に接している領域にある（図2-3）．まず，人体表面を覆う皮膚（重層扁平上皮）は，それ自体で最も堅牢な保護被膜をなす．さらに，皮膚の付属器である皮脂腺から分泌される乳酸や脂肪酸は，細菌を直接殺菌するだけではなく，皮膚表面を酸性環境とすることにより間接的に細菌の増殖を抑制している．しかし，皮膚の常在菌である黄色ブドウ球菌（*Staphylococcus aureus*）は例外で，酸性環境でも生育が可能であるため，糖尿病などにより免疫力が低下すると毛包や皮脂腺に炎症を起こすことはよく知られている．

一方，外界と交通しているとはいえ，身体の深部に侵入していく消化管や気道の内面は1層の粘膜上皮細胞で覆われている．この上皮細胞が大量の粘液を産生排出することにより，病原微生物を絡め取り身体内部への侵入を阻止し，排便，繊毛《せんもう》運動，咳，くしゃみによって体外に排出している．しかも，これらの粘液の中には大量の免疫グロブリンIgAが含まれており，感染防御をより確実なものにする．汗，涙，鼻汁，尿は，病原微生物をはじめとする異物を物理的に洗い流している．体液の多くは物理的な機序だけではなく化学的な殺菌性物質を含んでいる．たとえば，胃液中の酸，精液中の亜鉛，母乳中のラクトパーオキシダーゼ（lactoperoxidase），涙，鼻汁，唾液中のリゾチーム（lysozyme）などである．腟内には腟粘膜の扁平上皮内にあるグリコーゲンを素材に乳酸を作り出すデーデルライン腟桿菌が常在し，腟内を酸性環境に維持している．このような常在菌が抗菌薬で傷害されると，カンディダ（*Candida*）やクロストリジウム ディフィシル（*Clostridium difficile*）による日和見感染が発症してくる．眉毛，睫毛，鼻毛も活躍している．抗がん剤の投与でこれらの脱毛が起こると目や鼻腔に異物の直撃が起こるため，健常なときには想像だにしなかった日常生活の障害を経験することになる．また，涙や唾液の分泌低下をきたすシェーグレン症候群では眼球や口腔内乾燥が起こり，同様の障害を経験するだろう．しかも，これらは第1防御ラインの機能低下に直結しているわけで，感染症成立のリスクが高まることを意味している．

病原微生物がこの第1防御ラインを突破し，体内に侵入すると，感染成立の第一歩である．

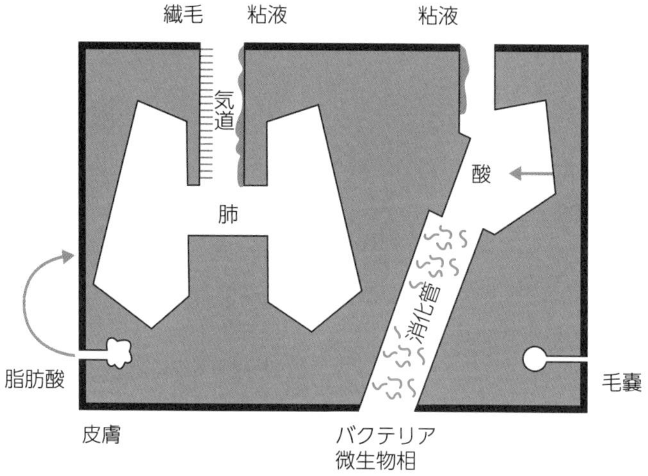

図2-3　ヒトの第1防御ライン（皮膚，気道，消化管）

（ROITT's Essential Immunology. 11ed, p2, fig1-2, 2001.）

ヒト免疫システムはこのような事態に備えて，さらに2つの重厚な防御ラインを備えている．

先天性免疫（innate immunity，自然（natural）免疫ともいう）と後天性免疫（acquired immunity，獲得あるいは適応（adaptive）免疫ともいう）である．前者は病原微生物が何回侵入してこようともまったく同じ様式で立ち向かう免疫系であり，後者は病原微生物に立ち向かう回数が増えるほどより進化した様式で立ち向かう免疫系である．つまり，先天性免疫には免疫記憶がなく，後天性免疫には免疫記憶があることを意味する．

これら2つの免疫系は細胞と体液性因子によって構成される．病原微生物が侵入し増殖を始めると，そこに炎症が生じるため，免疫を担う何者かが自らその現場に急行しなければならない．それは免疫を担う細胞の役割であり，その決定的な特徴は移動能力をもつことである．そのような移動能力をもつ細胞は，人体を構成する細胞のなかで“白血球”だけである．異邦侵入者を特定して戦い殺傷処理する細胞こそが白血球で，免疫を担う主役細胞といわれる所以である．一方，体液性因子は後述するように，白血球に異邦侵入者の情報を与え，白血球同士の協調行動を導くものである．

(2) 先天性（自然）免疫による防御ライン

第2防御ラインといえる先天性免疫の展開には，細胞群と体液群がかかわっている．先天性免疫を担う細胞の種類と体液性因子の種類を表2-1にまとめておこう．

表2-1　先天性免疫を担う細胞と体液性因子

細胞群	体液性因子群
1. 貪食細胞（好中球，単球，マクロファージ） 2. 炎症性メディエーター分泌細胞（好塩基球，肥満細胞，好酸球） 3. ナチュラルキラー細胞	1. 補体 2. 急性相タンパク質（acute phase protein） 3. サイトカイン（例：インターフェロン）

●細胞群による先天性免疫による防御ライン

先天性免疫を担う細胞群は，貪食細胞，炎症性メディエーター分泌細胞，ナチュラルキラー細胞の3種類からなる．免疫記憶が成立しない先天性免疫では，これらの細胞に以前戦った相手(病原微生物や異物)の記憶はまったく残らない．

先天性免疫の主要細胞である貪食細胞，すなわち好中球，単球，マクロファージはまったく同じ戦い方をする．貪食(phagocytosis)である．病原微生物をパクリと飲み込み殺傷する単純な手法である．その能力はマクロファージが最も強力で，好中球(ミクロファージの別名をもつ)がそれに次ぐ．好中球の寿命は極めて短く，半減期はわずか6時間である．したがって，病原微生物が侵入しなければ何もすることなく死んでいくことになる．単球は血管外に移動しマクロファージに分化し，約3カ月間組織内に生息する．この寿命の差はそれぞれの細胞の機能の差を表しており，さまざまな慢性炎症(たとえば，関節リウマチ，肺線維症，血管炎，慢性肉芽腫性炎症など)の成立に複雑に関与している．

炎症性メディエーター分泌細胞のひとつである好酸球の貪食能は弱く，貪食ではなく主要塩基性タンパク質や好酸球塩基性タンパク質などを放出し，寄生虫を駆逐する．また，好塩基球や肥満細胞は，細胞膜表面に結合しているIgE抗体に抗原が結合することでヒスタミンに代表される炎症性メディエーターを放出し，即時型アレルギーを惹起することにより寄生虫をはじめとする異物侵入に反応している．

ナチュラルキラー細胞(natural killer cell；NK細胞)はリンパ球(T細胞)に属する細胞だが，貪食細胞や炎症性メディエーター分泌細胞とはまったく異なった手法で体内に侵入してきた病原微生物を駆逐する．標的となるのは，細胞内に寄生するウイルスとがん細胞である．NK細胞はどのような手口でウイルスやがん細胞を認識して殺傷するのだろうか？

人体を構成する赤血球を除くすべての細胞の膜表面には，そのヒト固有のしるしが刻印されている．いわば，“私である認証”といえるタンパク質で，**主要組織適合遺伝子複合体**(major histocompatibility complex；**MHC**)という．このタンパク質は，細胞膜を貫通するように存在する糖タンパク質分子である．骨髄移植の際，臨床現場で耳にするHLA(human leucocyte antigen：ヒト白血球型抗原)はヒトのMHCを意味している．MHCにはクラスIとクラスIIがあり，すべての細胞に発現しているのがクラスIである．NK細胞はこのMHCクラスIの受容体をもっている．この受容体の別名を“殺すな”受容体(killer-inhibitory receptor；KIR)という．正常細胞のMHCクラスIにNK細胞の受容体が“カシャッ”と結合すると“殺すな”信号がNK細胞に瞬時に流れ，「この細胞は身内だ」と認識し，攻撃することなくその場を立ち去ることになる．もし，ウイルスがその細胞に感染し，細胞質あるいは核内に寄生して増殖していると，細胞表面に表出しているMHCクラスIのタンパク質構造は変質するか消失しているため，NK細胞の受容体は結合することができず，“殺すな”信号は流れない．すると，NK細胞は即座に「こいつは侵入者だ」と認識し，パーフォリンというタンパク質をウイルス感染細胞に浴びせ，細胞質に無数の穴を穿ち，細胞を殺傷するのである(**図2-4**)．

ちなみに，がん細胞も同様の手法でNK細胞に駆逐される．

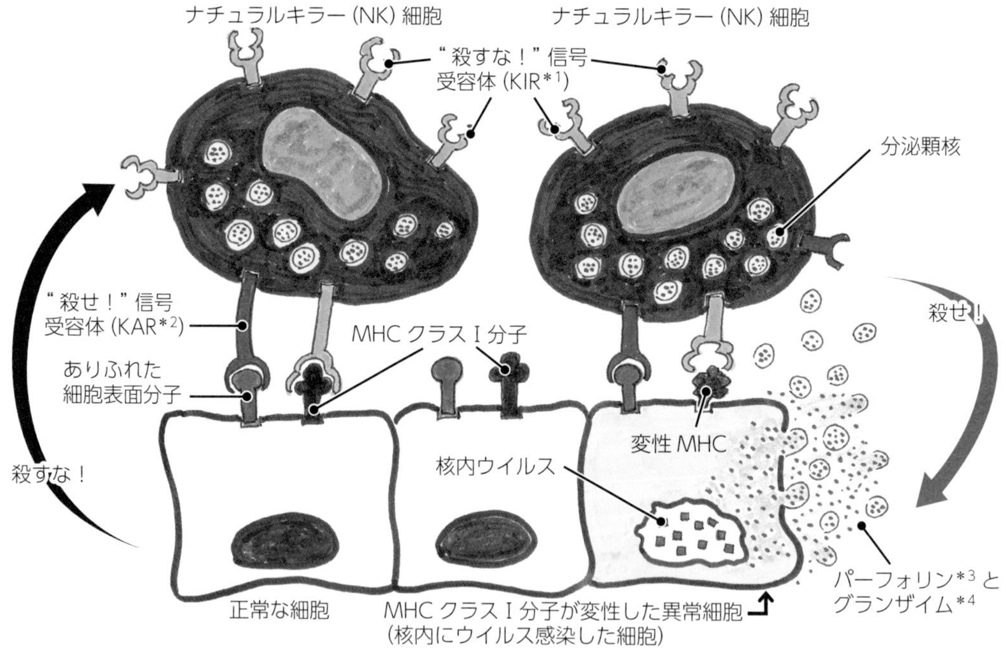

図2-4　ナチュラルキラー細胞がウイルス感染細胞を駆逐する様子

*1 killer-inhibitory receptor (KIR)
*2 killer-activating receptor (KAR)
*3 細胞傷害性Tリンパ球（キラーT細胞）やNK細胞の分泌顆粒中に貯蔵されている細胞障害因子
*4 細胞傷害性T細胞（CTL）の分泌顆粒中に含まれるセリン酵素で，CTLによる標的細胞の傷害に関与する．

●体液性因子群による先天性免疫

一方，非細胞成分である体液群は，血液中に出現する補体，急性相タンパク質，サイトカインの3種類の因子からなる．

補体は，約30種類以上の血漿タンパク質で構成されるシステムである．補体系は3つに大別され，抗体の関与する免疫複合体が発火点となる古典的経路，侵入細菌の細胞膜表面にあるマンノース結合レクチン経路，ウイルス・細菌・真菌・腫瘍細胞に接触することから惹起する代替（第二）経路がある．いずれも侵入者の殺傷を支援するはたらきをする．また，後述する後天性（獲得）免疫における免疫学的記憶を増強することにより，先天性免疫と後天性免疫をリンクさせる機能がある．

急性相タンパク質（acute phase protein）は急性相反応物質（acute phase reactant；APR）ともいい，急性期に血中で増減するタンパク質群をいう．ほとんどが肝臓で産生される．増加するものをポジティブAPRといい，C反応性タンパク質（CRP），血清アミロイドA（SAA），α1-アンチトリプシン，ハプトグロビンがあり，局所炎症の鎮静化に寄与している．減少するものをネガティブAPRといい，アルブミンやトランスフェリンがある．これらのなかで炎症反応の経過観察，病的状態の有無の確認に最も頻用されるのはCRPである（図2-5）．

サイトカインの代表は，NK細胞が分泌するインターフェロンγであり，マクロファージを活性化するなど免疫力の増強を誘導する．

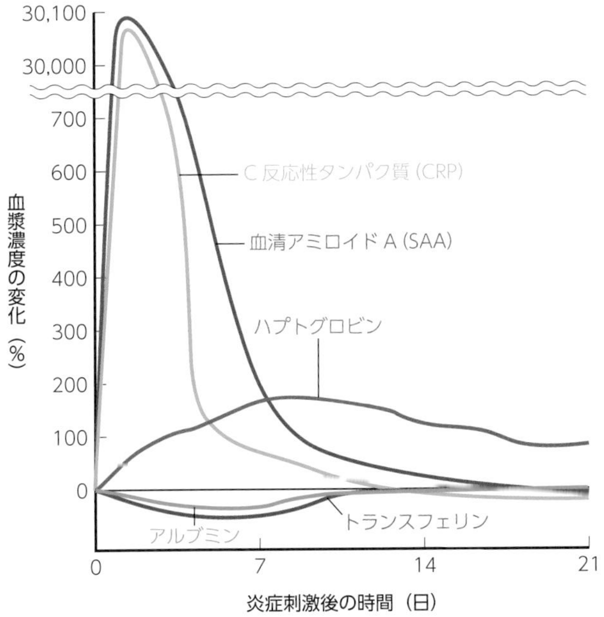

図2-5　炎症に伴うおもな急性期タンパク質の変化

（岡田泰伸監訳：ギャノング生理学．原著23版，p90，図3-14，丸善出版，2011．を参考に作成）

(3) 後天性（獲得）免疫

後天性免疫システムは，侵入した病原微生物をはじめとする非自己である異物に対処する第3の最終防御ライン免疫システムである．その特徴は，体内侵入異物に対する免疫学的記憶をもつ高等な特殊部隊集団といえる．この最終ラインが突破されたとき，菌血症や敗血症に代表されるヒト内部環境のホメオスタシスの破綻が現出し，死へのプロセスが進行することになる．エイズはまさに最終ライン免疫システム破綻の典型である．

最終ラインである後天性免疫も先天性免疫同様，細胞群と体液群からなり，体液性免疫と細胞性免疫という２つの巨大システムが協働して成り立っている．

体液性免疫を担う主役細胞はリンパ球のB細胞であり，細胞性免疫を担うのはT細胞である．B細胞は生まれも育ちも骨髄で，T細胞の生まれは骨髄だが育ちは胸腺である．T細胞は胸腺教育によりヘルパーT細胞とキラーT細胞（細胞傷害性T細胞ともいう）の２群に分かれる．この両者の育ちの違いがB細胞とT細胞の戦い方の違いとなって現れる．

B細胞は，ヘルパーT細胞の分泌するサイトカインによって形質細胞に分化して大量の抗体を産生分泌する．この抗体を使って体内に侵入してきた病原微生物と戦うシステムを体液性免疫という．一方，キラーT細胞は抗原提示細胞（マクロファージや樹状細胞）がMHCクラスⅡの上に提示した侵入病原体の抗原を，自らの細胞膜表面にあるT細胞受容体で認識することによって，病原体が潜む細胞を探し出しパーフォリンやグランザイムやサイトカインを放出して殺傷する．このT細胞が分泌するサイトカイン類を用いて戦うシステムを細胞性免疫という．

この両者の戦術の違いを端的に表現すると，体液性免疫は体内に侵入し細胞外の間質で増殖する病原微生物に抗体（免疫グロブリン）を振りかけることによって攻撃するシステムであり，

COLUMN

現代免疫学の劇的な進歩を促したエイズと狂牛病

生命体のなかでヒトの免疫機能は最も進化を遂げたものであると考えられている．しかし，その実態を理解するうえでの知識の進歩は緩やかで，さまざまな感染症や自己免疫疾患，さらにがんの病態生理の解明は停滞した状況が長きにわたり続いてきた．

ところが，1980年代に先進国社会を震撼させたエイズ（後天性免疫不全症候群（acquired immuno-deficiency syndorome；AIDS）．ヒト免疫不全ウイルス（human immuno-deficiency virus；HIV）によるウイルス感染症である）の出現は，高度に発達したと考えられていた社会の人びとに，深刻な生存の危機を与えた．しかも，その原因がレトロウイルスのHIVであることが判明し，自分も感染する可能性があるという，より現実味のある不安が急速に広がったのである（図2-6）．しかし，エイズはなにも現代社会に突如出現したウイルス感染症ではなく，アフリカをはじめとする未開発国でははるか昔から知られていた致死的な病気であった．

さらに，1990年代となり，狂牛病がこれまた文明社会に突然出現した．正確にはウシ海綿状脳症（bovine spongiform encephalopathy；BSE）といい，ウイルスと異なり核酸をもたないためプリオン（prion）と名づけられた**タンパク性の感染因子**（proteinaceous infectious particle）による感染性疾患である．しかし，これがヒトの急速進行性致死性認知症であるクロイッツフェルト・ヤコブ病と関連することをイギリス政府が発表し，また，日本でも2001年に感染牛が確認され，牛肉の輸出入の検閲の強化と相まって，牛丼は豚丼への変更を余儀なくされるなど，社会的にも政治的にも“てんやわんやの大騒ぎ”となったのである．

しかし，この病気もまた，突如出現した新しい感染症ではなく，動物の世界には昔から存在し，ウシの海綿状脳症以外に，羊のスクレイピー，ミンクの伝染性脳症，シカの慢性消耗性疾患として，獣医の世界ではいわば常識のものであった．この感染性疾患が文明社会の人間を震撼させたのである．

今日では，これらはプリオン病と総称され，ヒトのプリオン病は，次のように分類されている．

① 感染性プリオン病：クルー・ヒト硬膜移植・角膜移植・脳下垂体製剤のゴナドトロピンや成長ホルモン投与によるクロイッツフェルト・ヤコブ病，変異型クロイッツフェルト・ヤコブ病（BSEからの感染が考えられている）

② 遺伝性プリオン病：（プリオンタンパク質遺伝子変異に伴う）家族性のクロイッツフェルト・ヤコブ病

③ 原因不明の特発性クロイッツフェルト・ヤコブ病

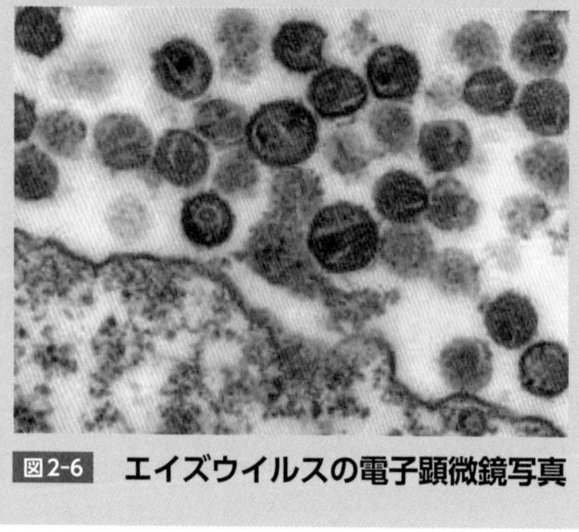

図2-6　エイズウイルスの電子顕微鏡写真

いわば開放系環境の未開社会の風土病であったエイズと，古くから知られていた動物の海綿状脳症は，忘れられていた，あるいは，無視されていた感染性疾患群といえるだろう．それが人工的な閉鎖環境である文明社会に突如出現したのである．そして，この2つの疾患は，医療の範囲を超え社会的かつ政治的問題として，とりわけアメリカとヨーロッパをはじめとする先進国へ早急な問題解決を迫ったのである．まさに戦争どころの騒ぎではない状況が出現したのだった．政治を迅速に動かすのは，国民の声ではなく，いつの時代も，猛々しい自然の猛威なのだ．それにしても，各国政府の対応は早かった．有名な資産家たちも多額の寄付を惜しまなかった．悪人も善人もこぞってこの自らに死の脅威を与える疾患の治療と回避の方策を求めたのである．この国家的国民的な危機感は，エイズとクロイッツフェルト・ヤコブ病の病態の解明を考えられない速度で進めたのである．戦争や宇宙ロケットの打ち上げを上回る莫大な経済的支援を背景に……

そして，エイズやクロイッツフェルト・ヤコブ病がなければ，おそらく200年かかる基礎研究の成果を，われわれはわずか20年で手にしたといえるだろう．この科学の流れは，コンピューターの進化と相まって，ヒトゲノムプロジェクトによるヒト遺伝子の全容解明をあっという間に完了させたのである．それは2003年のことである．その結果，従来3万から4万個と考えられていたヒト遺伝子数は22,287個であると結論づけられたのである．ワトソンとクリックがDNAの二重らせん構造を発見した1953年から50年後の2003年にヒトゲノムの全塩基配列が解読されたことになる（図2-7）．

このような科学と政治問題の絡みを考えるとき，2011年3月11日の東日本大震災と福島第一原子力発電所の事故は同質の問題をかかえていることがわかる．

純粋物理的な原子力による原子力発電は，人びとの幸福な人生を約束するクリーンな電力供給源と宣伝され，安全安心な電気と信じられていた矢先の事故であった．あの時，現地の人はもちろん全国民が，放射能の脅威を肌で感じたのであった．そして，分子同士の結合からなる通常の産業廃棄物とまったく異なり，原子同士が強固に結合している核廃棄物の処理が理論的にほとんど困難であることを国民に知らしめたといえるだろう．

日本原子力研究開発機構の核廃棄物処理工場である高速増殖原子炉の名前は，XPZ0012のような研究番号ではなく，仏の智慧を象徴した文殊《もんじゅ》菩薩《ぼさつ》にあやかった“もんじゅ”である．科学頼みではなく仏頼みを意味している．これは極めて深刻である．だから，エイズやクロイッツフェルト・ヤコブ病（プリオン病）にみられたような，国家に後押しされて撲滅を目指す集中的な基礎研究の動きに収斂されることなく，核廃棄物は科学に見放されたかのごとくいまだ漂っている．原子力発電所が“トイレなきマンション”とあだ名されたことは，決して大げさな表現ではないのである．核廃棄物は文明社会の人間がこれから終生背負っていかねばならない負の遺産としてあり続けるだろう．

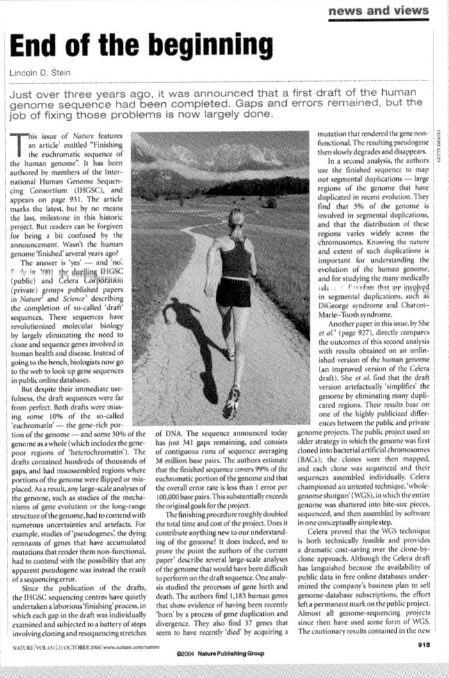
news and views

End of the beginning

Lincoln D. Stein

Just over three years ago, it was announced that a first draft of the human genome sequence had been completed. Gaps and errors remained, but the job of fixing those problems is now largely done.

This issue of *Nature* features an article[1] entitled "Finishing the euchromatic sequence of the human genome". It has been authored by members of the International Human Genome Sequencing Consortium (IHGSC), and appears on page 931. The article marks the latest, but by no means the last, milestone in this historic project. But readers can be forgiven for being a bit confused by the announcement. Wasn't the human genome 'finished' several years ago?

The answer is 'yes' — and 'no'. Early in 2001 the duelling IHGSC (public) and Celera Corporation (private) groups published papers in *Nature*[2] and *Science*[3] describing the completion of so-called 'draft' sequences. These sequences have revolutionized molecular biology by largely eliminating the need to clone and sequence genes involved in human health and disease. Instead of going to the bench, biologists now go to the web to look up gene sequences in public online databases.

But despite their immediate usefulness, the draft sequences were far from perfect. Both drafts were missing some 10% of the so-called 'euchromatin' — the gene-rich portion of the genome — and some 30% of the genome as a whole (which includes the gene-poor regions of 'heterochromatin'). The drafts contained hundreds of thousands of gaps, and had misassembled regions where portions of the genome were flipped or misplaced. As a result, any large-scale analyses of the genome, such as studies of the mechanisms of gene evolution or the long-range structure of the genome, had to contend with numerous uncertainties and artefacts. For example, studies of 'pseudogenes', the dying remnants of genes that have accumulated mutations that render them non-functional, had to contend with the possibility that any apparent pseudogene was instead the result of a sequencing error.

Since the publication of the drafts, the IHGSC sequencing centres have quietly undertaken a laborious 'finishing' process, in which each gap in the draft was individually examined and subjected to a battery of steps involving cloning and resequencing stretches of DNA. The sequence announced today has just 341 gaps remaining, and consists of contiguous runs of sequence averaging 38 million base pairs. The authors estimate that the finished sequence covers 99% of the euchromatic portion of the genome and that the overall error rate is less than 1 error per 100,000 base pairs. This substantially exceeds the original goals for the project.

The finishing procedure roughly doubled the total time and cost of the project. Does it contribute anything new to our understanding of the genome? It does indeed, and to prove the point the authors of the current paper[1] describe several large-scale analyses of the genome that would have been difficult to perform on the draft sequence. One analysis studied the processes of gene birth and death. The authors find 1,183 human genes that show evidence of having been recently 'born' by a process of gene duplication and divergence. They also find 37 genes that seem to have recently 'died' by acquiring a mutation that rendered the gene non-functional. The resulting pseudogene then slowly degrades and disappears.

In a second analysis, the authors use the finished sequence to map out segmental duplications — large regions of the genome that have duplicated in recent evolution. They find that 5% of the genome is involved in segmental duplications, and that the distribution of these regions varies widely across the chromosomes. Knowing the nature and extent of such duplications is important for understanding the evolution of the human genome, and for studying the many medically [illegible] that are involved in segmental duplications, such as DiGeorge syndrome and Charcot–Marie–Tooth syndrome.

Another paper in this issue, by She *et al.*[4] (page 927), directly compares the outcomes of this second analysis with results obtained on an unfinished version of the human genome (an improved version of the Celera draft). She *et al.* find that the draft version artefactually 'simplifies' the genome by eliminating many duplicated regions. Their results bear on one of the highly publicized differences between the public and private genome projects. The public project used an older strategy in which the genome was first cloned into bacterial artificial chromosomes (BACs); the clones were then mapped, and each clone was sequenced and their sequences assembled individually. Celera championed an untested technique, 'whole-genome shotgun' (WGS), in which the entire genome was shattered into bite-size pieces, sequenced, and then assembled by software in one conceptually simple step.

Celera proved that the WGS technique is both technically feasible and provides a dramatic cost-saving over the clone-by-clone approach. Although the Celera draft has languished because the availability of public data in free online databases undermined the company's business plan to sell genome-database subscriptions, the effort left a permanent mark on the public project. Almost all genome-sequencing projects since then have used some form of WGS. The cautionary results contained in the new

GETTY IMAGES

NATURE | VOL 431 | 21 OCTOBER 2004 | www.nature.com/nature 915

©2004 Nature Publishing Group

図2-7　ヒトゲノム解読の最終報告

表2-2　後天性免疫のまとめ

獲得免疫の種類	主役細胞	脇役細胞	殺傷方法	攻撃対象
体液性免疫	B細胞	ヘルパーT細胞	抗体と補体	細胞外の間質で増殖する病原微生物
細胞性免疫	T細胞	抗原提示細胞（マクロファージ・樹状細胞）	サイトカイン（インターフェロンなど）	細胞内に寄生する病原体

細胞性免疫は細胞質内や細胞の核内に寄生する病原微生物を攻撃するシステムといえる．細胞質内あるいは核内に寄生する病原微生物の代表はウイルスであるが，細菌のなかにも，結核菌のように，マクロファージに貪食されたとしても殺菌作用をかいくぐり，マクロファージの細胞質内で寄生・増殖する病原微生物が存在する．

したがって，獲得免疫は，侵入した病原微生物がどのような場所に潜もうとも対処できる高等免疫システムということができる（表2-2）．

2. 内部環境調節機能とはどういうことなのか？

1）微小循環領域

（1）内部環境を反映する具体的な場所

ここでいう内部環境とは，人体を構成する60兆個の細胞が生息する環境をさす．具体的には，個々の細胞を取り囲む間隙をさし，これを間質（stroma）という．この間質は膠原線維を中心とする堅牢な線維性の骨格をもち，その骨格の間を基質タンパク質であるプロテオグリカンやグルコサミノグリカンと血液由来の血漿成分である組織液（間質液ともいう）が混じり合って，ゲル状となり流動している．そこは細胞が具体的に生息する場所そのものであり，細胞が酸素と栄養素を受け取り，二酸化炭素と老廃物を放出する場である．個々の細胞がいきいきと活動するこの場所を**微小循環領域**（図2-8，2-9）といい，細動脈に始まり細静脈に終わる毛細血管領域そのものである．

（2）微小循環領域を支配する法則　――スターリング原理

その領域における毛細血管内血液の血漿成分の血管外移動と組織液の毛細血管内移動を制御しているのは，**スターリング原理**（Starling principle）である（図2-10）．毛細血管の細動脈側で濾過が，細静脈側で再吸収が起こるが，通常，濾過量＞再吸収量の関係が成り立っており，その差分はリンパ液として毛細リンパ管に吸収され，血液循環に戻ることにより，間質に液体が過剰に貯留することはないのである．具体的には，1日に毛細血管から濾過される水分は24Lと計算され，その85％は毛細血管に再吸収され，15％はリンパ管に回収される．

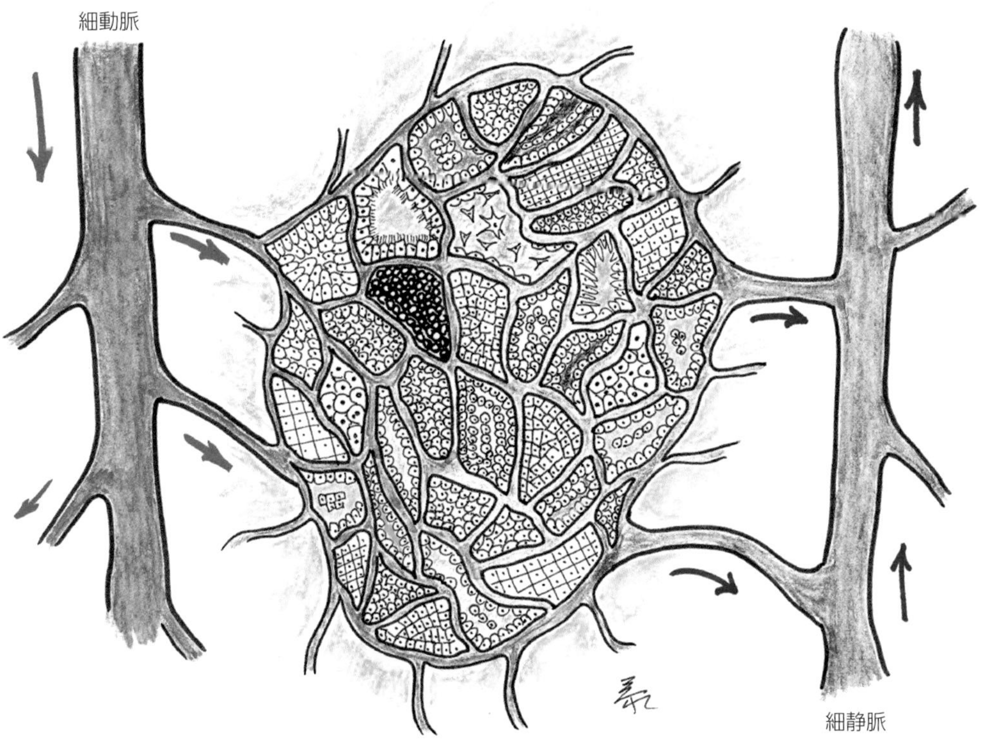

図2-8　微小循環領域（A）

微小循環領域を弱拡大で示すとこのようになる．
細動脈に始まり細静脈に終わる毛細血管ネットワークの領域こそが微小循環領域である．そこには，さまざまな細胞たちが一群の機能集団をなして定住している．毛細血管壁に接するように位置している細胞もあれば，離れているものもある．このすべての細胞たちに運ばれてきた酸素と栄養素を平等に提供し，機能集団として要求される日々の仕事の結果産生された二酸化炭素，老廃物，水を余すことなく回収する場所である．
心臓に始まる血液循環の究極の目的は，この微小循環領域に血液を届け回収した廃棄物を持ち帰ることである．

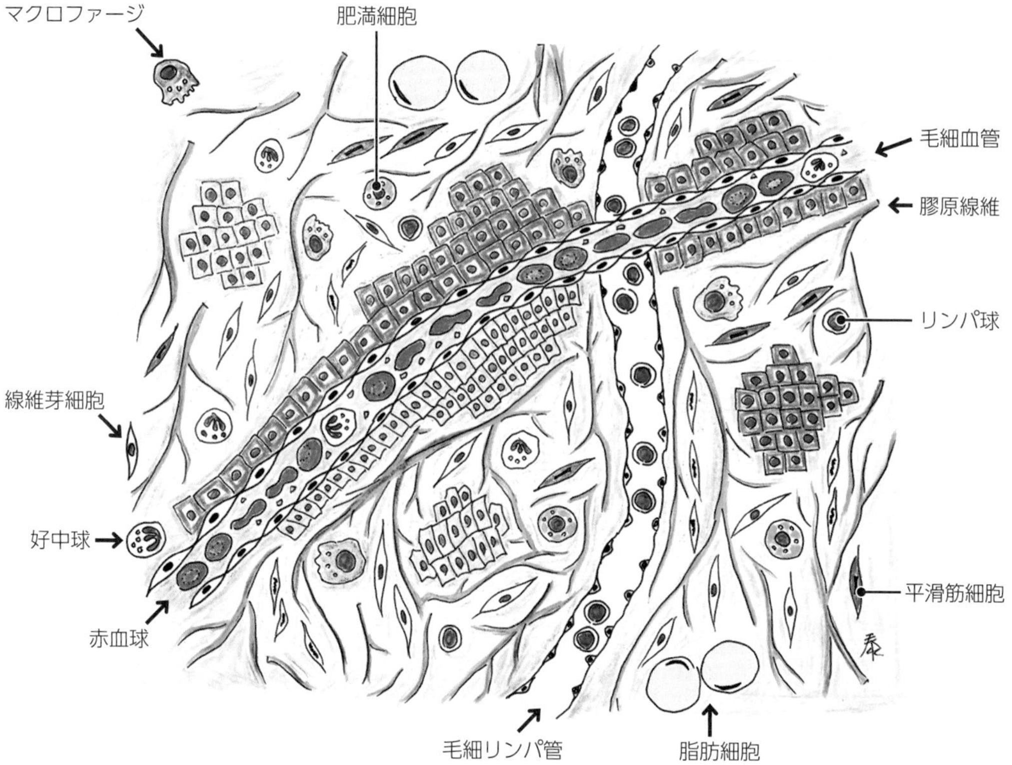

図2-9　微小循環領域 (B)

もう少し拡大を上げて，より具体的な微小循環領域をみてみよう．
毛細血管だけでなく毛細リンパ管もみえている．その周辺にさまざまな細胞たちが集団をなして住んでいる．細胞集団の周囲に広がる領域がまさに間質である．そこには膠原線維がフレームワークをなし，間質の形態を維持している．血管外に遊走してきた白血球 (好中球，好酸球，リンパ球) やマクロファージ，肥満細胞もみえる．集団をなさずバラバラに生息する線維芽細胞や平滑筋細胞もみえる．この間隙には基質タンパク質と組織液 (間質液) がゲル状となって流動している．
この組織液の流動性が維持されることによって，毛細血管から離れて生息する細胞群にも平等に酸素と栄養素が提供されるのである．

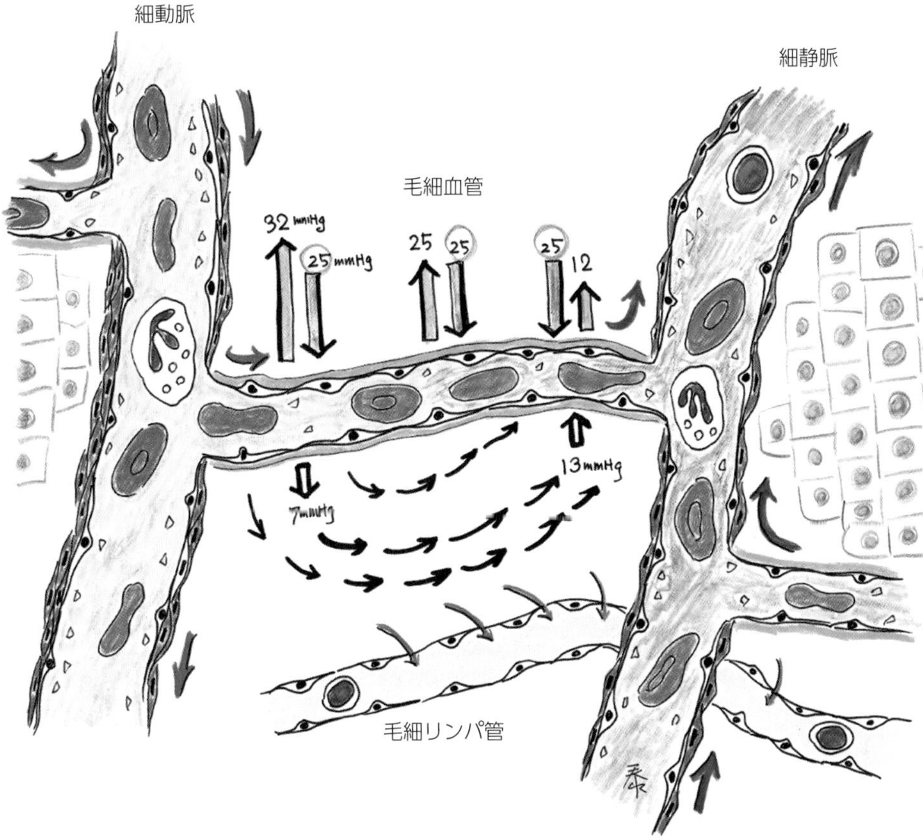

図2-10　スターリング原理

間質液（組織液）をつねに流動させるメカニズムがスターリング原理である．その重要なおもな因子は，静水圧と膠質浸透圧である．静水圧は心臓の拍出によって維持される血圧であり，膠質浸透圧とは血液中の主要タンパク質であるアルブミンがつくり出す圧力である．静水圧は毛細血管の中から外の間質に向かって働く力であり，膠質浸透圧は間質から血管の中に向かって働く力である．

静水圧は細動脈の入り口では32mmHgだが，細静脈に近づくにつれ低下していき，細静脈への出口では12mmHgまで低下する．一方，膠質浸透圧は毛細血管のどのような場所でも一定しており，血漿アルブミン濃度が正常であれば25mmHgが維持されている．つまり，毛細血管の細動脈側では32－25＝7mmHgの力が毛細血管内部から間質に向かって働き，血漿中の水分，ブドウ糖，アミノ酸，ビタミンといった分子量の極めて小さな物質が間質へ移動する（漏出という）ことになる．一方，細静脈側はというと12－25＝－13mmHgとなり，13mmHgの力が間質から毛細血管内に向かって働くわけで，老廃物を多く含んだ組織液が間質から毛細血管内に回収されることになる．しかし，漏出した量と回収される量が等しければ間質に余剰な組織液が置き去りにされることはないが，余剰な液が残されることは十分に起こりうる事態である．間質に液体が貯留すると浮腫が発生し，間質が水浸しになってしまうだろう．そのような余剰の組織液を回収するシステムが毛細リンパ循環なのである．毛細リンパ管に回収された余剰組織液は，最終的には鎖骨下静脈を経て血液循環に戻り，間質の浮腫は回避されるのである．

(3) 微小循環領域の恒常性の維持

健全な内部環境が微小循環領域の恒常性維持に依存していることは，スターリング原理で説明したとおりである．そして，毛細血管内の静水圧と膠質浸透圧は重要な要件であった．静水圧は心臓のポンプ機能とリンパ管を含む脈管系の健全性に依存している．膠質浸透圧は血液中のアルブミンが引き起こす力であり，その濃度は肝臓での健全なアルブミン合成を反映している．また，ネフローゼ症候群に代表されるアルブミンの尿中への喪失や食事によるタンパク摂取の低下にもとづく低栄養は，アルブミンの低下の原因となり，膠質浸透圧を低下させる．

2) 体液の性状の恒常性の維持

微小循環が健全であっても，循環する体液の性状が安定した恒常性を維持しなければ意味はない．

細胞を取り巻く環境の体液を**細胞外液**(extra cellular fluid；**ECF**)という．ECFは，間質液(interstitial fluid)と循環血液中の非細胞成分である血漿(blood plasma)に分けられる．ECFは体重の20%であり，間質液と血漿はそれぞれ体重の15%，5%となる．ECFは，体内の総水分量(total body water；TBW)の1/3に相当するが，残りの2/3は細胞内にある細胞内液(intra cellular fluid；ICF)であるため，ECFより60兆個の細胞内に存在する水分のほうが多いことになる．いわば，より量の少ないECFの性状を維持することで，60兆個の細胞の健全性を維持していることになる．

ひとことにECFの性状の維持といっても，いったい何を維持するのであろうか？ それは，水と電解質と水素イオン濃度(酸塩基平衡)を適正に維持することである．

電解質は，水中で陽イオンと陰イオンに解離する．陽イオンとして重要なものはNa^+，K^+，Ca^{2+}, Mg^{2+}であり，陰イオンとしてはCl^-，HCO_3^-である．なお，電解質ではないがタンパク質は陰性に荷電しており，細胞内液と血漿に含まれる重要な陰性荷電物質である．この電解質の組成は細胞内液と細胞外液では大きく異なっているが，細胞外液の間質液と血漿はよく似ている(図2-11)．これらの電解質は血漿の浸透圧と深くかかわっているため，その恒

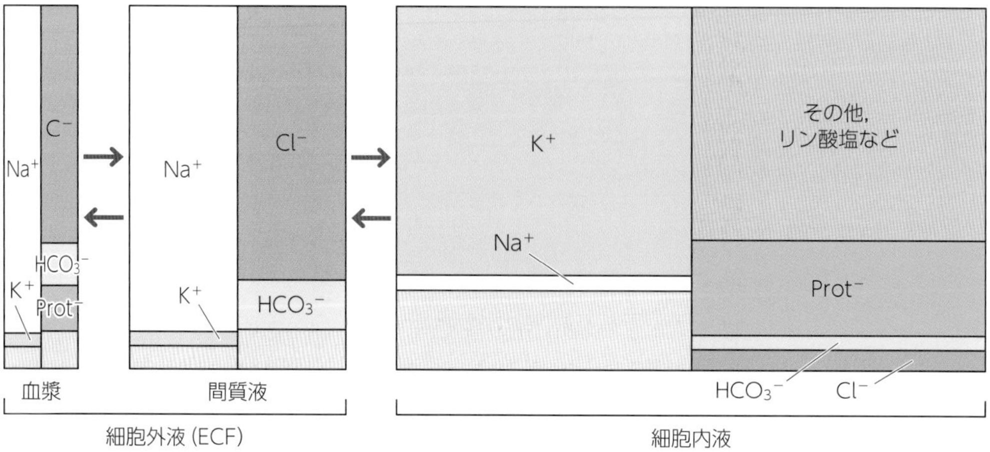

図2-11 体液の区分

常性の維持が必要となる．

体液の**水素イオン濃度（[H$^+$]）**はpHで表現されるが，その恒常性の維持は生命維持に不可欠な事項である．血液のpHは7.35～7.45という極めて狭い範囲に維持されている．純水のpHは中性で7.0であるから，血液はわずかにアルカリ性ということになる．しかし，胃液は強い酸性でpH＝2.0であり，膵液はアルカリ性でpH＝8.0であることを考えれば，体液のすべてが同じpHでないことがわかる．酵素活性やタンパク質構造はpHによって変化する．つまり，人体のさまざまな場所で働く酵素やタンパク質の作用を最も効率的にするために，それぞれの場所で最も適したpHが維持されているのである．しかし，臨床の現場でさまざまな体液のpHを測定するわけにはいかないため，採取が容易な血液のpHを代表として体液の恒常性の評価をすることになる．これを酸塩基平衡の評価といい，酸性に傾けばアシドーシス，アルカリ性に傾けばアルカローシスと表現する．この酸塩基平衡は，肺のCO_2ガス交換状態と腎臓からのH^+排泄状態が深くかかわっており，肺の機能低下では呼吸性アシドーシスが，腎機能低下では代謝性アシドーシスが出現する．

第2章
各論1

全身性エリテマトーデス(SLE)を身体防御機能障害のモデルとして考察する

1. 全身性エリテマトーデス(SLE)とはどのような疾患なのか?

SLEは日本語で**全身性紅斑性狼瘡**《ぜんしんせいこうはんせいろうそう》，英語でもsystemic lupus erythematosusという長く難しい病名である．しかし，この正式な表現が臨床で使われることはまずない．ラテン語で狼に咬まれたような皮膚の傷を示すlupusや狼瘡という表現が実情にそぐわないこともその一因である．臨床現場では，**SLE**(エスエルイー)，**全身性エリテマトーデス**と語られることが多い．

免疫が関与する炎症性疾患である自己免疫疾患(autoimmune diseases)は，今日確固たるひとつの疾患群をなす．特別な臓器に傷害が集中する臓器特異性自己免疫疾患と，全身が傷害の場となりうる全身性自己免疫疾患に大別され，それぞれB細胞が中心的に関与する抗体および免疫複合体によるものと，T細胞が仲介するものに分類される(表2-3)．

表で強調されているように，SLEは自己抗体の出現による全身性自己免疫疾患の典型的な疾患である．その出現する自己抗体は多彩であるため，SLEの臨床像のスペクトラムは他の自己免疫疾患に比べまことに広い．

しかし，自己免疫疾患としてのSLEの最も重要な特徴は，細胞の核に対する自己抗体である**抗核抗体**(anti-nuclear antibody；ANA)の出現である．SLEにおける抗核抗体の出現がいかに多いかをみてみよう(表2-4)．

抗核抗体のSLEにおける出現はほぼ100%である．しかし，健常人でも出現することがこの表から明らかであり，抗核抗体が陽性だからといってSLEと診断できないことも，この表は示している．あくまでSLEに特徴的な臨床症状が存在したうえでの抗核抗体の出現という形をとらないかぎり，SLEの診断とはならないのである．

表2-3 自己免疫疾患の分類

	B細胞が関与する抗体，あるいは，免疫複合体が仲介する	T細胞が仲介する
臓器特異性	自己免疫性溶血性貧血 自己免疫性血小板減少 重症筋無力症 バセドウ氏病 グッドパスチャー症候群	I型糖尿病 多発性硬化症
全身性	SLE	関節リウマチ* 全身性硬化症* シェーグレン症候群*

*B細胞が関与する抗体も一定の役割をもつ

表2-4　各種自己免疫疾患の抗核抗体の出現率の比較

自己免疫疾患	SLE	関節リウマチ	シェーグレン症候群	悪性貧血	橋本甲状腺炎	健常人
抗核抗体 (%)	99	50	56	11	8	0～19

(Roitt's Essential Immunology. 9ed, p405, table19-3, 1997.)

1）抗核抗体とは

人体を構成する細胞の種類は250以上あるといわれている．当然すべての細胞に核があると考えたいのだが，核のない細胞が2つある．赤血球と血小板である．

この2つの細胞の自己抗体は抗核抗体の形をとらず細胞の膜に対する自己抗体の形をとり，自己免疫性溶血性貧血と自己免疫性血小板減少症として発症する．実は，SLEでもこのような貧血や血小板減少症による出血傾向が出現する．しかし，SLEにおける自己抗体の主役はあくまでも抗核抗体である．では，抗核抗体とは何者であるのか？

抗核抗体は核に対する自己抗体の総称であった．ひとことで核といっても核を構成する抗原となりうるタンパク質（DNA，RNA，ヒストンなど）は多数存在している．したがって，臨床現場で通常行われる抗核抗体検査は，核を構成するさまざまなタンパク質に反応する極めて大まかな抗核抗体検査であり，一次スクリーニングとして行われる．したがって，この抗核抗体検査が陽性となれば，より細かく特定の核を構成するタンパク質に対する抗核抗体の検査が行われることになる．現在，50種類以上の抗核抗体が知られているが，SLEに出現するものとして，抗DNA抗体（とくに二本鎖DNAに対する抗体が重要），抗Sm抗体，抗ヒストン抗体，抗PCNA（増殖細胞核抗原）抗体などが有名である．

2）SLEの発生機序

そもそも核は，細胞内に核膜という堅牢な膜をもって存在する．そのような核に対する抗体が出現するためには，細胞が傷害を受け核が露出して免疫担当細胞（リンパ球やマクロファージや樹状突起細胞）に接触する状況，すなわち病的な状況の存在が不可欠である．原因として感染症による細胞傷害，日光（紫外線）による細胞傷害，薬物（プロカイナマイド，メチルドーパ，経口避妊薬など）による自己抗体の出現などに代表される環境因子と，アポトーシスによって死んだ細胞のマクロファージによる処理が不十分な場合などの免疫機能障害が関与していると考えられている．また，妊娠可能年齢（20～40歳）の女性に好発することや，北米では白人より有色人種のインディアンや黒人に有病率が高い事実，さらに一卵性双生児のSLE発症の一致率が50%以上であるとの報告もあり，遺伝的な要因の関与も指摘されている．

3）SLEの病態生理

自己抗体が抗原と結合することで出現する**免疫複合体**（immune complex）が，血液に乗って全身を巡り，さまざまな臓器や組織の血管壁や間質に沈着し，そこに補体が関与して組織障害が発生する．これがSLEの病態生理であり，ジェル（Gell PG）とクームス（Coombs R）の過敏症（アレルギー反応）分類の第Ⅲ型過敏反応である．

補体（complement）は，抗体を補助して働くタンパク質で，血液中に存在する30種類以上のタンパク質群を構成している．そのなかで，免疫反応に重要な働きを担うのが補体成分で9種類ある（C1～C9）．この補体成分は次々と活性化され，体内に侵入してきた病原微生物を殺傷する機能をもつ．したがって，人体を守る免疫機能の一翼を担っているわけなのだが，この補体が免疫複合体に結合すると，人体を逆に傷害する（炎症を起こす）のである．

4）SLEの臨床

免疫複合体が全身を巡るため，全身の臓器組織が傷害対象となる全身性自己免疫疾患であるとはいえ，より傷害が起こりやすい臓器がある．頻度順にみると次のとおりである．

① 筋肉関節系（関節痛や筋肉痛：95％）

② 血液系（貧血や汎血球減少症：85％）

③ 皮膚（光線過敏症や丘疹：80％）

④ 心肺系（胸水：60％），神経系（認識障害，頭痛，痙攣：60％）

⑤ 腎臓（蛋白尿：50％）

まさに全身で傷害が起こるといえるが，SLEで有名な腎臓障害（ループス腎炎）が意外に少ないことがわかるだろう．

しかし，寛解と増悪を繰り返しながら持続するSLEが，全身性慢性炎症疾患であることを如実に示すのは全身疾患（systemic disease）としての症状（全身倦怠感，易疲労性，発熱，体重減少）であり，その頻度が95％であることを忘れてはいけない．

2. 全身性エリテマトーデス（SLE）の診断と治療

1）SLEの診断基準

米国リウマチ協会（American College of Rheumatology；ACR）が1982年に発表し，長年使われてきた1997年改訂版と，2012年に新たに改訂されたSLE診断基準をみてみよう（表2-5，2-6）．診断感度は1997年度版で83％，2012年度版で97％だが，診断の特異度は1997年で96％，2012年で84％である．2012年診断基準の感度は上がったものの特異度は下がっている．

表2-5 SLE診断基準 米国リウマチ協会（1997年改訂版）

①頬部紅斑：頬骨隆起部上の紅斑
②円板状紅斑
③光線過敏症：患者病歴または医師の観察による
④口腔内潰瘍：医師の観察によるもので通常無痛性
⑤関節炎：2つ以上の末梢関節の非びらん性関節炎
⑥漿膜炎：a) 胸膜炎：疼痛・摩擦音・胸水　b) 心膜炎：心電図・摩擦音・心嚢水
⑦腎障害：a) 0.5g/日以上または3＋以上の持続的蛋白尿
　　　　　b) 細胞性円柱：赤血球・顆粒・尿細管円柱
⑧神経障害：a) 痙攣　b) 精神障害
⑨血液学的異常：a) 溶血性貧血　b) 白血球減少症：4,000/mm^3未満が2回以上
　　　　　　　　c) リンパ球減少症：1,500/mm^3未満が2回以上
　　　　　　　　d) 血小板減少症：10万/mm^3未満
⑩免疫学的異常：a) 抗DNA抗体　b) 抗Sm抗体の存在
　　　　　　　　c) 抗リン脂質抗体（抗カルジオリピン，ループスアンチコアグラント抗体，梅毒血清反応陽性）
⑪抗核抗体の検出

※観察期間中，経時的あるいは同時に11項目中4項目以上存在すればSLEと診断する．

2012年の診断基準では，皮膚症状と精神症状の多彩な側面が強調されており，低補体血症を加え，免疫異常の検査項目が強調されている．

2) SLEの治療

SLEの発生機序を考えると，自己抗体の産生を抑制することが最も理想的な治療といえる．しかし，そのような治療薬（生物学的製剤で分子標的薬）の研究は進んでいるものの，いまだ確立されていない．

したがって，日常生活において自己抗体産生の危険因子をできるだけ避ける生活を維持することが前提となる．具体的には，日光の紫外線（日光浴・海水浴・スキー）を避けること，感染症予防のために皮膚や局所の衛生を維持すること，睡眠を確保し精神的ストレスの蓄積を解放する工夫をすること，バランスの良い食事をすることなど，実行可能な長期にわたる養生である．

治療の中心は薬物療法であり，免疫複合体と補体の結合による慢性炎症の抑制を目的とするものが基本となる．

(1) 副腎皮質ステロイド療法

SLEの基本的薬物療法である．副腎皮質ステロイドは副腎皮質から分泌されるホルモンで，1日5mgが生理的に分泌されている．このホルモンを人工的（化学的）に合成したものがプレドニゾロンである．治療はこのプレドニゾロン換算で0.5～1.0mg/kgの経口投与として開始される．臓器の傷害度や重症度により投与量は増減する．軽症例では1日15mg，重症例では1日50～60mgを必要とするが，徐々に減量し1日10mg程度を維持量として服用を続ける．いずれにせよ，生理的分泌量の5mg以上のステロイドが補充されることになる．

表2-6　SLE診断基準　米国リウマチ協会（2012年改訂新版）

臨床11項目	①急性皮膚ループス：皮膚筋炎を除外のうえで，ループス頬部皮疹（頬部円板状皮疹は含まない），水疱性ループス，SLEに伴う中毒性表皮壊死症，斑状丘疹状ループス皮疹，光線過敏ループス皮疹．あるいは，亜急性皮膚ループス（瘢痕を残さずに治る非硬化性の乾癬状あるいは標的状皮疹．炎症後の色素沈着異常や毛細血管拡張症を伴うことはある） ②慢性皮膚ループス：古典的円板状皮疹：限局（頸部より上）あるいは全身（頸部ならびに頸部以下），過形成（疣贅状）ループス，ループス脂肪織炎（深在性ループス），粘膜ループス，慢性ループスエリテマトーデス，凍瘡状ループス，円板状ループスと扁平苔癬の重複 ③口腔潰瘍：口蓋，頬部，舌，あるいは鼻腔潰瘍．ただし血管炎，ベーチェット病，ヘルペスなどの感染症，炎症性腸疾患，反応性関節炎，酸性食品など他の既知の病因を除く ④非瘢痕性脱毛 ⑤滑膜炎：2カ所以上の関節腫脹あるいは滑液貯留を伴う滑膜炎．または，2カ所以上の関節痛と30分以上の朝のこわばり ⑥漿膜炎：1日以上続く典型的な胸膜炎，または，胸水，胸膜摩擦音．1日以上続く典型的な心外膜痛（臥位で痛み，前かがみ座位で軽減する），または，心嚢液貯留，心外膜摩擦音，心エコーによる心外膜炎．ただし，感染症，尿毒症，Dressler心外膜炎など他の既知の病因を除く ⑦腎症：尿蛋白/クレアチニン比（または24時間尿蛋白）で，1日500 mgの尿蛋白が推定される．または，赤血球円柱 ⑧神経症状：痙攣，精神障害，多発単神経炎（血管炎などの他の既知の病因は除く）．脊髄炎．末梢神経障害，脳神経障害（血管炎，感染症，糖尿病などの他の既知の病因を除く）．急性錯乱状態（中毒，代謝疾患，尿毒症，薬剤性などの他の既知の病因を除く） ⑨溶血性貧血 ⑩白血球減少，リンパ球減少：少なくとも1回は白血球＜4,000/mm^3．ただし，薬剤性，門脈圧亢進などの他の既知の病因を除く．あるいは，少なくとも1回はリンパ球＜1,000/mm^3．ただし，ステロイドによるもの，薬剤性，感染症など他の既知の病因を除く ⑪血小板減少：少なくとも1回は＜100,000/mm^3．ただし，薬剤性，門脈圧亢進症，血栓性血小板減少性紫斑病などの他の既知の病因を除く
免疫6項目	①抗核抗体：検査施設正常上限以上の抗核抗体 ②抗二重鎖DNA抗体：検査施設正常上限以上．ELISA測定ならば上限の2倍以上 ③抗Sm抗体（SLEのSmithさんの血清から同定されたSLEに特異的な自己抗体） ④抗リン脂質抗体 ⑤低補体：C3低値，C4低値，あるいはCH50低値 ⑥溶血性貧血が無い場合の直接クームス試験陽性

※臨床11項目と免疫6項目から，それぞれ1項目以上合計4項目を認めればSLEと分類する．項目が同時に出現する必要はない．

※腎生検でSLEに合致した腎症があり，抗核抗体か抗dsDNA抗体が陽性であればSLEと分類する．

（Petri M, et al：Derivation and validation of the systemic lupus international collaborating clinics classification criteria for systemic lupus erythematosus. Arthritis Rheum, 64 (8)：2677-86, 2012. を参考に作成）

（2）ステロイドパルス療法

重症例では，水溶性のメチルプレドニゾロン1日1,000 mg を3日間点滴静脈注射で投与する場合（ステロイド点滴大量投与法）がある．病状を抑え込めれば経口投与に切り替え，徐々に減量し維持量を決める．

(3) 免疫抑制療法

ステロイド療法の効果が不十分な場合，あるいは有害反応が強い場合に，免疫抑制薬であるシクロフォスファミド(商品名：エンドキサンなど)やアザチオプリン(商品名：イムランなど)が投与される．

薬物療法ではないが，ステロイド療法や免疫抑制薬が使用できない場合や効果不十分の場合に「体外循環療法(アフェレーシス療法)」が考慮される．新鮮凍結血漿を用いて単純に患者血漿を入れ替える血漿交換療法，血漿成分から一定の分子サイズのものを除去し残りを返血と混合させる二重膜濾過法，吸着カラムを用いた選択的抗DNA抗体吸着療法などがある．流血中に存在する免疫複合体を取り除くという一時的で単純な方法論であるが，ステロイド療法や免疫抑制療法との併用で病状が好転することがある．

SLEでは，血管の傷害により血栓が形成され梗塞や血栓症の起こるリスクが高い．とくに抗リン脂質抗体症候群のある患者では血栓リスクが高く，アスピリンやワルファリンの内服による「抗凝固療法」が行われる．

3) SLEの予後

2016(平成28)年度末現在，医療費公費負担が認められている特定疾患のうち，患者数の多いものをあげると，1位は潰瘍性大腸炎(167,872名)，2位はパーキンソン病関連疾患(127,347名)，3位はSLE(63,792名)である．しかも，この3疾患の受給患者数は経年的に変動するものの増加傾向にある．このことには，新規患者の増加のみならず，生命予後の改善が関係していると考えられる．

今日，ステロイドの適正な投与によりSLEの予後は著しく改善している．5年生存率は90～95%，10年生存率は90%以上，20年生存率は65～75%であり，治療が不要となった完全寛解例もみられるようになった．とはいえ，初診時にすでに高血圧，ネフローゼ症候群，貧血，血管炎，中枢神経症状などがみられる場合には，10年生存率は50%に急落する．診断後10年の主要死因は感染症と腎不全であり，それに続く10年は血栓症や塞栓症が死因となる．

第2章
各論2

慢性腎臓病（CKD）を内部環境調節機能障害のモデルとして考察する

1. 慢性腎臓病（CKD）とはどのような疾患なのか？

明治の二人の文豪，夏目漱石（1867-1916）と森鴎外（1862-1922）．49歳で急死した漱石は出血性胃潰瘍がその死因であった．鴎外は60歳で死亡．文学者漱石は東京大学医学部病理学教室で長与又郎教授の執刀で死亡の翌日（大正5年12月10日）に病理解剖され，胃角部小弯のUl-IVという深い潰瘍底に露出した動脈からの出血がその死因と確認された．一方，確固たる医者でもあった文学者鴎外は病理解剖されず，臨床診断で慢性の腎臓病（腎萎縮）が死因とされた．腎萎縮とは，今日的にいえば末期腎不全（end-stage kidney disease；ESKD）と考えていいだろう．

両人の文学の成り立ち，精神世界の形，心情の有り様に大きな質的な差を感じるのだが，その死因は図らずも両人の人間の有り様を象徴しているかのようである．出血性ショックという劇的な死と慢性腎不全という地味な死にその差を感じるからである．

鴎外の慢性腎臓病は，糖尿病性腎症であったのか？ 高血圧腎症であったのか？ IgA腎症であったのか？ はたまた珍しい原発性糸球体腎炎であったのか？ 正確な腎臓病の原因は確認しようがないが，鴎外が慢性腎臓病を背負いながら，漱石より11年長い人生を送ったということは確かである．もし，人工透析がある今日に鴎外が生きており透析を受け入れていたなら，さらに10年以上の生活を送ったであろう．もっとも，輸血が当たり前の今日に漱石が生きていたなら，鴎外よりも長生きをした可能性はあるのだが…… ともあれ，鴎外の慢性に経過したであろう腎臓病は，慢性腎臓病の典型的な臨床経過であったと考えられる．

1）CKDという名前と概念

それにしても，ネフローゼ症候群，腎不全，糸球体腎炎といったさまざまな具体的な病名が存在するなかで，あえて**慢性腎臓病**（chronic kidney disease；**CKD**）という曖昧な名前が私たちの目の前に出現したのはなぜだろうか．

CKDという概念は，米国腎臓財団（National Kidney Foundation；NKF）が2002年に提唱したものである．したがって，まだ15年そこそこの歴史しかもたない新しい腎臓病の概念である．その背景には，CKDの原因が何であれ，最終的に人工透析や移植を必要とするESKDに至るのだが，このESKDが全世界的に増加の一途をたどっているという現実がある．

図2-12のグラフをみれば，透析を受けているESKD患者は全世界的に増え続けており，1990～2000年の10年間で43万人から106.5万人に，さらに2008年には165万人に至っており，急速に増加している実態が明らかである．日本でみると，2011年の維持透析患者数は

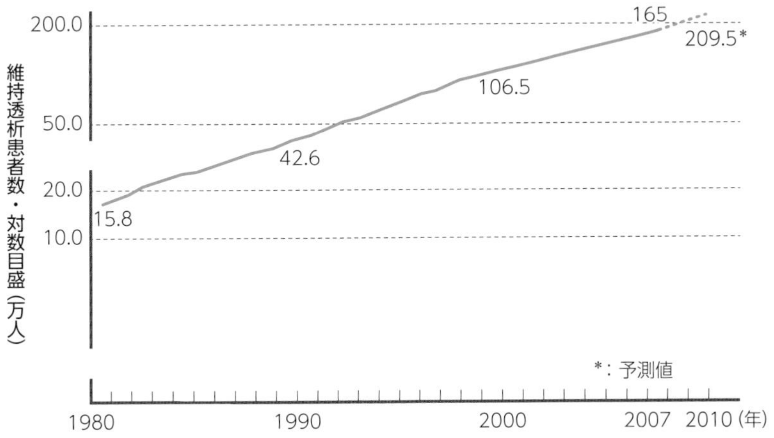

図2-12　世界のESKD患者数

(Lysaght MJ : Maintenance dialysis population dynamics. J Am Soc Nephrol, 13 Suppl 1 : S37-40, 2002.)

約30万人となっている．このような状況から，ESKDの増加は医療経済的にも今後大きな問題となるという認識が生まれ，ESKDの予防と発症を抑制する戦術としてCKDという概念が提唱されたのである．そのポイントは，ESKDの予備軍としてCKDを位置づけるというものである．ちなみに，日本では成人人口の約13％，1,330万人がCKDであると推定され，今日，新たな国民病として啓蒙活動が展開されている．

さらに，その後の全世界的で広範な臨床研究の結果，CKDが糖尿病，高血圧に代表される生活習慣病を背景因子として発症することが多いことや，心筋梗塞や脳血管障害に代表される心血管病（cardio vascular disease；CVD）のリスクを高めることがわかってきたことも，CKDが大きく取り上げられる要因といえる．

2）CKDの定義　患者も医者も理解しやすく使いやすい定義

CKD（慢性腎臓病）とは，腎障害（蛋白尿など）もしくはGFR（糸球体濾過量）60 mL/分/1.73 m^2 未満の腎機能低下が3カ月以上持続するものをいう．

蛋白尿は，腎障害の指標として最も簡便で重要なものだが，血液検査（血清クレアチニンの上昇，尿細管障害の結果として起こる低カリウム血症などの電解質異常），CT，超音波などの画像診断所見（片腎や嚢胞腎など），腎生検で病理組織学的に腎障害がわかっている場合なども腎障害のエビデンスとして用いられる．一方，腎機能の低下の指標にはGFRのみ用いられる．

腎機能の指標である**糸球体濾過量**（glomerular filtration ratio；**GFR**）が60 mL/分/1.73 m^2 未満とは，GFRの正常が100 mL/分/1.73 m^2 であるから，腎機能が60％未満に低下した状態である．したがって，最も簡便なCKDの定義として次のように覚えておけばいいだろう．

CKDとは，持続的に蛋白尿がみられるか，腎機能が60％未満の状態である

つまり，CKDは腎障害の指標である蛋白尿と腎機能の指標であるGFRのわずか2つの尺度で定義された腎臓の病気ということになる．これは原疾患が何であるのかを問わず，慢性に持続する腎臓病をできるかぎり漏らさず拾い上げ，その重症度を蛋白尿あるいはGFRで評価しようとするものである．このような疾患定義を設定する理由は何であろうか．

痛みや発熱で発症する急性疾患と異なり，慢性疾患の多くはいつ病気が始まったのかを当人が認識できることはまずない．この自覚症状のなさが慢性疾患の医療管理を難しくし，症状が出現したときにはもう取り返しのつかない状態になっているという事態が起こりうる．事実，蛋白尿や顕微鏡的血尿が健康診断で指摘されても，自覚症状がないため自己判断で放置されることがほとんどであろう．CKDのガイドラインは，この自覚症状のない時期からの適切な医療介入によって，取り返しのつかないESKDを予防することを目的としており，実にきめ細かな内容となっている．その結果，患者が検診やかかりつけ医の説明を理解しやすく，また，開業医や一般内科医が，自らの腎臓病患者を腎臓内科専門医に紹介する時期を間違えないように警告されることになり，その患者にとって最も適切な医療管理を提供することを目指している．

2. 蛋白尿について

1）正常尿にタンパク質は存在するのか？

タンパク質は人体にとって重要な物質である．したがって，尿中に排泄されることはないと考えたいところだが，実は排泄されている．その量は1日40 mg以下と考えられているが，正常範囲には幅があり，30～150 mg/日未満を正常蛋白尿とする．したがって，異常蛋白尿は150 mg/日以上と定義される．また，思春期（10～18歳）は身体の成長が急速に高まる時期であり，タンパク質の尿中排泄量が増加する（300 mg/日に達することもある）ことも記憶しておきたい．

では，正常尿に含まれるタンパク質はどのようなタンパク質なのだろうか？ その1/3は血漿タンパク質に由来し，残りの2/3は腎臓や尿路から分泌されるタンパク質である．

血漿タンパク質由来のものの代表はアルブミンで，その50％を占め，30 mg/日が排泄されている．その他には，免疫グロブリン（軽鎖など），補体，β2マイクログロブリン，アポプロテインなどがある．

腎臓や尿路から分泌されるタンパク質の代表は，タム・ホースフォール（Tamm-Horsfall）粘液タンパク質である．これは尿細管上皮細胞が分泌する糖タンパク質で，腎臓障害とは無関係であるが，腎障害のときに出現する尿細管円柱が形成される際の基質となるものである．1日40～75 mgが排泄される．その他，脱落した尿細管上皮細胞や糸球体基底膜様タンパク質がある．

したがって，正常尿に含まれるタンパク質は生理的に尿路に出現するものであり，当然のことながら病理的意義はない．

2）血漿タンパク質が尿中に漏れない機序

腎臓を1分間に流れる血液は1,000mLである．したがって，片腎あたり100万個存在する糸球体を流れる血液も1分間に1,000mLである．血漿は血液の55％だから1分間に550mLの血漿が糸球体を流れ，人体にとって不要あるいは有毒物質（尿素，クレアチニン，尿酸，リン酸，硫酸など）とともに，失ってはならないさまざまな物質（電解質，ブドウ糖，アミノ酸，小さなタンパク質など）も同時に濾過される．しかし，この濾過された物質を含むボウマン嚢内に出現する元の尿（原尿という）が尿細管を通り抜ける間に，失ってはならない物質はほぼ完全に**再吸収**される．電解質やブドウ糖，アミノ酸はタンパク質と比べ圧倒的に小さいため，毛細血管壁を容易に通過する．しかし，タンパク質はサイズがさまざまで，分子量2万以下だと容易に通過するが，それ以上となると通過は難しい．分子量10万以上の免疫グロブリンやフィブリノーゲンはその大きさゆえに通過は不可能となる．

腎臓の基本単位である糸球体の本体は毛細血管である．糸球体の“糸”とは，まさに毛細血管を意味している．しかし，この毛細血管は，他の場所でみられる毛細血管とは2つの点で大きく異なっている．

まず，この毛細血管は輸入細動脈に始まり輸出細動脈に終わる毛細血管である．つまり，動脈に始まって動脈に終わる．したがって，その内圧は毛細血管の全行程にわたり一定して50～60mmHgの高圧系毛細血管ということになる．通常の毛細血管が細動脈で始まり細静脈で終わり，その内圧は35～15mmHgと細動脈側から細静脈側へ変動する低圧系毛細血管であることを考えれば，腎糸球体毛細血管が実に特殊な毛細血管であるかがわかる．高圧系毛細血管はその内圧の高さから物質の濾過に有利な毛細血管ということになろうし，低圧系毛細血管は低圧で血管内圧が変動することから物質交換に有利な毛細血管ということになる．

2点目は，糸球体毛細血管の内皮細胞には窓が存在するということである．窓開き毛細血管（fenestrated capillary）と名づけられている（**図2-13**）．まさに物質の通り道の入り口であり，物質を濾過する形態そのものといえるだろう．その穴の径は50nmである．

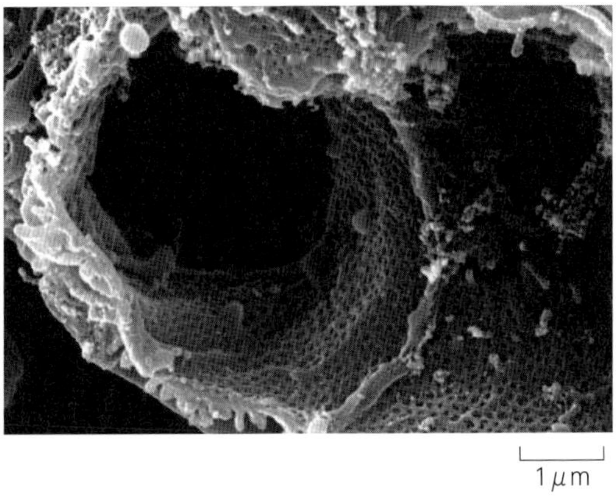

図2-13　腎臓糸球体毛細血管の窓開き内皮細胞（窓開き毛細血管）

（Alberts B, et al：Molecular biology of the Cell. 4ed, fig22-23, Garland Science, 2002.）

以上の糸球体毛細血管の特徴を理解したうえで，糸球体毛細血管壁を通過する血漿タンパク質の濾過に関連する要因を考えると，

① タンパク質分子のサイズと変形性と荷電状態
② 血漿中濃度
③ 糸球体毛細血管の構造と機能の状態（通路の健全性と荷電状態）
④ 糸球体毛細血管内圧と流速

があげられる．具体的には，小さいほど，変形しやすいほど，荷電が陽性であるほど，血漿中濃度が高いほど，毛細血管が傷害されているほど，毛細血管内圧が高いほど，毛細血管内の血液が停滞するほど，タンパク質は漏れやすいということである．

これらの要因のなかでとりわけ重要なものは，タンパク質のサイズと荷電状態である．つまり，大きな分子量のものはそれだけで濾過されないというサイズ選択性障壁（size-selective barrier）と，陰性荷電状態にある糸球体毛細血管の窓は陰性に荷電しているタンパク質を反発して通さないという荷電選択性障壁（charge-selective barrier）である．蛋白尿で最も重要なアルブミンをみると，分子量は69,000で小さくはないが十分大きいともいえない．したがって，サイズ選択性だけでは漏れてしまう可能性があるのだが，そこに陰性荷電という荷電選択性のハードルが加わることにより，尿中への喪失を防いでいるのである．

3）異常な蛋白尿

1日150 mg以上の蛋白尿となると異常蛋白尿である．その原因は2つに分けられる．

① 尿路（腎盂，尿管，膀胱，尿道）分泌タンパク質の増加
② 血漿由来のタンパク質の尿中排泄量の増加

①は，尿路分泌タンパク質の増加は腎尿路感染症に代表され，そのほとんどが急性疾患としてみられるもので，CKDの対象にはならないだろう．②は，血漿タンパク質自体に異常がある場合と，血漿タンパク質には異常はないが糸球体や尿細管のほうに異常がある場合があり，次の4つに分けられる．

（1）オーバーフロー型蛋白尿

オーバーフロー型蛋白尿とは，まさにoverflowしたタンパク質の意味である．正常な状態でも，分子量4万以下の小型タンパク質はoverflowすることがあり，その場合には尿細管で完全に再吸収されている．しかし，その量が増加し尿細管の再吸収能力を超えると，回収できなかった分が尿中に溢れ出るというわけである．

その代表は多発性骨髄腫でみられる異常蛋白質（ベンス・ジョーンズ蛋白）である．横紋筋融解症や筋炎などで出現するミオグロビン尿や発作性血色素尿症，溶血性尿毒症症候群などに代表される血管内溶血を反映したヘモグロビン尿もこのカテゴリーに入る．

（2）糸球体型蛋白尿（選択性および非選択性）

糸球体型蛋白尿とは，糸球体構造の異常による蛋白尿である．免疫複合体や抗体の沈着をきたす自己免疫疾患（SLE，グッドパスチャー症候群，溶連菌感染後の糸球体腎炎など）や糖尿病

性腎症に代表され，タンパク質のサイズを問わないため，非選択性糸球体蛋白尿という．一方，微小変化群によるネフローゼ症候群は，毛細血管基底膜の陰性荷電が消失し，分子量6万のアルブミンが選択的に漏れる選択性糸球体蛋白尿の典型である．

(3) 尿細管型蛋白尿

尿細管型蛋白尿とは，尿細管の傷害による蛋白尿である．正常糸球体から簡単に濾過される分子量1万5千から4万の小さなタンパク質を完全に再吸収することが尿細管の役割である．この尿細管が傷害を受けることで出現する低分子量の蛋白尿をいう．間質性腎炎，抗生物質や抗がん剤，重金属による尿細管傷害がその原因となる．

(4) 血行動態型蛋白尿

血行動態型蛋白尿とは，糸球体や尿細管に異常がないにもかかわらず蛋白尿が出現する場合である．高熱時や過度な運動後，起立性蛋白尿はその例である．糸球体血管内圧や流速の遅延が関係している．

4) 蛋白尿の検査

簡便なため，試験紙法(dip and read stick)が通常用いられる．試験紙を一定時間尿に浸し，その色調の変化によって半定量的にタンパク量を認識するものである．15～20mg/dL以上で陽性と判断される．実際には(±)(1+)(2+)(3+)(4+)で表示される．試験紙のメーカーによって若干のばらつきがあるが，(±)=15，(1+)=30，(2+)=100，(3+)=300，(4+)=1,000mg/dLである．ベンス・ジョーンズ蛋白やグロブリンは認識されず偽陰性，強アルカリ尿や肉眼的血尿では偽陽性となる．希釈尿(尿比重＜1.010)や濃縮尿(＞1.020)では試験紙法に誤差が出やすく，反復した検査が必要である．より感度の高い検査法として20%スルホサリチル酸法がある．1.5mg/dL以上で尿蛋白陽性となるため，スルホサリチル酸法陰性であれば尿蛋白陰性を意味する．

尿蛋白陽性(試験紙法で1+以上)の場合，1日尿蛋白排泄量を定量する必要がある．そのためには，尿蛋白定量法(色素比色法)と蓄尿が正確に実施されなければならない．随時尿を用いた蛋白尿検査では採尿時間・食事・飲水の影響があるため，尿中のクレアチニン値を測定し，尿蛋白/クレアチニン比(g/gCr)を算出する補正が必要である．尿蛋白/クレアチニン比は，正常(＜0.15g/gCr)，軽度(0.15～0.49g/gCr)，高度(≧0.50g/gCr)に分類し，軽度以上を陽性とする．

糖尿病腎症の早期発見に微量アルブミン尿(microalbuminuria；MAU)の検査が行われる．健常人でも20mg/日が排泄されている．しかし，2型糖尿病では発症後5年でこの微量アルブミンが尿中に増加しはじめ，13年経過すると試験紙法で確認できる大量アルブミン尿の出現となり，15年で腎機能が明らかに低下し，20年で人工透析が必要になるといわれている(図2-14)．この微量アルブミン尿も，尿中クレアチニン値により補正された尿アルブミン/クレアチニン比(mg/gCr)が用いられる．

表2-7に蛋白尿の評価をまとめる．

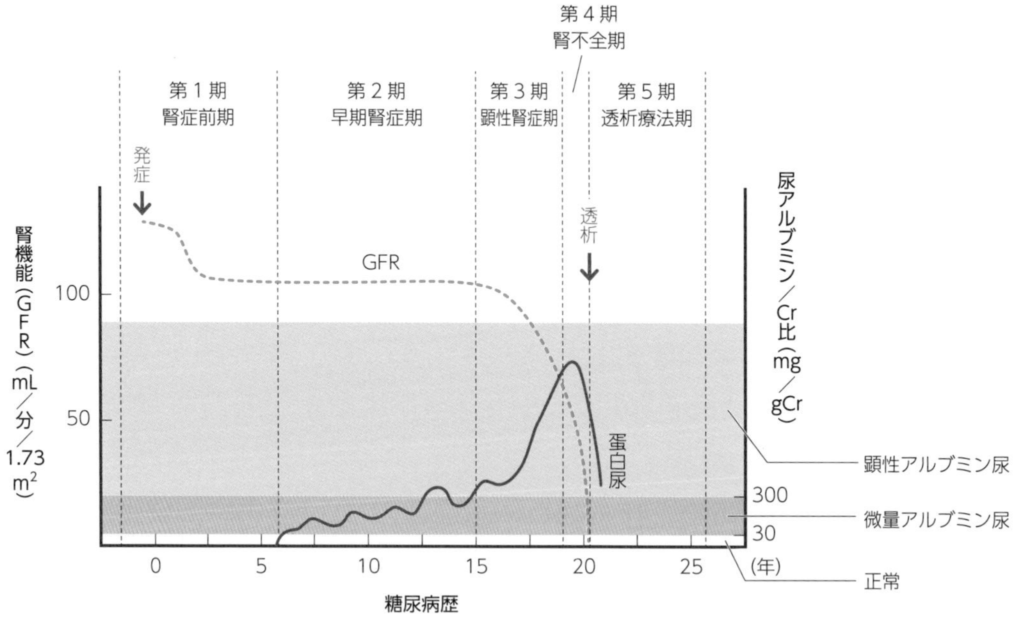

図2-14　2型糖尿病性腎症の臨床経過

（槇野博史：糖尿病性腎症　発症・進展機序と治療．p192，診断と治療社，1999．を参考に作成）

表2-7　蛋白尿・アルブミン尿の評価

蛋白尿	正常	軽度	高度	ネフローゼ症候群
尿蛋白排泄量（g/日）	<0.15	0.15～0.49	≧0.50	≧3.5
尿蛋白/Cr比（g/gCr）				
アルブミン尿	**正常**	**微量アルブミン尿**	**顕性アルブミン尿**	**ネフローゼ症候群**
尿中アルブミン排泄量（mg/日）	<30	30～299	≧300	≧2,000
尿アルブミン/Cr比（mg/gCr）				
試験紙法での目安	(－)～(±)	(－)～(2＋)	(1＋)～(3＋)	(3＋)～(4＋)

3. 腎機能評価としての糸球体濾過量（GFR）

1）臨床における糸球体濾過量（GFR）の測定法

腎機能面でのCKDの診断基準は，糸球体濾過量（GFR）<60mL/分/1.73m^{2}である．

このGFRを正確に算出するためには，無毒であり体内で代謝されることがなく，しかも，糸球体を自由に濾過され，尿細管で再吸収も分泌もされない物質を静脈注射しなければならない．そのような物質の代表としてイヌリン（キクイモの塊根に含まれる分子量5,200の多糖類）がある．そのイヌリンを用いたイヌリンクリアランスを算出するのが理想的だが，その測定は簡便ではないため血清クレアチニン（Cr）値にもとづく推算糸球体濾過量（eGFRcreat）が用いられる．クレアチニンは糸球体で完全に濾過され尿細管から再吸収されないが，少量ながら尿細管から分泌されるため，不正確な値となる．しかし，このeGFRcreatは測定が容易なため臨床で頻用される．

18歳以上成人では次式で算出される．

男性：eGFRcreat（mL/分/1.73m^2）$= \mathrm{Cr}^{-1.094} \times \text{年齢}^{-0.287}$

女性：eGFRcreat（mL/分/1.73m^2）$= \mathrm{Cr}^{-1.094} \times \text{年齢}^{-0.287} \times 0.739$

※Cr：血清Cr濃度（mg/dL），酵素法で測定された値を用いる

※1.73m^{2}とは標準体型（170cm，63kg）の体表面積であり，この値で補正される

※18歳以上に適応．小児は小児の評価法を用いる

eGFRcreatでは，四肢欠損や筋肉疾患，長期臥床で筋肉量が減少している場合は高く算出され，逆に筋肉量の多いアスリートや比較的ハードな運動習慣のある高齢者では低くなる．そのため，クレアチニンと比べ，筋肉量や食事，運動量に影響されにくい血清シスタチンC（血清タンパク質のひとつ）を用いたeGFRcysが推奨される．この推算式から得られる値は，eGFRcreatの正確度と変わらない．

男性：eGFRcys（mL/分/1.73m^2）$= (104 \times \text{Cys-C}^{-1.019} \times 0.996^{\text{年齢}}) - 8$

女性：eGFRcys（mL/分/1.73m^2）$= (104 \times \text{Cys-C}^{-1.019} \times 0.996^{\text{年齢}} \times 0.929) - 8$

※Cys-C：血清シスタチンC濃度（mg/L）

※血清Cys-C値は妊娠，HIV感染，甲状腺機能障害で影響される

より正確なGFR値が必要な場合や，尿細管分泌が抑制される薬物（シメチジンなど）を使用していると，血清クレアチニン値が高くなりeGFRcreatは低く算出されるため，このような場合にはイヌリンクリアランスやクレアチニンクリアランスを実測する必要がある．

GFR（mL/分/1.73m^2）値による重症度の区分は，45～59：軽度～中等度低下，30～44：中等度～高度低下，15～29：高度低下，<15：末期腎不全（ESKD）である．

2）高齢者では加齢に伴うGFR低下への考慮が必要

eGFRが50未満になると，60～70の時に比べ腎機能低下の速度は2倍以上となる．70歳以上でeGFRが40未満となると腎機能低下リスクが急速に高まる．したがって，腎臓専門医への紹介基準としてeGFR 40未満が用いられるが，それ以上の値であっても3カ月以内に30%以上の低下があった場合も紹介基準とすべきである．

4. 慢性腎臓病（CKD）の診断と治療

1）CKDの重症度

CKDの医療管理システムは，CKDの定義を満たしたものを腎臓疾患としての重症度で分類することから始まる．それは，CKDの**原因（Cause：C）**，**腎機能（GFR：G）**，**蛋白尿（アルブミン尿：A）**の**CGA分類**で評価する．

腎機能（G），蛋白尿（A）はすでに述べたので，原因（C）をみてみよう．

（1）CKDの原因

成人の一次性の原因としては慢性糸球体腎炎が最も多い（表2-8）．そのなかでも，IgA腎症はこの年代のESKDに至る原因として最たるものである．中年期になると膜性腎症が増加する．成人期の遺伝性疾患としてESKDの原因となるのは，常染色体優性遺伝の多発性嚢胞腎である．成人の二次性腎疾患としては糖尿病性腎症が重要である．女性では膠原病，とりわけSLEに注意しなければならない．高齢者では糖尿病性腎症と慢性糸球体腎炎に加え，高血圧を原因とする腎硬化症が増加してくる．また，血尿が必ずみられる尿路悪性腫瘍は，高齢者ではつねに念頭に置いておかねばならない（表2-9）．

（2）CKDの重症度分類（CGA分類）

CKDの原因（C）を糖尿病とその他に大別し，GFR区分（G1～G5）と尿蛋白区分（A1～A3）の組み合わせでCKD重症度を評価する（表2-10）．そして，死亡，末期腎不全，心血管死亡発症のリスクをステージごとに色分けして喚起する．このCKD重症度の評価にもとづいて，たとえば，赤およびオレンジステージなら即刻，腎臓専門医へ紹介というように，適切な生活指導と医療が展開されるのである．

2）慢性腎不全ではどのような病態が出現するのか？

腎臓は，体内で産生された有毒物質や老廃物を，尿の産生によって体外に排泄するという重要な内部環境維持の役割を果たしているのだが，腎臓にはそれ以外にも実に多彩な機能があ

表2-8　成人に多い腎疾患

	一次性	二次性	遺伝性・先天性
糸球体疾患	IgA腎症 膜性腎症 微小変化型ネフローゼ症候群 巣状分節性糸球体硬化症 半月体形成性腎炎 膜性増殖性糸球体腎炎	糖尿病性腎症 ループス腎炎 顕微鏡的多発血管炎 (ANCA 関連血管炎) 肝炎ウイルス関連腎症	良性家族性血尿 Alport症候群 Fabry病
血管性疾患		高血圧性腎症(腎硬化症) 腎動脈狭窄症(線維筋性形成異常， 大動脈炎症候群，動脈硬化症) コレステロール塞栓症 腎静脈血栓症 虚血性腎症	
尿細管間質疾患	慢性間質性腎炎	痛風腎 薬剤性腎障害	多発性囊胞腎 ネフロン癆

(日本腎臓学会編：CKD診療ガイド 2012．p30，東京医学社，2012.)

表2-9　高齢者に多い腎疾患

	一次性	二次性	その他
糸球体疾患	膜性腎症 微小変化型ネフローゼ症候群 巣状分節性糸球体硬化症 IgA 腎症	糖尿病性腎症 顕微鏡的多発血管炎(ANCA関連血管炎) 腎アミロイドーシス 肝炎ウイルス関連腎炎	
血管性疾患		高血圧性腎症(腎硬化症) 腎動脈狭窄症(動脈硬化症) コレステロール塞栓症 虚血性腎症	
尿細管間質疾患・他	慢性間質性腎炎	骨髄腫腎 痛風腎 薬剤性腎障害	前立腺肥大症 (腎後性腎不全) 尿路結石 腎尿路悪性腫瘍

(日本腎臓学会編：CKD診療ガイド 2012．p32，東京医学社，2012.)

る．その機能の障害が腎不全の臨床像をつくっている．その機能をまとめると，

① レニン-アンジオテンシン-アルドステロン系による血圧の調節
② 水素イオン平衡の維持(H^+の体外への排泄)
③ 尿の濃縮と希釈による体内水分量，血液浸透圧，電解質(Na^+, K^+)の恒常性の維持
④ エリスロポエチン産生による貧血の防御
⑤ 1,25-ジヒドロキシコレカルシフェロール(ビタミンDを経由して腎で産生されるステロイドホルモンで，腸管からのカルシウム吸収を促進する)によるカルシウム代謝と副甲状腺ホルモン(骨からのカルシウムを遊離させる)およびカルシトニン(カルシウム降下ホルモン)との連動によるカルシウム-リン代謝の制御

表2-10　CKDの重症度分類（CGA分類）

原疾患		蛋白尿分類		A1	A2	A3
糖尿病		尿アルブミン定量（mg/日） 尿アルブミン/Cr比（mg/gCr）		正常	微量アルブミン尿	顕性アルブミン尿
				30未満	30～299	300以上
高血圧 腎炎 多発性囊胞腎 移植腎 不明 その他		尿蛋白定量（g/日） 尿蛋白/Cr比（g/gCr）		正常	軽度蛋白尿	高度蛋白尿
				0.15未満	0.15～0.49	0.50以上
GFR区分（mL/分/1.73 m²）	G1	正常または高値	≧90			
	G2	正常または軽度低下	60～89			
	G3a	軽度～中等度低下	45～59			
	G3b	中等度～高度低下	30～44			
	G4	高度低下	15～29			
	G5	末期腎不全（ESKD）	＜15			

重症度は原疾患・GFR 区分・蛋白尿区分を合わせたステージにより評価する．CKD の重症度は死亡，末期腎不全，心血管死亡発症のリスクを緑のステージを基準に，黄，オレンジ，赤の順にステージが上昇するほどリスクは上昇する．

（KDIGO CKD guideline 2012を日本人用に改変，日本腎臓学会編：CKD診療ガイド 2012．p3，東京医学社，2012.）

ということになる．

腎臓がレニン，エリスロポエチン，1,25-ジヒドロキシコレカルシフェロールの3つのホルモンを分泌していることがわかるのだが，腎臓の機能が低下することによりこれらの機能が障害され，高血圧，代謝性アシドーシス，多尿・夜間尿・無尿，浮腫（Na^+体内貯留），低あるいは高カリウム血症，腎性貧血，低カルシウム血症と二次性副甲状腺機能亢進症といった多彩な異常が出現してくる．

人工透析が必要となる高度な腎機能障害の際に出現する臨床像は“尿毒症（uremia）”と表現される．食欲不振，吐き気，嘔吐，嗜眠，精神機能低下，錯乱，痙攣，昏睡などで形づくられるものだが，この際，血中尿素窒素（BUN）やクレアチニン（Cr）濃度は当然上昇している．しかし，これらの物質の蓄積が尿毒症の原因ではなく，有機酸あるいはフェノールといった他の有害物質の蓄積が原因と考えられている．幸い，人工透析によりこれらの症状は軽減される．

3）CKDの管理と治療

CKDは高血圧，糖尿病，脂質異常症などの生活習慣病との関連性が深い．したがって，肥満，朝抜き・昼そば・夜ドカ食いに象徴される食生活，運動不足，喫煙といった生活習慣の改善が前提となる．CKD患者の血圧の管理目標は130/80mmHg以下であり，血糖はHbA1c 6.9％（NGSP）未満である．脂質はLDL-C 120mg/dL未満．また，減塩は高血圧があれば6g/日未満，体重はBMI＜25が推奨される．その他，腎性貧血，骨ミネラル代謝（リン，カルシウム，副甲状腺ホルモンなど），血清カリウム値（高カリウム血症），アシドーシス対策と，極めて広範囲の対応が必要となる．また，かかりつけ医と腎臓専門医の病診連携はCKDの管理上重要である．腎疾患にあまり関心のないかかりつけ医が漫然と診療を継続することへの警告として，専門医への紹介基準が示されている．以下のいずれかがあれば，腎臓専門医に紹介することが勧められる．

① 尿蛋白0.50g/gCr以上，または，検尿試験紙で尿蛋白2＋以上

② 蛋白尿と血尿がともに陽性（1＋以上）

③ 40歳未満　GFR 60mL/分/1.73m^2未満
　40歳以上70歳未満　GFR 50mL/分/1.73m^2未満
　70歳以上　GFR 40mL/分/1.73m^2未満

詳細は「CKD診療ガイド 2012」（日本腎臓学会編）に収載されている「治療のまとめ」を参照されたい．また，さまざまなエビデンスにもとづくCKDの治療や推奨される対処に関しては，「エビデンスに基づくCKD診療ガイドライン 2018」（同学会編）を参照されたい．

第3章

呼吸/循環機能障害

第2章では身体防御と内部環境という全身を俯瞰《ふかん》する総論的な(人体を全体としてみる)視点から述べたが，本章からは，生命維持にとって重要な臓器およびシステム(人体を構成する要素)を取りあげ，その慢性疾患にみる機能障害の各論的な論考を試みる．それはきわめて具体的な事項である．

1. 呼吸と循環システムを構成する要素　心臓，血管，そして肺

核をもたない原核生物である細菌(bacteria)はわずか1個の細胞からなっており，自己増殖可能な最小生物として知られている．たとえば，大腸菌は短軸0.6μm，長軸3μmの棒状のグラム陰性桿菌であり，院内感染で一躍名を馳せたメチシリン耐性黄色ブドウ球菌(MRSA)は直径0.5～1.0μmのグラム陽性球菌だが，ともにその大きさは直径7μmの赤血球にはるかに及ばない．しかし，これら大腸菌や黄色ブドウ球菌とて，生きていくために酸素と栄養を確保し老廃物を排泄しなければならない事情は人間となんら変わらないのだが，細菌たちにそのための具体的な装置が備わっているわけではない．ゴロリと寝そべって周囲の環境から酸素と栄養を取り込み，老廃物は垂れ流している．してみると，その生息する環境に酸素や栄養が枯渇するといとも簡単に死んでしまうわけで，長患《ながわずら》いして病気で死ぬことのない，まことに羨《うらや》ましい風流な生き方をしているといえるかもしれない．

ところが，このような環境依存型の大腸菌やブドウ球菌と異なり，60兆個の細胞からなる人体ともなると，生存するための酸素と栄養の確保，二酸化炭素と老廃物の排泄を，80年以上もの長きにわたり環境に依存せず恒常的に維持していかなければならず，そのために不可欠な装置として機能的に連動したきわめて高度で複雑なシステムが必要となる．だが，ここでいう“高度で複雑な”システムは，順調に働いているかぎりにおいてはまことに頼もしいのだが，一度故障するとなんとも厄介なシステムに変貌することを意味する．だから，人間の一生はとかくややこしい．

この人体におけるシステムを効率良く学習するには，植物機能系と動物機能系の2つに分けて考えるとよいだろう．生存のための酸素と栄養素の確保，二酸化炭素と老廃物の排泄機能は基本的に植物機能系と考えることができ，呼吸循環器系(心臓，血管，肺)と消化器系(消化管と肝臓と膵臓)と泌尿器系(腎臓と尿路)がその代表である．本章では呼吸循環器系を考察する．

2. 循環機能と心臓

1）心臓・血管・血液

(1) 心臓について

「南無阿弥陀仏《なむあみだぶつ》」と唱えながら合掌するとき，手掌《しゅしょう》を合わせた左右の手は胸の前にある．「アーメン」と十字架を切るその手の動きも胸の前にある．心臓が胸郭の中心にある縦隔の前面，胸骨の後面に位置することを思えば，これら心を静めようとするつぶやきや所作《しょさ》が，脳ではなく心臓の上に成り立っていることになる．西欧人と比べて，脳死を人の死とみなすことに躊躇《ちゅうちょ》することの多い日本人が，心臓の拍動の停止ならその死を受容できるという傾向は，日本人がつねに変動する感情の“心”を生存の証《あかし》として心臓に求めてきた歴史によるのだろう．このことは，西欧人がプラトンを嚆矢《こうし》とするギリシャ古典哲学にもとづく理性や精神の座を，人間存在の証として心臓の大切さは当然認めるものの，観念的に心臓より高位に位置づく脳に求めてきた歴史の差といえるかもしれない．

心臓は，その人の“握りこぶし”程度の大きさで，重さは250～350gである．長期にわたる高血圧や重篤な心筋症ともなると500g以上になることもまれではなく，1kg以上の重量となる巨大心には“king of Heart（心臓の王様）”という別名さえある．もっとも当人にとってははなはだ失礼な命名ではあるが…… また，脂肪含量の多い心臓は水に浮き“floating Heart（浮遊する心臓）”とよばれる．病理解剖で心臓を摘出する病理医は，ホルマリン溶液に心臓を浸してそのことを確認する．

心臓を構成する心筋細胞は，骨格筋と同様に，きわめて高度な筋収縮の象徴であるアクチンとミオシンの規則的な配列が生み出す横紋をもつ**横紋筋**（striated muscle）である．しかし，骨格筋は自らの意思によってその運動を停止させることも開始することもできる随意筋であるが，心筋は横紋筋でありながら当人の意思によって収縮と弛緩運動を止めることのできない不随意筋である．

組織学的に心筋細胞を観察すると，核とミトコンドリア以外は規則正しく配列した多数の筋フィラメントの集合である筋原線維《きんげんせんい》（myofibril）で細胞質が充満している確固たる1個の細胞である．しかし，この細胞は単独では存在せず，細胞質が枝分かれする傾向をもち，他の心筋細胞とジッパーのようなギザギザした面で強固に結合している．この結合部分を介在板《かいざいばん》（intercalated disk）といい，筋原線維の収縮を長軸方向に隣の心筋細胞の筋原線維に正確に伝達する．したがって，心筋は，すべてがいわば幾何学的に連結した巨大な細胞集合体（合胞《ごうほう》体《たい》，シンシチウムという）と表現できる組織として存在している（図3-1）．この形態は心臓がみごとな収縮と弛緩を塊《かたまり》として持続していくために最も理想的な形といえるだろう．

心筋の一生涯停止することのない規則正しい収縮運動と弛緩運動はいつから始まるのだろうか．心臓の拍動は“オギャー”と生まれたときから開始するのではない．実に，妊娠5週の胎《たい》芽《が》（embryo，妊娠8週未満の個体をいう．それ以降は胎児fetusという）に始まる．7～8mmの胎嚢《たいのう》（gestational sac）の中に，いまだ胎児の形態をなさず器官形成も不十分な時期の細胞集団としての胎芽が拍動を始めるのである．その拍動は今日，超音波検査で容易に確認するこ

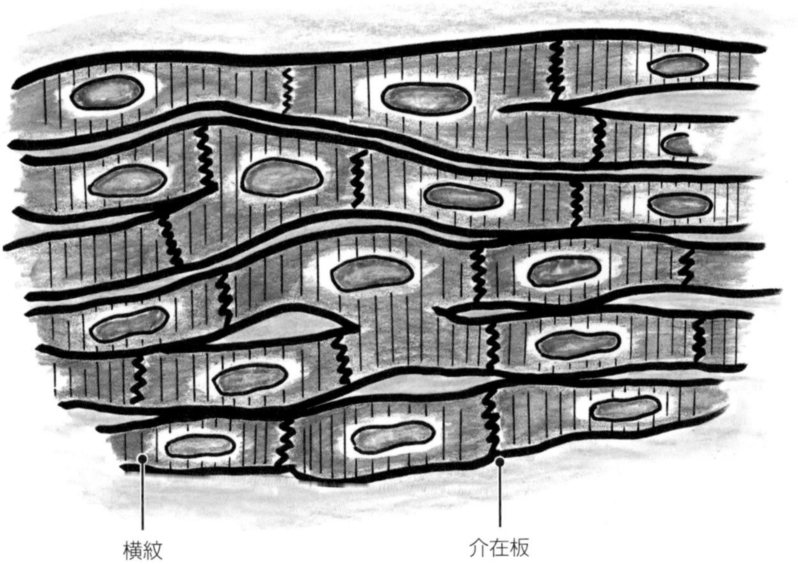

図3-1　心筋細胞（myocyte）

通常のHE染色（核を青く染めるヘマトキシリン色素と細胞質をピンク色に染めるエオジン色素による染色法．Hematoxylin-eosin stainヘマトキシリンエオジン染色）の心筋標本を光学顕微鏡で観察すると，心筋細胞の核は淡く，細胞分裂能をもたない細胞のため核小体はほとんどみられない．細胞質には規則正しく配列する横紋が明瞭である．この横紋は，筋原線維の構成要素であるアクチンとミオシンタンパク質が規則正しく配列していることによって生じるきわめて幾何学的な線である．横紋は心筋細胞が縦断されたときに観察され，横断されたときには確認できない．
また，心筋細胞同士を強固につなぐ介在板に注目しよう．この結合により，心筋細胞は細胞全体の塊として機能するようになる．

とができるが，まことに不思議な光景である（図3-2）．妊娠初期の母体子宮内膜上に認識される“規則正しく点滅する1つの点”として心拍動は開始するのである．妊娠6週ともなれば，胎芽は7～8mmとなり，頭部・心臓部・尾部と連なる3個の点として超音波画像上で認識することができるようになり，真ん中の心臓部分は110～140回/分の規則正しい拍動を示す．

しかし，考えてみればおかしなことである．中胚葉に由来する臓器のなかで最初に姿を現すのは心臓なのだが，この筒のような形をした原始心臓が突然拍動を始めるのである．原始心臓の一カ所から拍動が始まり全体に広がっていくらしい．いまだ心室や心房という構造も未完で，洞房結節に始まり，房室結節，HIS束，そしてプルキンエ線維となり，心筋細胞全域を網羅する刺激伝導系の配置もなく，血管すら出現していない時期に拍動が開始するということはどういうことなのか？　その詳細はわからないが，構造が完成した暁にその機能が発動するのではなく，構造が未完成の時期からその臓器の基本的な機能が出現するということになるわけで，心筋細胞が刺激伝導系という特殊な心筋細胞からの刺激に依存せず，自発的に収縮と弛緩を起こすことができる自動能をもった細胞として発生の初期から出現していることを示している．体内で終生強く規則的に運動し続けなければならない心臓の宿命を考えるとき，この忽然《こつぜん》と始まる原始心臓の収縮運動と弛緩運動の光景に生命の始原の姿をみることができるといえるだろう．

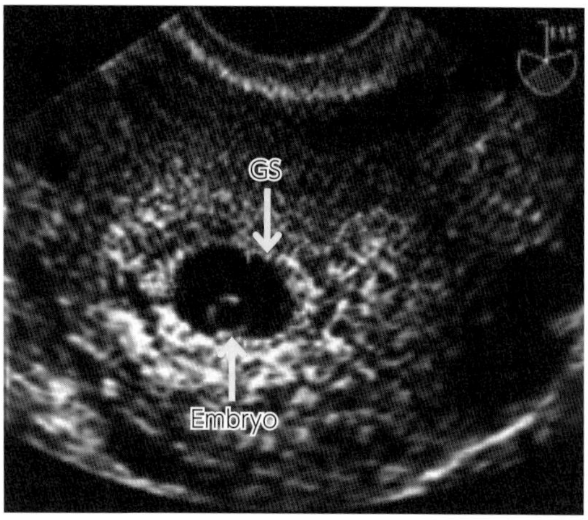

図3-2　**妊娠5週の胎嚢（GS）の中の拍動する胎芽（Embryo）**

超音波画像（エコー）は，CT画像とまったく異なった画像情報を提供してくれる．動きをリアルタイムで観察できるということである．心臓拍動は胎芽部分の規則正しい点滅として視覚でとらえることができる．それはひとつの鮮明な驚きである．

ともあれ，原始心臓（心臓原基）はその後，心筋と心内膜に分化誘導される．そして，その心筋細胞が分泌する骨形成タンパク質2（BMP2）により心外膜原基が中胚葉の肝臓近傍から誘導され，冠状動脈と心外膜に姿を変えて心臓表面を覆っていく．その後も心臓形態は刻々と整えられていき，新生児としてこの世に出現する前には私たちが終生お世話になるあのポンプとしての心臓が完成するのである．

(2) 血管について

血管系は，大動脈に始まり大静脈に終わる大循環系（体循環系ともいう）と，肺動脈に始まり肺静脈に終わる小循環系（肺循環系ともいう）からなる．大循環系は，人体を構成する60兆個の細胞に酸素と栄養を供給し二酸化炭素と老廃物を回収するシステムであり，すでに述べた微小循環領域を場にこれらの機能が展開する．小循環系は，血液中に酸素を取り込み二酸化炭素を排出するガス交換の場であり，そのために外界との間に気体（21％の酸素を含む空気）の出入りを可能とする肺というきわめて物理的な臓器を必要とする．

COLUMN

ポンプとしての心臓　――心拍出量

標準的な体格の成人が安静臥床しているとき，1回の心臓収縮によって駆出《くしゅつ》される血液の量は左心室と右心室ともに70mLである．これを1回拍出量（stroke volume；SV）という．そして，1分間に駆出される血液総量を心拍出量（cardiac output；CO）といい，安静仰臥状態の男性で約5L/分（70mL×72/分）である．これは体重60kgの人間の全血液量に匹敵し，1分間に全血液が心臓から駆出されていることになる．また，この安静時心拍出量は体表面積に比例し，体表1 m^2 あたり3.2L/m^2/分で，これを心指数（cardiac index；CI）という．これらの指標により心臓のポンプ機能が評価される．とりわけ心拍出量の低下は心機能低下の重要な指標であり，心不全に代表される慢性心臓障害の評価に欠かせない臨床データとなる．

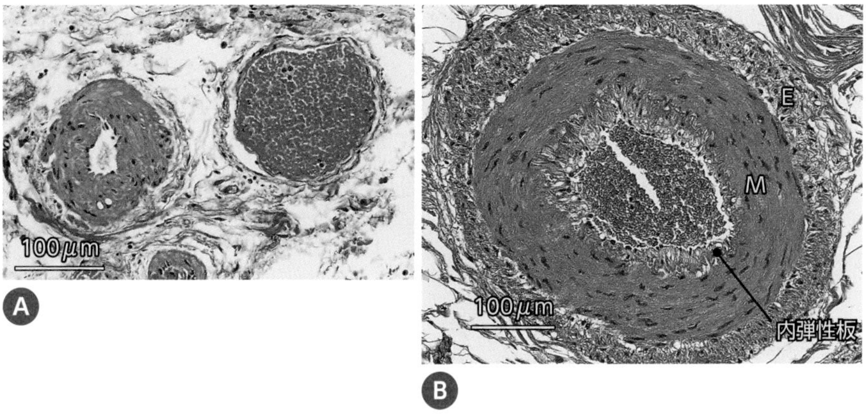

図3-3　細い脈管の構造

(A) 径150μmの細動静脈：中膜の平滑筋の目立つ細動脈 (左) と壁構造が弱々しい細静脈 (右) が並んでみえる．細静脈は内腔が広く，赤血球が充満している．

(B) 径600μmの比較的太い動脈：内膜，中膜の平滑筋層 (M)，外膜 (E) の線維芽細胞層の3層構造が明瞭で，内弾性板もみえる．

(君津中央病院　病理診断科組織標本)

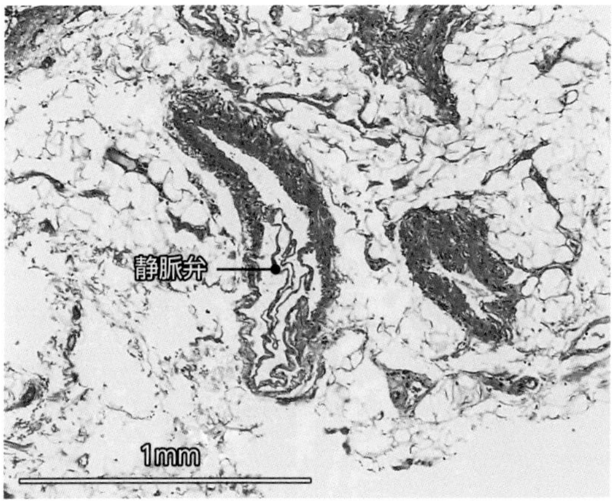

図3-4　静脈の逆流防止弁

静脈の内膜がヒョロヒョロと伸びた静脈弁．なお，リンパ管にも同様の弁がある．

(君津中央病院　病理診断科組織標本)

動脈も静脈も，1層の内皮細胞をもつ内膜，平滑筋からなる中膜，結合組織からなる外膜の3層構造となっているが，動脈のほうが静脈よりはるかに厚くしっかりしている (図3-3)．それは弾性線維と平滑筋の量が圧倒的に動脈に多いからである．この構成要素の量的な差は，動脈が血圧の高い血液が流れる高圧系であり，低圧の血液が緩やかに流れる静脈が低圧系であることの反映である．動脈は，とにもかくにも微小循環領域の毛細血管ネットワークに速やかに血液を送り込む高速輸送系であり，一方，先を急ぐことより二酸化炭素と老廃物を積み残さないように流れる物質回収系が静脈と言いかえることもできる．したがって，静脈は，時に血液が停滞して逆流する可能性があるため逆流防止の弁をもつ (図3-4)．この弁の有無は動脈と静脈の決定的な形態の差といえる．しかし，“例外のない規則はない”という格言はここにも当てはまる．肺静脈と臍静脈，そして最も太い上大静脈と下大静脈にはそのような弁は存在しないということを覚えておこう．

一方，血液循環の生理的な違いに着目して動脈と静脈をみると，「心臓から出て行く血液が流れる脈管が動脈であり，心臓に帰ってくる血液が流れる脈管が静脈である」ということになり，この定義が体循環系と肺循環系を含め最も正しい定義である．というのは，動脈は酸素に富んだ真っ赤な血が流れ，静脈は酸素が少なく二酸化炭素に富んだ黒い血が流れているという表現は，体循環系には当てはまるが，肺循環系には当てはまらないからだ．実に，最も酸素に富んだ血液は肺でガス交換を終えた直後の血液で，その最も真っ赤な血液が流れるのは肺静脈であり，最も酸素の少ない血液はガス交換を受ける直前の血液であるはずで，その最も黒い血液が流れるのは肺動脈なのだから．

(3) 血液について

ポンプとしての心臓は出来上がった．全身をくまなくめぐる血管系もみごとに配置された．しかし，その閉鎖循環系の中を流れる血液（blood）がなければ，心臓も血管も空回りとなるだろう．血液あっての心臓と血管なのである．しかし，血液も入れ物の中で静止するなら速やかに凝固し無用の物質に変質するわけで，どんなに緩やかに流れようとも絶対に停止してはいけない宿命を負っている．したがって，心臓と血管あっての血液であり，両者はコインの裏と表といえる．どちらがなくてもコインとして存在しないことになる．

血液の重さを合計すると体重の8%である．体重が60kgなら60kg×0.08＝4.8kg．血液の比重を水と同じ（1L/kg）とみなすと，その量は4.8Lとなる．この血液の中に，酸素と二酸化炭素に代表される気体とアルコールやアセトンが体内にあれば揮発性物質として存在しているし，腸管由来のメタンに代表される極微量のガスも含まれている．そして，アルブミン，グロブリン，フィブリノゲンの三大タンパク質，ブドウ糖，アミノ酸，脂肪酸，ビタミン，ホルモンなどなど，さらに，薬を服用しているなら薬の代謝成分も血液中に存在することになる．これらは血液の非細胞成分（血液の55%）である血漿（plasma）の中に溶け込んでいる．さらに細胞成分（血液の45%）である赤血球，白血球，血小板も流れているわけで，人間が生存するために必要なあらゆる要素がひしめき合って流動している．だから，血液とはなんと濃厚で饒舌《じょうぜつ》な液体なのかと驚きを禁じえないのである．

2）血液循環という視点で心血管系をみる

(1) 血液分布からみた血液循環

血液は人体の全域に均等に分布しているわけではない．安静状態における血液の分布状態をみてみよう（図3-5）．体循環系に9割，肺循環系に1割が存在している．さらに内訳をみると，体循環系の動脈系に13%，静脈系に64%で圧倒的に静脈系に多いことがわかる．そして，微小循環系の毛細血管には7%しか分布せず意外に少ないことが印象的である．

では，血管系の断面積を比較してみるとどうであろう．大動脈は2.5 cm^2，動脈20 cm^2，細動脈40 cm^2，毛細血管2,500 cm^2，細静脈250 cm^2，静脈80 cm^2，大静脈8 cm^2であるから，静脈系が動脈系の6倍も多い容量をもっていることになり，先述したように静脈が容量血管であることをこのデータははっきり示している．しかし，毛細血管の断面積が飛び抜けた容量であることはわかるのだが，安静時の血液分布がわずか7%であったのはなぜだろう？

実は，この毛細血管内に存在する血液の量は，安静時でも運動時でも大きく変動しないとい

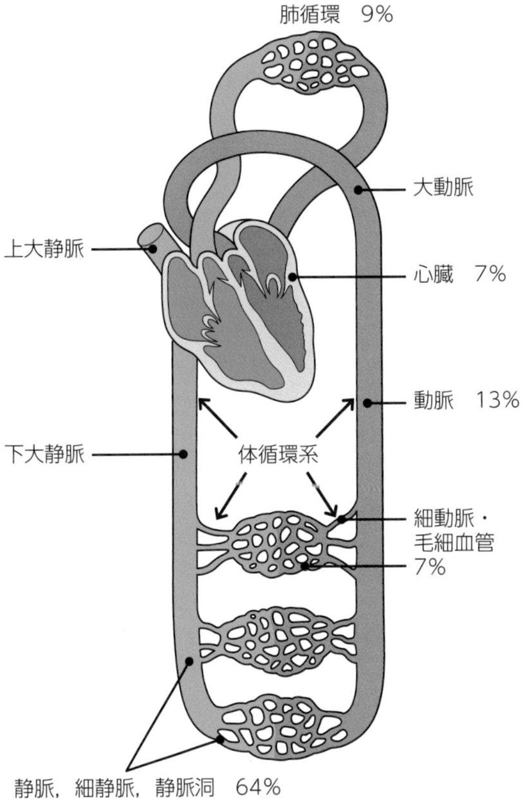

図3-5　安静時の脈管系にみる血液の分布

静脈系に多くの血液が存在するが，毛細血管領域には7%以下で意外に血液分布量が少ないことに注目

(Guyton C, Hall JE：Textbook of Medical Physiology. 9ed, fig14-1, WB Saunders, 1996.)

われている．過激な運動をする場合，骨格筋の収縮に対して消費酸素量が飛躍的に増すわけだから，当然，毛細血管ネットワークの血液量は増大し，より多くの酸素の取り込みと二酸化炭素の回収排泄が劇的に増加するに違いないと考えたいところだ．しかし，分布する血液量はさほど変動しないと生理学の教科書には記載されている．毛細血管は1層の内皮細胞と基底膜からなるきわめて傷つきやすい最小の血管であり，その内径は7μmの赤血球を一列縦隊でなんとか通過させることのできる5～10μmである．この解剖学的な事実からすれば，微小循環領域の毛細血管が酸素需要の増加に対応してその内径を増加することはきわめて困難である．では，いったいどのような対応がなされているのだろうか？

毛細血管の血行動態に関する信頼しうる情報はまことに乏しいのだが，心臓微小循環研究の専門家である金塚完東北大学名誉教授は，麻酔開胸犬心臓を用いた研究で心臓毛細血管を直接観察し，その血行動態の貴重なデータを蓄積している．その観察によると，心臓毛細血管は酸素需要の増加に対して，毛細血管の内径を増加させ血液流量を増加させるのではなく，流速を増やすことによって単位時間あたりの血流量を増大させて対応しているという．具体的には，心外膜直下の毛細血管の血液流速は安静時でも最高4mm/秒に達するという(以上の記載は，金塚博士の許可を頂いている)．有名なガイトンの生理学書によると，大動脈の血流速度は33cm/秒で，毛細血管ではその1/1,000の0.3mm/秒と記載されている．毛細血管の長さは0.3～1.0mmなので血液はわずか1秒から3秒で毛細血管領域を通過してしまうことになる．もし4mm/秒の流速ともなれば0.075～0.25秒という瞬く間に血液は流れ去っていることに

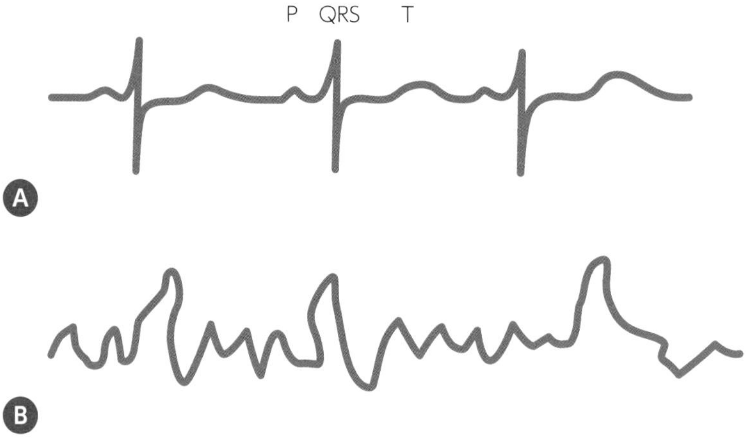

図3-6　正常心電図と心室細動の心電図

(A) 正常心電図：心房と心室の収縮をとらえたP波，QRS複合体とT波の規則正しい繰り返しがみられる．

(B) 心室細動(ventricular fibrillation；VF)：不整脈のなかで最も致死的な不整脈である(事実，致死的不整脈といわれる)．P波，QRS複合体，T波らしきものは何もみられない．いったい何が表現されているのか理解不能な波形である．この不整脈が出現すると，ICUやCCUで持続監視されている心電計は鋭い警告音を発し，医師と看護師は迅速な対応を迫られる．現場が騒然とする典型的な光景が出現する．この警告音は血圧が測定不能であることも意味するからである．

なり，瞬時に酸素の供給と二酸化炭素の回収が完了することを意味する．想像を絶する機能のうえに人間の生命が成り立っていることを垣間見る貴重な実験データといえるだろう．

(2) 脈拍と血圧からみた血液循環

血圧は，左心室の内圧の変動として末梢の血管，具体的には動脈に伝わる．日常臨床において脈拍は手首の橈骨動脈《とうこつどうみゃく》の拍動として触知するものだが，左心室の収縮からわずか0.1秒でその内圧は橈骨動脈に到達するため，脈拍は心臓の拍動とみなしていいだろう．したがって，脈拍がまったく触れない場合，心拍動が停止して死亡した状態か，心臓は拍動しているにもかかわらず心臓内圧が伝わらない状態を意味する．心臓が痙攣状態に陥った心室細動(ventricular fibrillation)は後者の例であり，有効な心臓内圧が維持されず動脈に内圧が伝達されないことによる．このことは，正常心臓と心室細動の心電図をみれば理解できるだろう(図3-6)．

上腕にマンシェットを巻いて測る血圧は，循環系のごく一部の動脈(内径50μm以上を動脈というが，血圧測定の標的となるのは上腕動脈で，比較的太い内径0.4cmの動脈である)領域の血圧を測っている．したがって，血圧といってもあくまでも上腕動脈の血圧を全身の循環系の健全性の目安として用いているわけで，この血圧が正常値だからといって細動脈や毛細血管内圧が健全であるという保証にはならない．簡便で誰でも測定可能で再現性があるという実用性にもとづいて用いていることを忘れてはならない．臨床の現場では，生理学者が実験でやるように細動脈や毛細血管の内圧を測定することはできないのである．実際，血圧は正常であったのに病変が急変する場合や，徐々に悪化する場合があることは医療従事者の多くが経験しているだろう．あくまでも血圧は身体状況の重要な情報のひとつではあるが，その値だけで

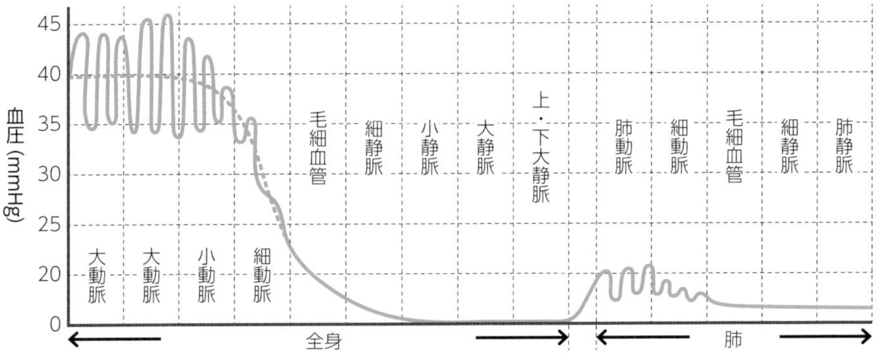

図3-7　脈管系の内圧の状況

体循環系が小（肺）循環系より高圧であることが明らかである．毛細血管内圧は，体循環系のほうが肺循環系より高い．

患者の病態を結論づけるのは危険であり，自覚症状を含む総合的な臨床解析が必要である．

ここで，全身の循環系における血圧の変動を概括しておこう（図3-7）．体循環系が高圧の動脈系と低圧の静脈系からなり，細動脈レベルで血圧が大きく低下する状況が読みとれる．この減圧は毛細血管を中心とする微小循環領域を高圧による物理的な損傷から守るという意味で重要であるが，微小循環系の機能は血圧より血液の流速が重要な意味をもち，先ほどみたように毛細血管では血液の滞在時間は短く瞬く間に物質交換が行われていることになる．サラサラとした血液やリンパ液の軽快な流れが人体の健全性を支えていることを示しているわけで，毛細血管領域の血液の流れが停滞することは物質交換の機能低下を意味し，病理的過程の出現を意味している．

一方，肺循環系は全体を通して低圧系であることがわかる．したがって，肺毛細血管内圧も体循環系の毛細血管内圧と比べて低い．

3. 呼吸機能と肺

1）肺という特別な臓器

呼吸には2つの意味がある．外界の空気から酸素を体内に取り込み，体内からガス体の老廃物として回収された二酸化炭素を体外に排出する肺におけるガス交換（gas exchange）である外呼吸（external respiration）がひとつ．そしてもうひとつは，人体の末梢組織における微小循環領域で個々の細胞に酸素を供給し，細胞の代謝産物としての二酸化炭素を回収する細胞-毛細血管間のガス交換，すなわち内呼吸（internal respiration）である．この細胞レベルの内呼吸が，スターリングの法則の支配する微小循環領域で行われることはすでに述べたとおりである．

ここで扱う呼吸は肺で行われる外呼吸である．人体で対をなす臓器の双璧は肺と腎臓だが，外呼吸を担う肺は何か特別な感じのする不思議な臓器である．

何しろその実態は“空気の館《やかた》”．ただそこに空気があるだけなのだ．病理解剖で肺を取り出すと，病気のない肺なら“ペッシャンコ”にしぼんでしまい，“ふにゃふにゃ”した臓器に変貌する．まさに空気の抜けた“しぼんだ風船”そのものである．手でしっかり触れるものといえば，肺門の太い気管と気管支と太い肺動静脈だけと言えばいいのか……　この手触りの有無が呼吸器系としての肺を如実に物語っている．手触りのある空気輸送系と雲をつかむようなガス交換系からなるということを……

しかし，病気の肺となると“ふにゃり”としぼんでしまうことはなく，あたかも肝臓のようにしっかりと実体のある硬い臓器に変貌する．このことは後で慢性肺疾患を解説する際に触れることになるだろう．

2）空気輸送とガス交換

(1) 空気輸送系とガス交換系

肺が外呼吸の機能であるガス交換を担うといったところで，事はそう単純ではない．外界の空気は，さまざまな病原微生物やさまざまな吸入抗原になりうる微小タンパク源に満ちている．有毒なガスとなれば致死的である．このような空気を，そのまま「はいどうぞ」とガス交換系の肺胞領域に提供するわけにはいかない．肺の肺胞（alveolus）領域に送り込まれる空気は完璧にクリーンでなければならない．したがって，ガス交換に委ねられる1点の曇りもないクリーンな専用の空気をていねいに下ごしらえするプロセスが必要となる．具体的には，無菌で水蒸気に富み，体温と同じ温度を保ち，病原微生物や抗原反応の原因となる異物タンパク質（アレルゲン）を排除したクリーンな空気の創出がそれである．このガス交換の前座を演じるのが**空気輸送系**たる気道（air way），すなわち気管・気管支系である．この空気輸送系は気管→気管支→細気管支→終末細気管支からなるが，この空気の通り道の表面を構成する細胞群は，きわめて多彩な細胞の共演から成り立っている．そして，ようやく**ガス交換系**の呼吸性細気管支→肺胞道→肺胞嚢（肺胞が隙間なく集まって葡萄の房のごとき形態をとる）の領域に到達するのである．まず空気輸送系の話から始めよう．

(2) 気道は23分岐して肺胞に到達する

口腔あるいは鼻腔から侵入した空気は，咽頭から声門をくぐり喉頭に入り直径1.5cmの気管に進む．縦隔の中央を下る気管は第5胸椎のレベルで左右気管支に分かれる．各気管支は2分岐しながら細くなり，3分岐までを気管支，4分岐からは細気管支とよび，14分岐まで続く．この14分岐までの気道を空気輸送系といい，前述したクリーンな空気を作り出す構造物である．15分岐領域を移行部細気管支とよび，それ以降16～19分岐までを呼吸性細気管支，20～22分岐までを肺胞道，そして**23分岐**が行き止まりの肺胞領域となる．したがって，16～23分岐までがガス交換系ということになる（図3-8）．ただ，呼吸性細気管支と肺胞道のガス交換能力は肺胞と比べかなり低いもので，ガス交換系の主役はあくまでも肺胞である．肺胞の直径は200～400μmで腎臓の糸球体や膵臓のランゲルハンス島の大きさと同じサイズであり，その数は両肺合わせると3億個に達する．

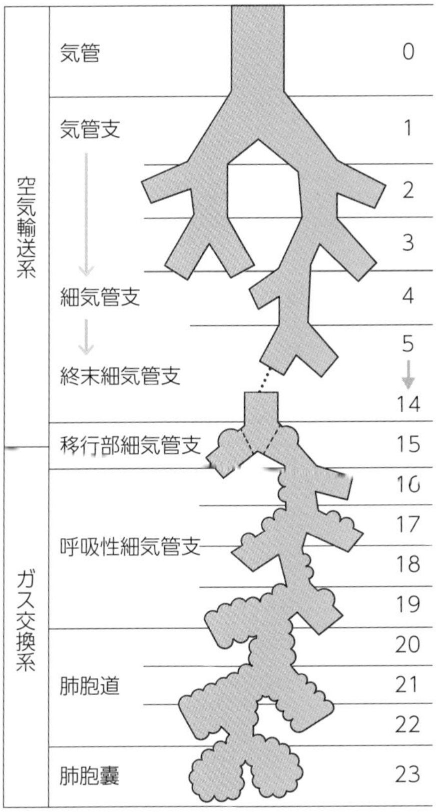

図3-8　2分岐で展開する肺の構造

14分岐までが空気輸送系，それ以降がガス交換系だが，23分岐にあたる終末の盲端である肺胞の集簇がその主役である．

この気道分岐構造の意味を総断面積で考察すれば，$2.5\,cm^2$の気管断面積が肺胞領域では$11{,}800\,cm^2$という飛躍的な増大をもたらすことを意味する．このことは末梢気道における空気の気流速度がきわめて緩やかになることを示している．肺胞総断面積を毛細血管と接する肺胞壁の総面積に換算すると約$70\,m^2$でテニスコートに匹敵する．この想像の埒外《らちがい》にあるあまりに広い肺胞壁の表面を清浄化された空気が緩やかに覆い，その中の酸素は瞬く間に肺胞毛細血管の血液に吸い込まれていくのである．この緩急の光景を想像できるだろうか？

3）気道（空気輸送系）とガス交換系の内面を覆う上皮細胞

ひとことにガス交換といっても，上述のようにきわめて多くの支援のうえに成り立っているのが肺胞領域で行われるガス交換なわけで，その解剖学的な構成は実に多くの要素を含んでいる．ここでは，空気輸送系とガス交換系の空気の道の内面を覆う上皮細胞に注目して考察してみよう．気道の上皮細胞は空気の進入にしたがって刻々と変化する．

（1）粘膜線毛輸送系　――粘液線毛エスカレーター（mucociliary escalator）

気道の3分岐までの気管・気管支粘膜上皮は，杯細胞と，長さ$6\,\mu m$の円柱で200～250本もの線毛を表面にもつ線毛上皮細胞で構成される．さらに，この太い気道には気管支腺が存在する．

杯《さかずき》細胞(goblet cell)は粘液分泌専門細胞で，気管で最も多くみられ，その数は6,000～7,000個/mm^{2}である．細い気管支レベルまで数を減少させながらみられるが，細気管支領域に入ると正常では消失する．ただし，喫煙などによる刺激があると杯細胞の数は増加し，細気管支領域にまで出現するようになる．粘液はムコタンパク質とムコ多糖からなる粘稠な物質(ムチン)であり，腸管や結膜における粘液が物理的刺激を緩和するいわば潤滑油の機能を第一とするのとは異なり，気道では高機能異物排除システムである粘液線毛エスカレーター(後述)の重要な構成要素となる．

そして，粘膜上皮下にデンと構える気管支腺は，粘液細胞と漿液細胞からなる混合腺で，気管と気管支領域(内径2mm以上の気道)にあるが，やや太い細気管支領域にも少数存在する．したがって，その分布範囲は杯細胞と同じとみてよい．しかし，その粘液産生能は杯細胞の40倍もある．一方，分泌される水のような漿液はどうなるのか？　実にこの漿液が線毛上皮細胞表面を覆い，線毛がしなやかに運動する場所をつくり出しているのだ．1秒間に13回，口側に向かって柳のようにしなる軽快な線毛運動は，このサラサラとした漿液層の中でこそ可能になるわけで，ネバネバとした粘液の中で線毛は動くことはできないだろう．そして，この漿液層の上にしっかりとした粘稠な粘液板が乗ることになる．杯細胞と気管支粘液腺から旺盛に分泌される粘液が，気道粘膜の表層を覆うこの粘液板を形成する．粘液板の厚みは0.5～5 μm．この板がまさに口側に移動するエスカレーターである．そして，粘液板の粘稠性はたいへんなもので1cmの粘液板は10gの重さに耐えるといわれる．この粘液板を7μm幅の漿液層中の線毛運動が口側に運んでいくのである．線毛上皮細胞-漿液層-粘液板によって展開される生理機能を**粘液線毛エスカレーター**(mucociliary rejection current/mucociliary escalator)という(**図3-9**)．その速度は，覚醒時健康人で4-5 mm/分と20-22 mm/分などの報告がある(Ewert and Manteusson, 1967；Yeates et al., 1975；Foster et al., 1980)．線毛上皮細胞も杯細胞や気管支腺と同様に気管・気管支領域が本来の存在場所である．線毛上皮細胞は細気管支領域にもパラパラとみられるものの，線毛の数は少なくみすぼらしい細胞に変貌している．気道に刺激が加わったり，炎症が起こったりすると，線毛運動は速度を上げ，粘液板の動きは慌ただしくなる．この運動は24時間無休で続けられるので，夜間にも痰が出現するようになる．

気管支腺の粘液細胞や杯細胞から多彩な物質が分泌されている．ムチン以外に，静菌作用をもつリゾチームとラクトフェリン，IgA分泌抗体，好中球由来のタンパク分解酵素であるプロテアーゼ(とくにエラスターゼ)を中和させるプロテアーゼ阻害物質(たとえば，α1アンチトリプシン)などである．

このようにさまざまな物質が参画することによって，感染性微生物，異物抗原，物理化学的な微粒子といったものが粘膜板に絡め取られて，線毛エスカレーターで口側に運ばれ，太い気管支に達したときに咳嗽《がいそう》反射が誘発され体外へ排泄されるというわけである．ガス交換のための空気清浄化の要はこのエスカレーターである．

(2) 細気管支の主役細胞　――クララ細胞(Clara cells)

クララ細胞(Clara cells)は線毛のない立方形の上皮細胞だが，上皮細胞の底にひっそりとたたずむ基底細胞と異なり，線毛上皮細胞に負けじとその表面は膨隆している．電子顕微鏡で黒く染まる分泌顆粒をたくさんもち，lysosomeも多い(**図3-10**)．したがって，杯細胞と同

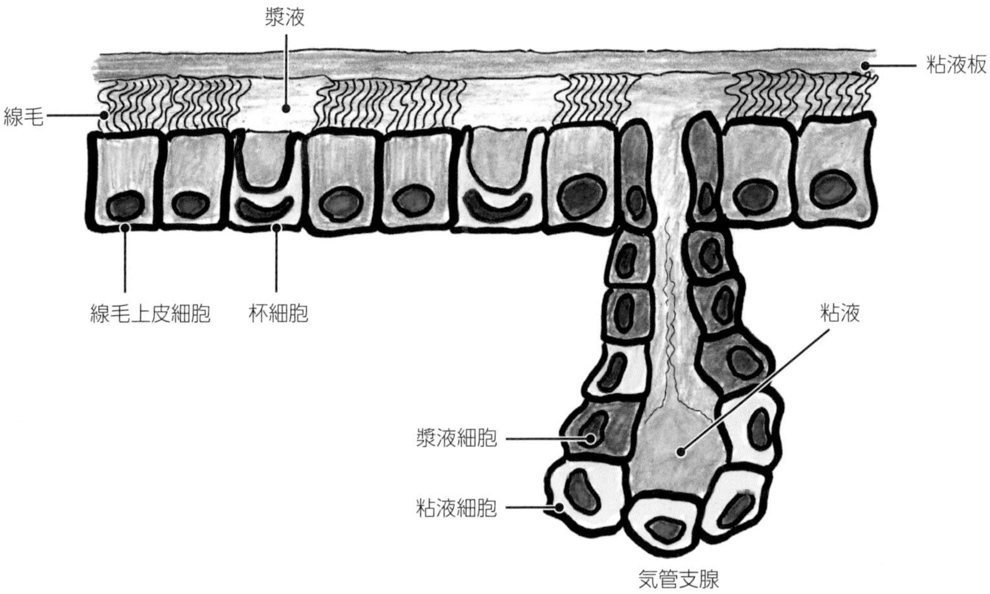

図3-9　粘液線毛エスカレーター

線毛上皮細胞と杯細胞と気管支腺の共演による，気道内空気に侵入してきた病原微生物，異物抗原，物理的化学的微粒子を捕捉し，体外に排除するシステムである．気管支腺の遠位部に存在する漿液細胞が分泌するサラサラとした漿液は，気道表面の線毛上皮を覆い，線毛の柳のようなしなやかな運動を保証している．その厚みは7μmである．その上に杯細胞と気管支線の遠位部に位置する粘液細胞の分泌する粘稠な粘液からなる粘液板が乗っている．この粘液板が病原微生物をはじめとする違法侵入者を絡め取り，エスカレーターとして体外に排除するのである．

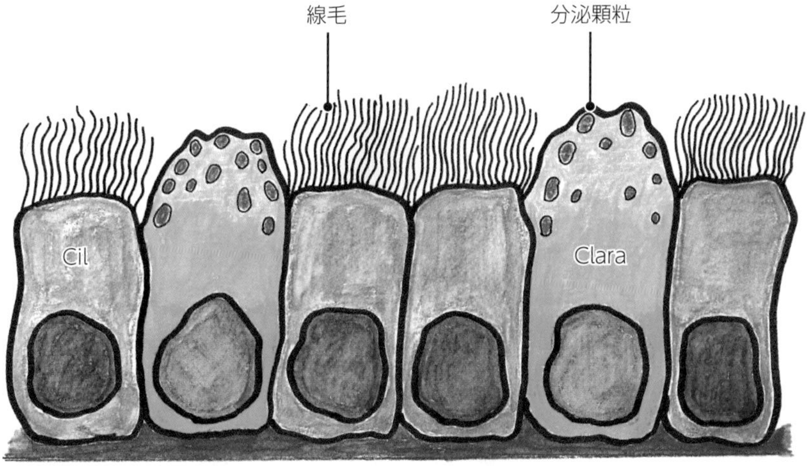

図3-10　末梢気道の守護神であるクララ細胞 (Clara cells)

線毛上皮細胞 (Cil) に囲まれて存在するクララ細胞 (Clara) は，線毛をもたず分泌顆粒をもつ円柱上皮細胞である．線毛上皮細胞に埋もれまいと背伸びして，自らの存在を主張しているかのような形態をとる．II型肺胞上皮には及ばないがサーファクタントを分泌するだけではなく，CCSP (クララ細胞分泌タンパク) を分泌し，末梢気道 (細気管支領域) のさまざまな傷害に対して修復を担う守護神といえる細胞である．細胞表面近くに存在する分泌顆粒内にこれらのタンパク質は蓄積され，肺胞腔内への分泌を待っている．また，クララ細胞は自らの再生はもとより，線毛細胞や粘液細胞の前駆細胞としての機能をもっていることが明らかになってきている．

様の分泌細胞である．この細胞の重要な機能は，Ⅱ型肺胞上皮細胞（後述）と同様に，肺胞内の表面張力を低下させ，肺胞形態を至適に維持するために必要なサーファクタントを産生分泌することである（ただし，両者のサーファクタントはその構造と組成に差があり，産生量はⅡ型肺胞上皮細胞のほうがはるかに多い）．また，イオン輸送の調節機能をもつため，気道内粘液と細胞外液の調節に深く関与している．

最近，クララ細胞が分泌するクララ細胞分泌タンパク（Clara cell secretory protein；CCSP）が注目されている．このタンパク質が抗炎症作用をもち，気道粘膜上皮の再生と修復に深くかかわっているからである．たとえば，アレルギー刺激に際して，クララ細胞は杯細胞に姿を変え粘液分泌が増強する（杯細胞化生）．気道上皮細胞の傷害は慢性呼吸器疾患（慢性閉塞性肺疾患，喘息，閉塞性細気管支炎，嚢胞性線維症など）の病理発生における中心的な事項であるが，線毛上皮細胞，杯細胞とともにとりわけクララ細胞の役割が重要視されるのである．

実験的な報告ではあるが，骨髄にCCSPを発現する細胞が確認されており，この細胞を経気道的に投与することにより気道傷害が治療できる可能性を示唆した報告もある．基礎研究の集積が臨床に応用される状況が当たり前になった今日，実験動物から人への科学者の思索が熟慮を重ねたものであることを願わざるをえない．

なお，肺がんで最も頻度の高い腺がん（adenocarcinoma）は，Ⅱ型肺胞上皮細胞とともにとりわけこのクララ細胞から発生すると考えられている．

（3）ガス交換系の上皮細胞

ガス交換領域の肺胞の内面を覆う細胞を肺胞上皮といい，2種類存在する．Ⅰ型肺胞上皮とⅡ型肺胞上皮である（図3-11）．両者は形態がまったく異なる．

Ⅰ型肺胞上皮細胞は，扁平で豊かな胞体が肺胞表面を広く覆う細胞であり，ガス交換専用の細胞である．その核はどこにあるのかわからない．つまり，ガス交換は，このⅠ型肺胞上皮細胞の薄っぺらな細胞質と肺胞毛細血管基底膜と肺胞毛細血管内皮細胞を通して行われる．

Ⅱ型肺胞上皮細胞は，ずんぐりとした核の目立つ円柱上皮様の細胞であり，Ⅰ型に比べ明らかに大きくみえるため，巨大肺胞上皮細胞（giant pneumocyte）のあだ名がある．電子顕微鏡で観察すると，表面には微絨毛をもつ．ガス交換能力はなく，肺胞表面をまんべんなく覆うサーファクタント（surfactant）を分泌している．サーファクタントは界面活性物質で，ジパルミトイルレシチンとスフィンゴミエリン基を含むリポタンパクで，表面張力を下げガス交換に適した肺胞表面状況をつくり出す．サーファクタントタンパク（surfactant protein；SP）はA，B，C，Dの4種類が知られており，肺胞領域の間質傷害の指標として臨床でも使われている．

ガス交換の主役細胞であるⅠ型肺胞上皮細胞の機能を陰ながら支えるⅡ型肺胞上皮細胞の健気な姿が浮かんでくる．このⅡ型細胞は肺胞表面にランダムに存在しているのではない．では，どこにいるのか？　肺胞は8～12面体構造をとるので，その姿を直接観察することは難しいのだが，Ⅱ型細胞は肺胞と肺胞が接する辺縁部分に身を隠すように存在している．まさに，肺胞表面を広く覆うⅠ型細胞のガス交換の邪魔にならないように存在しているのだ．

Ⅰ型細胞は脱落すると再生する能力をもたないが，Ⅱ型細胞は旺盛な再生能力を示し，Ⅰ型細胞の脱落を補填するように出現し，肺胞修復の主役を演じる．したがって，Ⅱ型細胞が増生

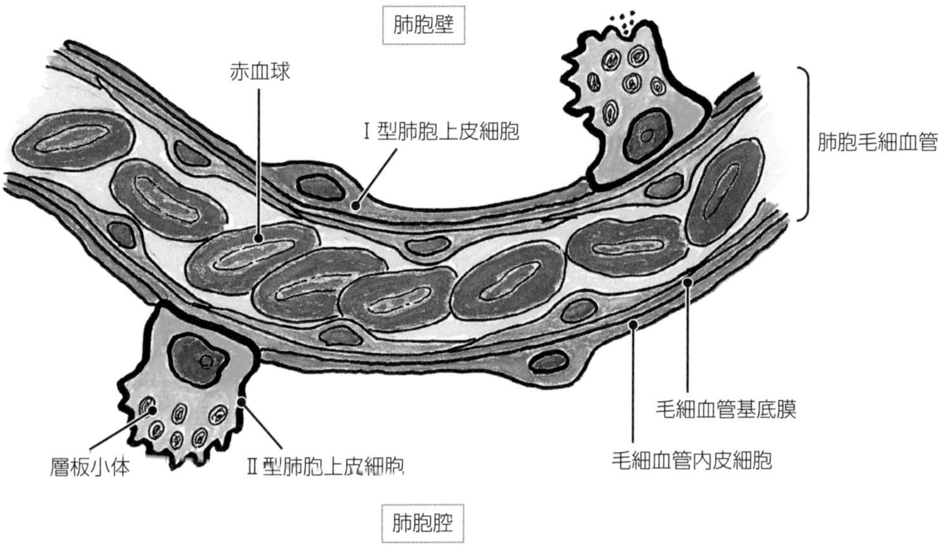

図3-11　肺胞上皮細胞（pneumocyte）

2つの肺胞腔に面した肺胞壁を拡大したもの．赤血球が一列縦隊で通り過ぎる毛細血管に接着するように2種類の肺胞上皮細胞がみえる．デンと構えた大型の細胞（Ⅱ型肺胞上皮細胞）と毛細血管基底膜にビシッとへばりつくような扁平な細胞（Ⅰ型肺胞上皮細胞）である．これをみれば，肺胞ガス交換を担うのは空気-血液関門をなすⅠ型肺胞上皮であり，ずんぐりとしたⅡ型肺胞上皮はガス交換と無縁なことがわかる．Ⅱ型肺胞上皮細胞の核上に分布する層板小体はサーファクタントとして肺胞腔内に分泌され，肺胞内面をくまなく覆う．サーファクタントは，リン脂質，中性脂肪，アポタンパク質，糖からなる．それにひきかえ，Ⅰ型肺胞上皮細胞の細胞質は空疎で，核もこじんまりとしており，ガス交換専用として特化した細胞であることがみてとれる．

することは肺胞傷害の重要な指標となることを意味している．事実，Ⅱ型細胞膜表面のムチン内に発現しているKL-6という糖タンパク質が間質性肺炎で増加することから，間質性肺炎の活動性の指標として臨床血液検査で頻用されている．このKL-6は前述したサーファクタントタンパク（SP）に比べ，その検査の感度と特異性ははるかに高い．

さらに，肺胞内水分量の調節（肺水腫の防止）やサイトカイン分泌など，その機能は多彩であり，クララ細胞とともに覚えておかなければならない重要な肺の上皮細胞である．

肺胞領域のその他の細胞として肺胞マクロファージがある．上皮細胞ではないが，警察官として常駐し，粘液線毛エスカレーターの防御を免れた病原微生物や異物抗原の貪食除去，炎症の抑制，過剰免疫の抑制を担い，24時間365日無休で働いている．

表3-1に気道の内面を覆う上皮細胞をまとめておく．

表3-1 **気道の内面を覆う上皮細胞**

細胞タイプ	機能	存在部位	傷害時の反応
空気輸送系			
線毛上皮細胞	粘液線毛エスカレーターの主役細胞	気管支，細気管支	慢性刺激で線毛数減少
杯細胞	粘液産生	近位気管支に多く，細気管支になると減少	慢性刺激で粘液産生亢進
基底細胞	上皮細胞（おもに線毛上皮細胞と杯細胞）の幹細胞	気管支	
神経内分泌細胞	機能は不明	気管支と細気管支	
クララ細胞	サーファクタント産生，プロテアーゼ阻害因子産生，CCSP*1の分泌	おもに細気管支	傷害上皮細胞の再生に関与し，その前駆細胞として重要である
ガス交換系			
Ⅰ型肺胞上皮細胞	ガス交換	肺胞	再生能力はない
Ⅱ型肺胞上皮細胞	サーファクタント産生，KL-6*2産生	肺胞	肺胞傷害の修復過程で出現
肺胞マクロファージ	肺胞内部の掃除屋（肺胞の警察官）	肺胞	組織傷害の修復に関与

*1 CCSP（Clara cell secretory protein）：クララ細胞分泌タンパク．抗炎症因子として機能し，組織修復に関与する．

*2 KL-6（Krebs von den Lungen-6）：シアル化糖鎖抗原のひとつで，Ⅱ型細胞表面のムチン内にある．

第3章
各論1

慢性閉塞性肺疾患（COPD）を慢性呼吸機能障害のモデルとして考察する

生存に不可欠なガス交換を担う肺の機能が進行性に低下し，日常生活の障害が拡大していく慢性呼吸不全は，慢性心不全，肝不全，腎不全と同様に，長期にわたる医療と看護の継続を必要とする疾患群を形成する．慢性呼吸不全の原因は多々あるが，頻度的にみて重要な疾患は，①慢性閉塞性肺疾患（chronic obstructive pulmonary disease；COPD），②肺がん，③間質性肺炎（特発性肺線維症に代表される），④肺結核後遺症，の4つに集約される．

呼吸機能学検査（スパイロメトリー）による従来の慢性肺疾患分類（図3-12）では，

- 閉塞性（obstructive）障害　〔肺気腫，慢性気管支炎，気管支喘息など〕肺活量は低下しないが，1秒量（FEV_1）が低下する
- 拘束性（restructive）障害　〔間質性肺炎，肺結核後遺症，浸潤範囲の広範な肺がんなど〕1秒量の低下はないが．肺活量が低下する

と分類されてきた．今日的には肺気腫と慢性気管支炎がCOPDというカテゴリーに包括され，気管支喘息の取り扱いもより明確になってきているが，**図3-12**の機能分類は今日でも生きている．

腫瘍（肺がん）と感染症（肺結核）は発生病理がわかりやすいが，原因が十分解明されていないにもかかわらず，頻度が高く長期にわたる医療的管理の必要性の高いCOPDと間質性肺炎（特発性肺線維症，idiopathic pulmonary fibrosis）の2つが慢性呼吸不全の双璧である．両者の病理学的な成り立ちには大きな違いがあるが，ここではCOPDをそのモデルとして取りあげる．

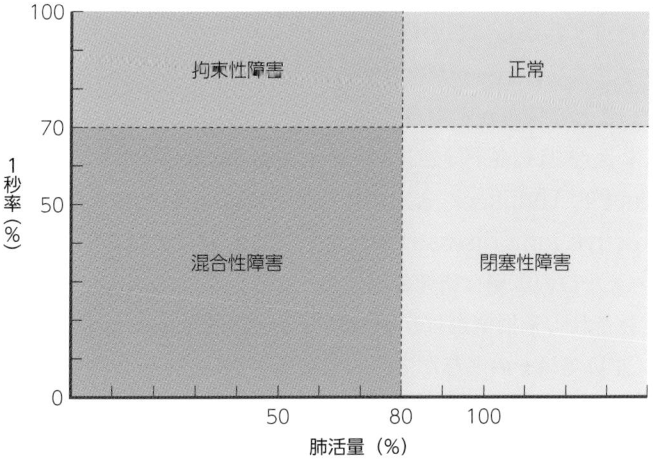

図3-12　スパイロメトリーによる慢性肺疾患分類

閉塞性，拘束性，混合性障害に分けるこの分類は，今日でもその重要性にかげりはない．

1. 慢性閉塞性肺疾患（COPD）とはどのような疾患なのか？

1）COPDの歴史と定義の変遷

肺の病気を客観的に評価することは難しい．血圧，血液検査，尿検査から判断可能な心臓や肝臓，腎臓と比べて，肺には明瞭な機能の指標がないからである．だから，感染症や塵肺《じんぱい》といった因果関係がわかりやすいものはともかく，それ以外の慢性肺疾患の診断となると，主観が入りやすく，そのために科学的な疾患概念の解釈が進んでこなかったといえる．

スパイロメトリーに代表される検査法が出現したのは，第二次世界大戦後の1950年代からである．この検査法による精力的な実践の結果，呼気性の閉塞性換気障害を示す慢性肺疾患の存在が明らかとなっていく．その代表が慢性気管支炎と肺気腫である．前者は英国，後者は米国で臨床診断名として頻用され，**英国学派の慢性気管支炎**（British bronchitis），**米国学派の肺気腫**（American emphysema）と表現され，一世を風靡した歴史をもつ．

当然，慢性気管支炎と肺気腫の異同に関する議論が起こり，1965年，米国胸部学会（ATS）は「慢性の気流閉塞を惹起する疾患群を慢性閉塞性肺疾患（chronic obstructive lung disease；COLD）とよび，この気流閉塞は非可逆性で，その病態には“気道の慢性炎症による内腔の狭小化や分泌物の貯留による閉塞”と“肺胞破壊に伴う肺弾性収縮力の低下”があり，前者は慢性気管支炎，後者は肺気腫とみなされていた」というステートメントを出した．これにより，肺気腫と慢性気管支炎が同じ疾患概念のなかに入れられたことになる．そして，肺気腫型と気管支炎型という分類が生まれ，その体型の表現として，前者は痩せ型で赤いPP（pink puffer，ピンク・パッファー）タイプ，後者は肥満型で青いBB（blue bloater，ブルー・ブローター）タイプと表現された．その両者を医学画の巨匠ネッター（Netter FH）の絵にみてみよう（図3-13）．

このネッターによる肺気腫と慢性気管支炎の描写のリアリティは，臨床医の脳裏に強いインパクトを与えただろう．しかし，この絵に描かれているのは末期患者の典型的な描写であり，ここに至るまでさまざまなステージが存在する慢性閉塞性肺疾患の実態は，この絵にみるほど単純なものではないことが明らかとなっていく．

1968年，著名な医学週刊誌「The New England Journal of Medicine」に掲載されたHogg JC, Macklem PT, Thurlback WMの共著論文「Site and nature of airway obstruction in chronic obstructive lung disease（慢性閉塞性肺疾患における気流閉塞の場所とその性状）」が，その後のCOPDの広範な研究の出発点となり，多くの研究から導かれた結論は，「内径2mm以下と定義される末梢気道は，健常肺では全気道抵抗のわずか20％程度しか関与していないのに，COPDではその関与が飛躍的に増加する」というものであった．その結果，末梢気道抵抗の異常を早期に発見すれば慢性閉塞性肺疾患の早期発見につながり，その医療的管理がより科学的になるだろうという仮説が生まれた．

そして，スパイロメトリー以外のさまざまな呼吸機能検査法（フロー・ボリューム曲線評価，クロージングボリューム測定，肺コンプライアンス測定など）が試みられていく．だが，臨床症状がいまだ顕在化していない患者と健常人との区別は，これらの検査からでは成功しなかっ

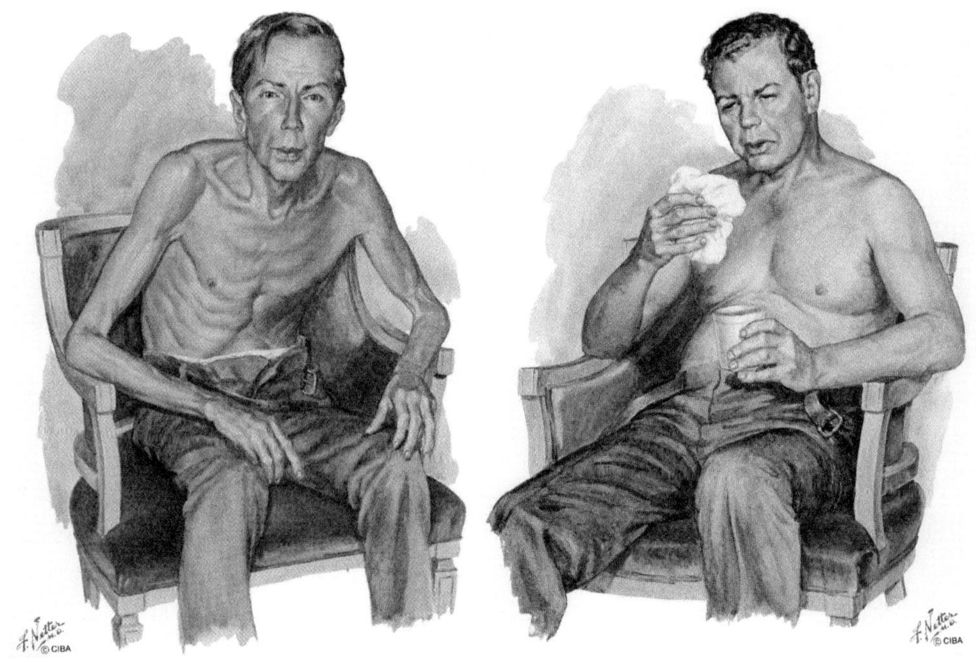

A 肺気腫型 (pink puffer タイプ)　　B 気管支炎型 (blue bloater タイプ)

図3-13　肺気腫型と気管支炎型

肺気腫型は肋骨が浮かび上がる痩せ型で口すぼめ呼吸がみられる．労作時の呼吸困難が特徴である．呼気に努力が必要なため顔面が赤くなる．気管支炎型は肺性心がみられ，$PaCO_2$は上昇している．この絵では，低酸素血症の結果としてチアノーゼが現れている．咳嗽と喀痰が高度なためハンカチと痰壷を離せない，と絵は語る．

(Netter FH：The ciba collection of medical illustrations vol 7 respiratory system. p148, 149, 1979.)

た．したがって，今日でもスパイロメトリーによる1秒率（FEV_1/FVC；FEV_1%）と1秒量（FEV_1）がCOPD診断の基本的検査データとして確固たる地位を保ち続けている．

その後も研究は蓄積され，病理学的知見と機能的な末梢気道異常知見の対比による成果をふまえ，1987年，米国胸部学会（ATS）は，慢性閉塞性肺疾患の名称をCOLDからCOPDへと（Lung（肺）からPulmonary（肺）に）変更し，「**非可逆的な気流閉塞**によって特徴づけられる疾患であり，肺気腫，慢性気管支炎，末梢気道疾患（細気管支狭窄）の3つの病態を含み，慢性の気流閉塞が起こっている場合のみCOPDという」と定義したのである．

2）今日におけるCOPDの定義　慢性気管支炎と肺気腫と“非可逆的”が消えた？

その後，さらに大きな転機が訪れる．米国の国立心肺血液研究所（NHLBI）による国際ガイドライン「Global Initiative for Chronic Obstructive Lung Disease（GOLD）」の登場である．この時期には慢性閉塞性肺疾患はCOLDからCOPDに名称変更されていたが，あえて

Lungをタイトル名称に用いたのは**GOLD（ゴールド）**という略語が用いたかったからだろう．ちなみに，GOLDの副題は”Global Strategy for the Diagnosis, Management and Prevention of Chronic Obstructive Pulmonary Disease（慢性閉塞性肺疾患の診断・治療・予防の包括的戦略）”と，Pulmonaryが用いられている．そのことはともかく，2001年に発表され，2006年，2011年と改訂されていくこのガイドラインは，COPDの概念を質的に変えるものであった．2001年のGOLDにその定義をのぞいてみよう．

> COPDは完全に可逆的ではない気流閉塞を特徴とする疾患である．この気流閉塞は通常進行性で，有毒な粒子またはガスに対する異常な炎症性反応と関連している．COPDの本体である気流閉塞は，肺気腫病変と末梢気道病変の両者がさまざまな割合で組み合わさって起こる．この気流閉塞はスパイロメトリーによって評価される．

まず従来の定義と決定的に異なるのは，気流閉塞を進行性で非可逆的としていた表現が“完全に可逆的ではない”という表現に変わったことである．治療によりCOPDが改善する可能性が示唆され，気流閉塞の出現がすべからく非可逆的に進行する暗い未来に直結するという従来の認識を質的に変更したことを表している．

そして，慢性気管支炎という疾患名を削除し，“炎症性反応”という表記に変わったことに注目しなければならない．頑固な咳と粘稠な痰に特徴づけられる慢性気管支炎は，きわめてわかりやすい臨床疾患名ではあったが，末梢気流閉塞に重要な影響を与えていないという多くの研究の結果から姿を消すことになったのである．このことは，慢性気管支炎がエビデンスのないままCOPDの主役として存在しているというかたくなな心理学的思い込みに対して，理性的な科学的思考がその息の根を止めたということに他ならない．一方，スパイロメトリーは逆に再評価されることとなった．古きものがことごとく賞味期限切れで遺棄されるわけではないという具体的な事例であろう．

3）GOLD　2006年の大改訂　予防と治療の可能性と全身疾患の視点

そして，2006年の大改訂版GOLD（**図3-14**）では，「COPDは予防と治療が可能な疾患である」と明記し，さらに，「COPDは肺という臓器だけが障害されるのではなく，全身に影響が及ぶ全身疾患（systemic disease）である」と，全身病としての解釈が示されたのである．しかしながら，肺の障害が二次的に全身諸臓器へ影響を及ぼすのか，肺に起こる炎症が同時的に全身臓器に向かっているのかは，これからの研究課題である．この歴史的なGOLDによるCOPD定義の全文をみておこう（COLUMN）．

1965年にCOPDの概念が世に出て以来，その理解は深まったが，患者の評価法にも変化がみられる．COPDの重症度はスパイロメトリーによる気流閉塞の評価を基本としている．しかし，スパイロメトリー評価が悪くても患者の自覚症状はそれほど悪くない事例や，その逆の事例が存在する．したがって，患者の自覚症状を含めた評価法の必要性が高まっているという認識がこの定義に込められている．

そして，新たな患者病態の統合的評価法（combined assessment）として，2011年，

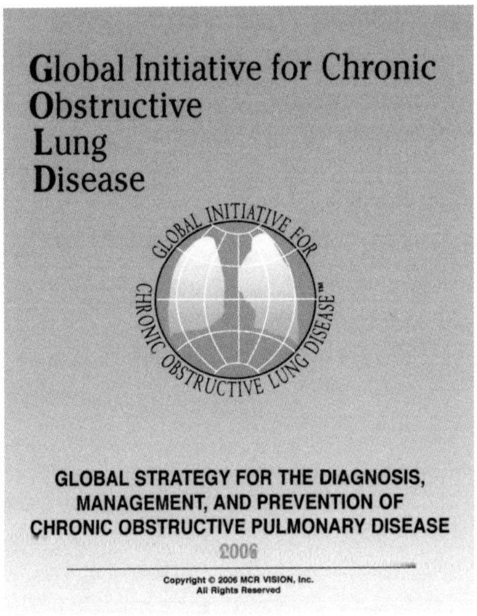

図3-14　GOLD2006年度版の表紙

GOLDは，自覚症状とリスク（危険因子）評価の2つで病態を4群に分ける4群病態評価を提起した．ただ，この評価法は運用の煩雑さがあり，今後改良が加えられていくだろう．

4）日本のCOPD診断と治療のためのガイドライン

日本呼吸器学会（The Japanese Respiratory Society；JRS）によるCOPDガイドラインは，1999年に第1版，2004年に第2版，2009年に第3版，2013年に第4版，そして，2018年に第5版と，GOLDとの整合性を取りながら短期間に版を重ねてきた．日本のガイドラインの特徴は，診断に高分解能CT（high resolution CT；HRCT）画像所見を取り入れ，早期からの肺気腫診断に成果をあげてきたことと，その結果として，肺気腫病変が優位に認められる“**気腫型COPD**”と，気腫病変がないか，微細にとどまり，末梢気道病変が優位である“**非気腫型COPD**”の2つの病型の存在を提唱してきたことである（**図3-15**）．また，気流閉塞の可逆性に関して，“さまざまな程度の可逆性を認める”と表現し，COPDの多様性に早くから言及していることである．第5版での定義は次のとおりである．

> タバコ煙を主とする有害物質を長期に吸入曝露することなどにより生ずる肺疾患であり，呼吸機能検査で気流閉塞を示す．気流閉塞は，末梢気道病変と気腫性変化がさまざまな割合で複合的に関与し起こる．臨床的には徐々に進行する労作時の呼吸困難や慢性の咳・痰を示すが，これらの症状に乏しいこともある．

有害物質のなかでタバコ煙を強調していること，気流閉塞と臨床像の多様性が表現されていること，非可逆性という表現がなくなっていることが特徴であるが，基本的に国際ガイドラインと大きな違いはない．

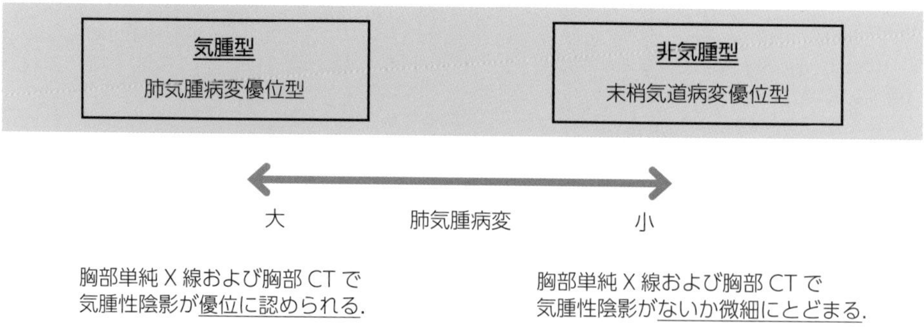

図3-15　COPDの病型

気腫型COPDと非気腫型COPDの分布は二峰性ではなく，その関与の割合は個体間で連続性に分布している．COPDの病型は，この他にも，慢性気管支炎症状，増悪の頻度，気流閉塞の可逆性，息切れ，体重減少，呼吸不全，肺高血圧の有無や重症度によってさまざまに分けられる．

(日本呼吸器学会：COPD診断と治療のためのガイドライン．第5版，p10，2018.)

COLUMN

GOLDによるCOPD定義

COPD is a preventable and treatable disease with some significant extrapulmonary effects that may contribute to the severity in individual patients. Its pulmonary component is characterized by airflow limitation that is not fully reversible. The airflow limitation is usually progressive and associated with an abnormal inflammatory response of the lung to noxious particles or gases.

(COPDは予防可能で治療できる疾患であるが，各患者の重症度にかかわる肺以外の影響を伴っていることが普通である．肺の病態は気流閉塞で特徴づけられ，完全には可逆的ではない．気流閉塞は通常進行性で，有毒粒子やガスによる異常な炎症反応と関連している.)

The chronic airflow limitation characteristic of COPD is caused by a mixture of small airway disease (obstructive bronchiolitis) and parenchymal destruction (emphysema), the relative contributions of which vary from person to person.

(COPDの慢性気流閉塞の特徴は，細気道病変 (閉塞性細気管支炎) と肺実質破壊 (肺気腫) の複合からなることで，その複合割合は患者によって異なる.)

COPD has a variable natural history and not all individuals follow the same course. However, COPD is generally a progressive disease, especially if a patient's exposure to noxious agents continues.

(COPDの自然史は一様ではなく，辿る経過は患者によって異なる．しかし，COPDが進行性の疾患であることは一般論としていえるわけで，とりわけ有毒物質被曝が持続している場合は進行性である.)

The impact of COPD on an individual patient depends on the severity of symptoms (especially breathlessness and decreased exercise capacity), systemic effects, and any comorbidities the patient may have-not just on the degree of airflow limitation.

(COPDが各患者に及ぼす影響は，その臨床症状 (とりわけ，息切れや運動能力の低下) の程度と総合的な病的状況に依存するのであって，気流閉塞の程度だけで評価できるものではない.)

2. 慢性閉塞性肺疾患（COPD）の疫学

医学週刊誌「Lancet」に発表されたラテンアメリカ5都市でのCOPD調査（PLATINO研究，2005年）やCOPDの世界罹患状況調査（BOLD研究，2007）にみる横断的疫学調査によれば，世界のCOPD有病率は10％前後と推定される．また，2004年のWHO調査によればCOPDは死因の第4位である．

一方，日本はどうか．2017（平成29）年のCOPDによる死亡数は18,523人であり，近年の頭打ち傾向に変化がみられる．高齢化や過去の喫煙率の影響と考えられ（表3-2），今後はさらに増加することが予想される．COPD患者の男女比はほぼ2：1で変化がなく，総数は2014（平成26）年から急増している（表3-3）．

さらに具体的な研究として，2004年，順天堂大学医学部の福地らが報告したNICE study（Nippon COPD Epidemiology Study）がある．これは，日本の人口構成比に準拠するように無作為に全国から抽出された一般住民40歳以上の2,343人（男1,218人，女1,125人，平均年齢58歳）を対象とした大規模COPD疫学調査である．これによれば，スパイロメトリーで40歳以上の10.9％（男性16.4％，女性5.0％）に気流閉塞が認められた．しかも，この気流閉塞が認められたケースで，すでにCOPDと診断されていたのはわずか9.4％に過ぎず，多くのCOPD患者が未診断未治療の状態にあることが明らかとなった．また，喘息を除いた場合，日本人のCOPD有病率は8.6％で約530万人が罹患していると推測される．この数値は世界と比較して同程度の高い有病率であり，今後，高齢化に伴い増加すると考えられる．

表3-2 COPDの死因順位・死亡率・年間調整死亡率の推移（数の単位：人）

年度	総死亡数	COPD死亡数	死因順位
2008	1,142,467	15,505	10
2011	1,253,463	16,620	9
2014	1,273,004	16,184	10
2017	1,340,397	18,523	11位以下

（厚生労働省：人口動態統計．をもとに作成）

表3-3 COPD患者数（単位：千人）

2008（平成20）年のデータがことごとく減少しているが，その原因は不明である．

年度	総数	男	女
1999	212	139	73
2002	213	135	78
2005	223	146	78
2008	173	114	60
2011	220	147	74
2014	261	183	79

（厚生労働省：患者調査．をもとに作成）

3. 慢性閉塞性肺疾患（COPD）の危険因子

外因性因子と内因性因子

1） 最重要外因性危険因子としてのタバコ煙

COPDといえば喫煙，喫煙といえば肺がん．おそらく病気の危険因子として，喫煙ほど槍玉にあげられ批判にさらされてきた人間の行為はないだろう．それは飲酒と双璧をなす．たしかに喫煙と飲酒が病気と深くかかわることは，とりたてて科学的なエビデンスが介入するまでもなく，当人を含め“体に悪い行為”との認識が心理学的に成立している．ここではまず，喫煙がCOPDの危険因子として重要な因子であることの検証から始めよう．

1960年代までに喫煙が慢性気管支炎と肺気腫による死亡の主要な危険因子であることが指摘されていた．そこで，1秒量（FEV_1）が喫煙量と容量依存性に低下することを示した代表的な1970年代の研究をみてみよう（図3-16）．喫煙量はpack-yearsで表現される．

1日の喫煙箱数＝1日の喫煙タバコ本数/20本（1箱の本数）

pack-years＝1日喫煙箱数×喫煙年数

たとえば，1日20本喫煙すると1日喫煙箱数は1となり，40年喫煙しているなら1×40＝40 pack-yearsとなる．

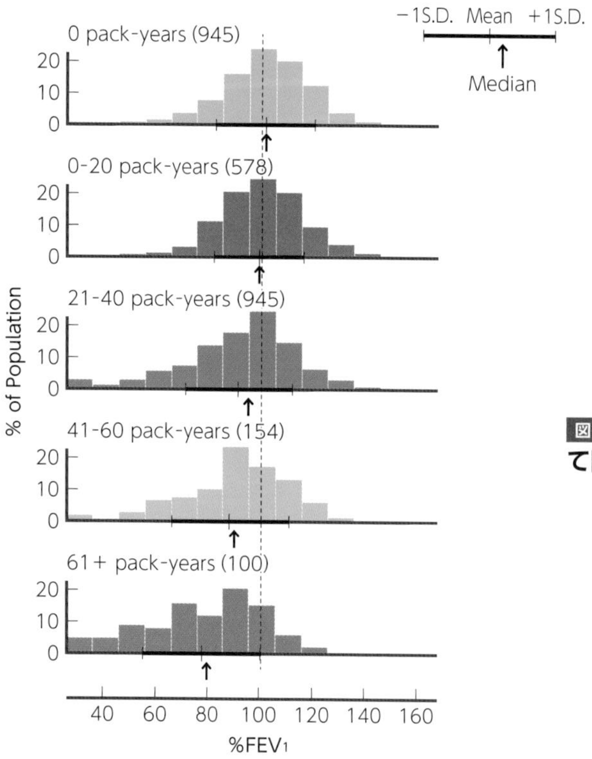

図3-16 喫煙量（pack-years）によって階層化された一般人口の% FEV_1

図では1秒量（FEV_1）の代わりに，年齢・体格・性別から予測される予測1秒量（FEV_1 predict）に対する対標準1秒量（% FEV_1）が用いられている．

（Borrows R, et al：Quantitative relationships between cigarette smoking and ventilatory functon. Am Rev Respir Dis, 115(2)：195-205, 1977.）

この図が意味するところは2つある．まず，対標準1秒量（% FEV_1）が喫煙量に依存して明らかに低下していること．したがって，喫煙は1秒量低下の危険因子であることは明らかである．ところが，図のヒストグラムの分布をみれば明らかなように，まったく喫煙歴のない945人のなかに% FEV_1が低下している人がみられ，60 pack-years以上のヘビースモーカー100人のなかに% FEV_1が低下していない人がいる．つまり，% FEV_1の低下を喫煙だけで説明しうるのはわずか約15%に過ぎないのである．このことは，喫煙がCOPDの危険因子であることは間違いないとして，さらに，喫煙以外の環境因子（外因）と遺伝的な要因（内因）の関与をうかがわせるのである．

そこで，2000年代の今日的な研究で判明しているタバコ煙に関する情報を整理すると以下のようになる．まず厳しい研究結果からあげてみよう．

・COPD患者の約90%に喫煙歴がある
・COPDによる死亡率は，喫煙者は非喫煙者の約10倍である
・COPDの発症率は年齢と曝露量とともに増加し，高齢喫煙者では約50%，60pack-years以上の重喫煙者では約70%である
・禁煙はCOPDの進行を抑制するが，禁煙後の1秒量（FEV_1）の経年的低下速度が健常者と同程度に回復するかの結論は出ていない

次に，タバコ煙だけを極悪人にできない情報をまとめてみよう．

・喫煙者のCOPD発症率は15～20%である
・20pack-yearsの喫煙者のCOPD発症率は19%である
・60pack-years以上の重喫煙者でも，約30%は呼吸機能が正常である

つまり，図3-16で示した1970年代のタバコ煙の影響に関する考察と今日的な考察は基本的に同じであるが，その情報がより具体的になったことがわかる．ここに，COPDになりやすい喫煙者（susceptible smokers）となりにくい喫煙者（unsusceptible smokers）の存在が想定され，喫煙感受性を支配する遺伝子の存在（遺伝子素因，つまり内因性因子）に関する研究の必要性が高まってきたのである．

2）最重要内因性危険因子としてのα_1-アンチトリプシン欠損症

常染色体優性遺伝疾患であるα_1-アンチトリプシン欠損症は，COPDの遺伝子素因としてたいへん有名である．プロテアーゼ（タンパク分解酵素）を抑制するアンチプロテアーゼである血中α_1-アンチトリプシン濃度が異常に低いことでエラスチンやコラーゲン分解が進み，肺気腫を発生する．喫煙による1秒率の経年的低下速度が極めて早く死亡率が高いが，日本人症例はきわめて少ない（10例前後）ので，その遺伝的な型を論じるには症例が不十分といえる．

それ以外の遺伝子素因としては，炎症関連遺伝子，アンチオキシダント，プロテアーゼおよびアンチプロテアーゼ，マトリックスメタロプロテアーゼなどが指摘されているが，COPDの成因にどのような関連があるかの詳細は研究途上である．COPDの危険因子を表3-4にまとめる．

表3-4 **COPDの危険因子**

	最重要因子	重要因子	可能性の指摘されている因子
外因性因子	タバコ煙	大気汚染，受動喫煙，職業性の粉塵や化学物質への曝露，バイオマス燃焼煙	呼吸器感染症，小児期呼吸器感染，妊娠時の母体喫煙，肺結核の既往，社会経済的要因
内因性因子	α_1-アンチトリプシン欠損症		遺伝子変異，気道過敏性，COPDや喘息の家族歴，自己免疫，老化

(日本呼吸器学会：COPD診断と治療のためのガイドライン．第5版，p18，2018.)

4. 慢性閉塞性肺疾患(COPD)の病理学的所見

肺の形態はどのように変容するのか？

1) 肺病変の出現部位

すでに述べたように，COPDはタバコ煙などの有害物質吸入による炎症性疾患であった．ここでは，その炎症(inflammation)が肺という臓器にどのような傷害を与え，組織構造にどのような変容をもたらすのかを検討してみよう．

COPDによる肺病変の出現部位は4つに分けて考えることができる．中枢気道，末梢気道，肺胞領域，そして肺血管である．

(1) 中枢気道病変

比較的太い気管支(内径2mm以上)に出現する変化で，気管支粘膜上皮に杯細胞の過形成と扁平上皮化生，気管支粘液腺の肥大，平滑筋の肥大，炎症細胞浸潤が起こる．杯細胞が増加して粘液腺が肥大することで気道の粘液分泌が亢進し，喀痰が増える．そして，相対的に線毛上皮が減少することで粘液線毛エスカレーターの機能障害をきたし，喀痰の排泄を障害する原因となる(p97の**図3-9**「粘液線毛エスカレーター」を参照)．しかし，この中枢気道病変は気流閉塞の原因とはならない．

(2) 末梢気道病変

末梢気道とは内径2mm以下の細気管支領域をさし，ガス交換に関与しない細い気管支領域である(p95の**図3-8**「2分岐で展開する肺の構造」を参照)．COPDでは，この領域に本来存在しない杯細胞が多数出現し，粘液を排出することで粘液分泌物による気流閉塞が起こる．また，杯細胞化生はサーファクタント分泌クララ細胞を減少させ，サーファクタントが低下することで空気-組織境界の表面張力が低下し，気道狭窄や虚脱の原因となる(p97の**図3-10**「末梢気道の守護神であるクララ細胞」を参照)．さらに，炎症細胞浸潤，細気管支壁の線維化，平滑筋肥大による気道変形と狭窄が出現し，細気管支領域の気流閉塞が加速する．呼吸性細気

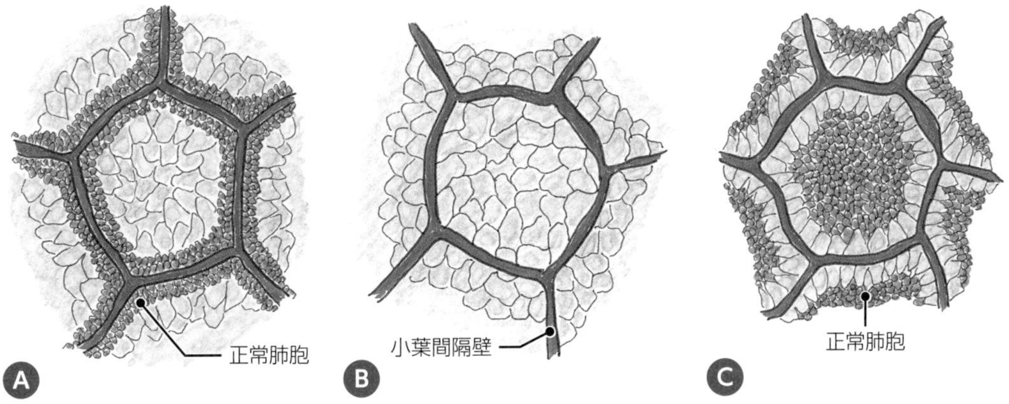

図3-17　肺気腫の病理組織分類

Ⓐ小葉中心性肺気腫，Ⓑ汎細葉性肺気腫，Ⓒ傍隔壁性肺気腫　細かい空胞（オレンジ色）が正常肺胞で大きな空胞（灰色）が破壊拡張した気腫性空胞

（井上　泰：疾病論 人間が病気になるということ．第2版，p119，医学書院 2011.）

管支へ炎症が波及（閉塞性細気管支炎）すると線維芽細胞の増殖を伴い，肺胞と連結する呼吸性細気管支と肺胞道の弾性線維を破壊し，肺胞入口を線維化が取り囲み，ガス交換領域との連絡が断たれることになる．

(3) 肺胞領域病変

細気管支をさらに末梢にたどると，終末細気管支を経てガス交換を担う肺胞領域に至る．COPDでは，この肺胞領域が破壊され肺気腫の出現をみる．肺気腫は，肺胞壁が破壊されガス交換領域が減少することで，そこに空気はたっぷりあるにもかかわらずガス交換はなされないという，いわば，淀んだ空気の溜まりができる状況となり，空気を吸い込むことはできても吐き出せないという呼気時の空気とらえこみ現象（air trapping，全肺気量に対する残気量の増加がその本体）が起こる．肺気腫は，小葉のどの部分に気腫性病変が存在するかによって，①小葉中心性肺気腫，②汎細葉性肺気腫，③傍隔壁性肺気腫の３つに分類される（図3-17）．このうち最も頻度の高いものは，小葉中心性肺気腫で喫煙者の肺気腫である．上葉と下葉上区域に好発する．一方，汎細葉性肺気腫は頻度が低いが，α_1-アンチトリプシン欠損症にみられる肺気腫で下葉に好発する．傍隔壁性肺気腫は形態的に肺気腫に分類されてはいるが，自然気胸の原因となることはあっても肺機能障害の原因にはならないので，慢性呼吸不全として対処する必要はない．

(4) 肺血管病変

COPDの血管病変は肺動脈に出現する．内膜と中膜平滑筋細胞の肥厚，炎症細胞浸潤および血管壁の線維化が起こる．傷害の長期化に伴い，肺高血圧そして右心負荷（肺性心）の原因となる．

表3-5　COPDの炎症に関与する細胞群

好中球	正常喫煙者の喀痰に出現．COPDでは喀痰内の数が増加し，重症度に関係する．組織内にも少数ながらみられる．喀痰過剰分泌とプロテアーゼ分泌にかかわる．
マクロファージ	気道，肺実質，肺胞洗浄液中に高度に出現する．血液中の単球に由来し，肺組織内でマクロファージに分化する．タバコ煙に反応し，炎症性メディエーターとプロテアーゼを分泌する．貪食能の低下がみられる．
Tリンパ球	気道壁と肺実質でCD4＋とCD8＋Tリンパ球ともに増加するが，CD8＋/CD4＋比は上昇している．CD8＋Tリンパ球（Tc1）とTh1が増加し，インターフェロンγを分泌し，ケモカイン受容体（CXCR3）を発現する．また，肺胞上皮を傷害する．
Bリンパ球	末梢気道とリンパ濾胞内で増加する．気道感染と関連している．
好酸球	COPDの増悪期に気道内に増加する．
上皮細胞	タバコ煙により活性化され，炎症性メディエーターを産生する．

2）細胞レベルでみる炎症反応

ここまでCOPDの肺病理所見を述べた．この炎症反応を炎症細胞のレベルでみると，気道腔，肺胞腔にはマクロファージと好中球が，気道壁，肺胞壁，血管壁にはTリンパ球（とくにTc1型CD8＋リンパ球）が浸潤していることが特徴的である．気管肺胞洗浄（bronchoalveolar lavage；BAL）液で具体的にみると，喫煙者のBAL液は非喫煙者と比べてマクロファージの数が5倍多い．また，喫煙者BAL液の内容は，回収細胞の95％以上がマクロファージで，非喫煙者ではみられない好中球が1～2％存在する．そして，喫煙者肺胞腔には細胞傷害性のCD8＋Tリンパ球が増加している．

これらの炎症細胞が，気道の変形，肺胞の破壊，肺血管病変を引き起こしていくのである．また，重要なのはこの炎症は禁煙後も長期間持続することである．

COPDの炎症反応に関与する細胞を表3-5にまとめておこう．

なお，COPDにみられる全身性炎症（CRP，フィブリノゲン，TNF-αなどの炎症性物質の増加にもとづく）については，全身の併存疾患，合併疾患として後述する．

5. 慢性閉塞性肺疾患（COPD）の病因

COPDは，末梢気道病変と気腫性変化がさまざまな割合で関与して生じる病変であることはすでに述べた．ここでは，これらの異常がどのようにして起こるのか，その病因論に触れてみよう．

炎症の持続による肺胞組織破壊が肺気腫につながり，正常な修復・防御メカニズムが障害され，末梢気道の線維化を引き起こしていくと考えられている．今日では，アポトーシスの肺気腫形成への関与をはじめとする分子生物学的視点からの研究が進められている．

(1) 酸化ストレス

酸化ストレスはオキシダントとアンチオキシダントの不均衡によって惹起される．COPDでは酸化ストレスのバイオマーカー（過酸化水素，脂質過酸化物，オキシダント，窒素酸化物など）が呼気，喀痰，血液中で増加している．オキシダント過剰状態はタバコ煙などの吸入物質に加え，活性化したマクロファージや好中球からの生成により起こる．この酸化ストレスは，炎症性遺伝子活性化，アンチプロテアーゼ不活性化，粘液分泌や血管透過性亢進を引き起こす．

(2) プロテアーゼ・アンチプロテアーゼ不均衡

COPDではプロテアーゼ（タンパク分解酵素）とアンチプロテアーゼの均衡が破綻し，プロテアーゼ優位の状態にある．プロテアーゼは，炎症細胞であるマクロファージや好中球と気道内面を覆う粘膜上皮細胞から分泌される．それに対抗するアンチプロテアーゼは気道と肺実質に存在する．プロテアーゼは肺胞を構成するエラスチンを分解するわけで，気腫性病変の形成に深くかかわる．

(3) 炎症性メディエーター

COPDの炎症に参画する炎症細胞は，好中球，マクロファージ，CD8+Tリンパ球（細胞傷害性T細胞；Tc1）である．これらの細胞と炎症で傷害される気道や肺胞の上皮細胞から多数のケモカインやサイトカインなどの炎症性メディエーターが産生分泌され，炎症反応は増強していく．

(4) アポトーシス

第1章で述べたとおりアポトーシスは，生理的なものだけではなく，がん組織でも観察され，SLE，虚血性心臓病をはじめ，さまざまな疾患の重要な病理発生に深くかかわっている．

COPDにも御多分にもれずこのアポトーシスがかかわっている．肺胞上皮細胞や血管内皮細胞のアポトーシスが肺気腫の病因に関与していることが報告され，アポトーシス細胞のクリアランス（排除）の障害が炎症の持続増強に関与すると指摘されている．血管内皮細胞増殖因子（vascular endothelial growth factor；VEGF）レセプター阻害因子により，血管内皮細胞がアポトーシスに陥ることも報告されている．

COPDの病因（pathogenesis）を図3-18にまとめておこう．

6. 慢性閉塞性肺疾患（COPD）の病態生理

臨床的に咳嗽と喀痰が年3カ月以上あり2年以上持続していても，気流閉塞を伴っていなければ，COPDではなく「単純性慢性気管支炎」と診断される．また，病理学的に気腔の拡大，あるいは高分解能CTで気腫性病変が認められ線維化がなくても，気流閉塞を伴っていなければ，COPDではなく「肺気腫」と診断される．つまり，COPDと診断できない慢性気管支炎と肺気腫が存在しうるのである．

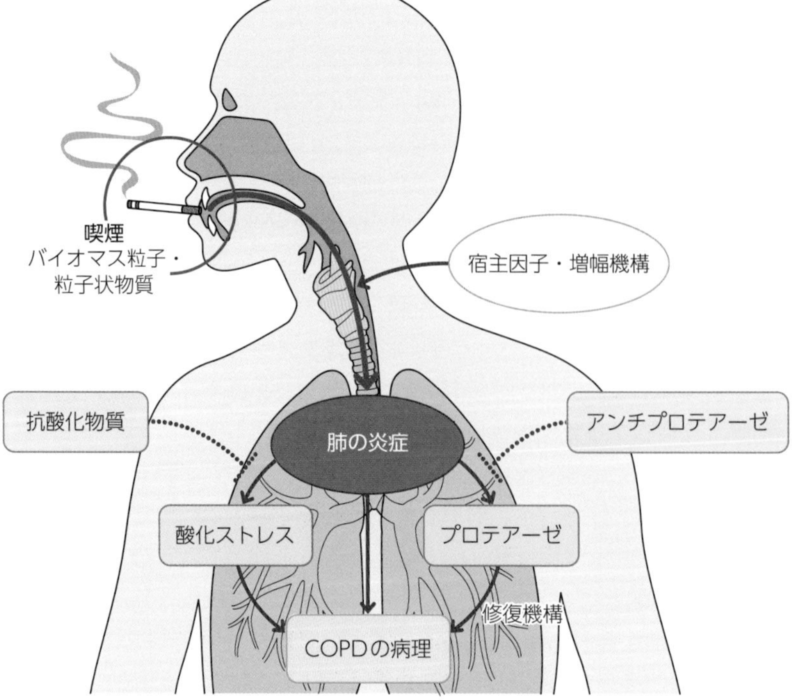

図3-18 COPDの病因（pathogenesis） （GOLD 2006. p25. を参考に作成）

1）気流閉塞と動的肺過膨張

COPDの最も重要な臨床である“労作性呼吸困難”の基本的病態は，気流閉塞（airflow obstruction）と動的肺過膨張（dynamic hyperinflation）である．

1秒量（FEV_1）は，末梢気道の炎症の程度（炎症細胞浸潤・細気管支壁の線維化・内腔浸出物などによる内腔閉塞の程度 → 細気管支の炎症性狭窄の程度）に相関して低下する．したがって，末梢気道の炎症が気流閉塞の原因と考えられる．

一方，気腫性病変は，末梢気道と肺胞接着の消失（loss of alveolar attachments），肺の弾性収縮力低下の原因となり，気流閉塞への影響もあるが，ガス交換障害と呼気時の空気とらえこみ現象（air trapping）への関与のほうが大きい．呼気時の気道抵抗が上昇し，肺弾性収縮力が低下することで，安静時でもair trappingが頻発し，肺の過膨張は加速する．肺が過膨張すれば残気量が増加し，最大吸気量（inspiratory capacity；IC）は減少する．これが運動時のair trapping（動的過膨張，dynamic hyperinflation）となると，呼気終末の肺気量（end expiratory lung volume；EELV）が急速に増加し，呼気に続く吸気で吸入できる空気量は減少するため，労作時呼吸困難と運動能力低下が起こる．また，運動時には消費酸素量を増加させようと呼吸数が増加するが，1回換気量は健常者ほど増加しない．むしろ呼吸数を増やしたことで1回換気量の呼出時間が短縮してしまい，EELVはさらに増加し，肺過膨張が増強する．

2）ガス交換障害

換気障害の初期にガス交換障害をみることはない．しかし，COPDの病期が進行し換気障害が増強するにつれて，低酸素血症と高二酸化炭素血症（肺胞低換気）が顕在化してくる．これは，ガス交換の指標である肺胞気動脈血酸素分圧較差が拡大し，換気血流不均衡（ventilation-perfusion mismatching）が悪化した結果と考えられる．

動脈血酸素分圧（PaO_2）は，1秒量（FEV_1）が予測値の50％以下になるまでは正常を保つ．さらに，50％以下であっても安静にしていればPaO_2は正常でありうる．$PaCO_2$の上昇は1秒量（FEV_1）が予測値の25％以下になるまで出現しない．したがって，COPDにおける低酸素血症と高二酸化炭素血症は，病期がかなり進行してからの病態であることがわかる．

3）気道粘液の産生増加

粘液産生の増加は咳嗽と喀痰の原因となるが，すでに述べたようにすべてのCOPD患者にみられるわけではない．粘液過剰分泌のメカニズムには，上皮成長因子受容体（EGFR），Th2サイトカインの活性化，炎症メディエーター，プロテアーゼが関与している．

4）肺高血圧症

COPDでは早期から肺血管病変がみられるが，病期が進み気流閉塞と低酸素血症が進行すると，小肺動脈の低酸素による収縮から内膜肥厚と中膜平滑筋肥大へと進み，肺高血圧症に至るケースもある．また，気流閉塞の進行とは無関係に重症肺高血圧（平均肺動脈圧＞40 mmHg）を示す患者が存在し，生命予後の悪化要因となる．具体的には，COPDで肺性心や右心不全を引き起こすほどの肺高血圧は，1秒量（FEV_1）が予測値の25％以下で慢性の低酸素血症（PaO_2＜55 mmHg）を示す病期になるまでは出現しない．

7. 慢性閉塞性肺疾患（COPD）の臨床所見

1）慢性閉塞性肺疾患（COPD）の症状

（1） 呼吸困難

COPDの中核をなす臨床症状は呼吸困難，とりわけ労作性呼吸困難である．とはいえ，咳や喀痰に苛まれ，喘鳴を伴ってチアノーゼがみられるような慢性呼吸不全末期の状況ならともかく，当人の訴える呼吸困難の程度と性状には幅広い個人差が存在する．病期が早期でも強い呼吸困難を訴える患者もいれば，病期が進行してもいろいろと理由をつけて自己過小評価する

表3-6　日常生活における呼吸困難評価の質問票（修正MRC）

グレード分類	あてはまるものにチェックしてください（1つだけ）	
0	激しい運動をしたときだけ息切れがある.	□
1	平坦な道を早足で歩く，あるいは緩やかな上り坂を歩くときに息切れがある.	□
2	息切れがあるので，同年代の人よりも平坦な道を歩くのが遅い．あるいは平坦な道を自分のペースで歩いているとき，息切れのために立ち止まることがある.	□
3	平坦な道を約100m，あるいは数分歩くと息切れのために立ち止まる.	□
4	息切れがひどく家から出られない，あるいは衣類の着替えをするときにも息切れがある.	□

呼吸リハビリテーションの保険適用については，旧MRCのグレード2以上．すなわち上記mMRCのグレード1以上となる.

患者もいる．後者の場合，たとえば，感染症を併発し増悪したときに，急患外来を家族同伴で受診する事態や，救急収容されあたかも“急性”呼吸不全として対処される事態が起こりうるのである.

日常生活における呼吸困難の程度を簡便に評価する方法としてmMRC（modified British Medical Research Council）質問票（表3-6）が頻用される．この質問票は，将来の死亡の危険性予測としても有用だとされている．その他の質問票として，症状やQOLに関する8項目を0～40点で評価するCAT（COPD assessment test），COPD症状を点数化してCOPDの可能性をスクリーニングするIPAG（international primary care airway group）がある.

（2）慢性の咳と喀痰

呼吸困難に随伴する咳と喀痰でなければCOPD関連症状といえないが，呼吸困難がはっきりしないCOPD早期の症状として慢性の咳嗽が出現することは多い．当初は間欠的だが，後に頻度が増す．しかし，気流閉塞が高度となっても咳がないこともある.

喀痰症状が年に3カ月以上あり，それが2年以上連続して認められる場合，慢性気管支炎と臨床的に診断されるが，このことだけでCOPDの臨床症状と認めるわけにはいかないことはすでに述べている．喀痰症状の評価は難しいが，喀痰量が異様に多い場合は気管支拡張症，膿性喀痰は気道の細菌感染が疑われる.

（3）喘鳴

重症COPDでみられることが多いが，COPDに特異的な症状ではない．喘息，心不全と鑑別しなければならない.

（4）消耗・体重減少・食思不振

これらはCOPD晩期の症状といえるが，消耗と体重減少（痩せ）は独立したCOPD予後不良因子である．食事摂取量の減少もあるが，炎症性サイトカイン（とくにTNFα）が関連している．ただ，悪性腫瘍や肺結核の合併の有無をチェックすることが必要である.

2）COPDの身体所見について

COPD早期に特異的な身体所見があるわけではない．すでにネッターの医学画（図3-13）でみたように，COPD晩期の呼吸不全では特徴的な所見が視診でみられる．

（1）樽状胸郭（barrel chest）

長年の肺の過膨張により肋骨が水平となり，胸郭の前後径が拡大し「樽型」となる．同時に腹部が突出する（ネッター医学画のブルー・ブローターの胸部と腹部に注目）．

（2）頻呼吸と口すぼめ呼吸

呼気の延長した浅くて早い呼吸となる．口すぼめ呼吸を無意識にするようになる（ネッター医学画のピンク・パッファーの口元に注目）．

（3）呼吸運動と胸郭運動異常

おもな呼吸筋である横隔膜の運動が肺過膨張で阻害されるため，補助呼吸筋（胸鎖乳突筋や斜角筋）が持続的に動員される結果，頸部のこれら筋群の特徴的な筋肉肥大がみられる（ネッター医学画の両者の頸部に注目）．また，吸気時の肋間や鎖骨上窩の陥入をみる．さらに重症となると，横隔膜が低位で平坦化し，吸気時に下部胸郭の拡張がみられず，内側に陥没する奇異呼吸がみられる（Hoover signフーバー徴候）．

（4）チアノーゼ

口唇・顔面・指尖でチアノーゼがみられる（ネッター医学画のブルー・ブローターの顔面，口唇，指尖に注目）．低酸素血症だけではなく，静脈うっ血や心拍出量低下，末梢血管収縮でもみられる．自然光のもとで観察するのが原則である．

（5）ばち指（clubbed finger）

指尖が太鼓の“ばち”のように膨れ，爪が手掌側に丸く巻き込まれる．爪の付け根が膨隆することによる（図3-19）．手の指だけでなく足の指にも出現する．機序は不明だが，血小板増殖因子や血管内皮細胞増殖因子の関与が疑われている．元来，ばち指はチアノーゼを伴う先天性心疾患や感染性心内膜炎，肝硬変，炎症性腸疾患にみられる．肺疾患では肺がんと特発性肺線維症で出現するが，喘息やCOPDでは出現しないのが一般である．だから，COPDでばち指をみたら“肺がんの合併を疑え”となる．

（6）触診と聴診所見

肺の過膨張により心尖拍動は触れにくく，聴診音も弱くなる．異常呼吸音（副雑音）としては，連続性ラ音としてやや低調なcoarse crackleや連続性ラ音が聞かれることがある．気道平滑筋収縮や気道分泌物増加に起因するが，連続性ラ音は細い気管支から生じる高調性のwheezeと太い気管支から生じる低調性のrhonchusに分類される．

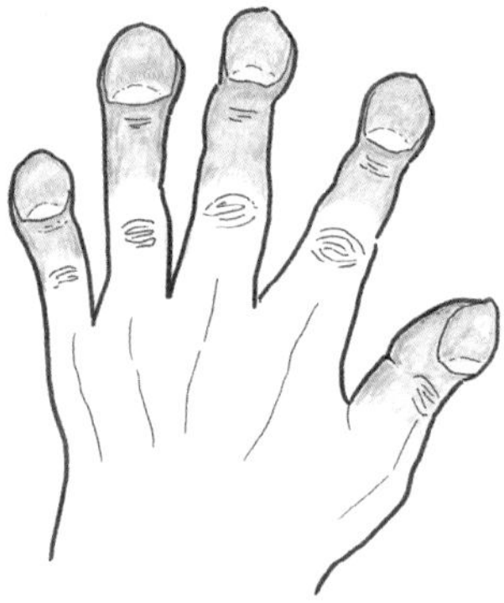

図3-19　ばち指

8. 慢性閉塞性肺疾患(COPD)の検査

1) 画像診断

(1) 胸部単純X線写真

胸部単純X線写真のみでCOPDの診断はできないが，COPDを疑うことはできる．また，他疾患の鑑別除外に役立つ(図3-20)．図3-20の正面像(A)と側面像(B)にみられるCOPDの所見をまとめてみよう(表3-7)．この表にまとめた所見はCOPDの肺過膨張を反映した所見であるが，最も信頼性の高い所見は横隔膜低位平坦化である．

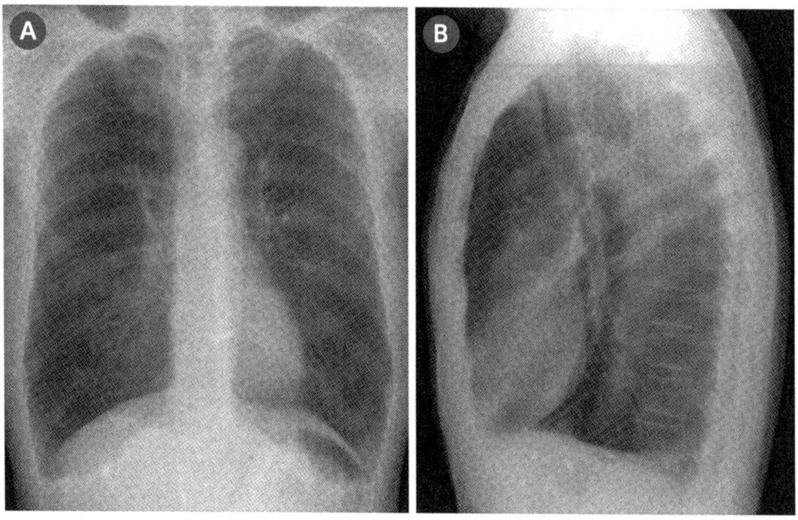

図3-20　COPDの胸部単純X線写真

(日本呼吸器学会：COPD診断と治療のためのガイドライン．第5版，p59．2018.)

表3-7 COPD胸部単純X線写真の正面像と側面像の所見

正面像	・肺野透過性の亢進 ・肺野末梢の血管陰影の細小化 ・横隔膜の低位平坦化 ・滴状心 (tear drop heart) による心胸郭比 (CTR) の減少 ・肋間腔の拡大
側面像	・横隔膜の平坦化 ・胸骨後腔の拡大 ・心臓後腔の拡大

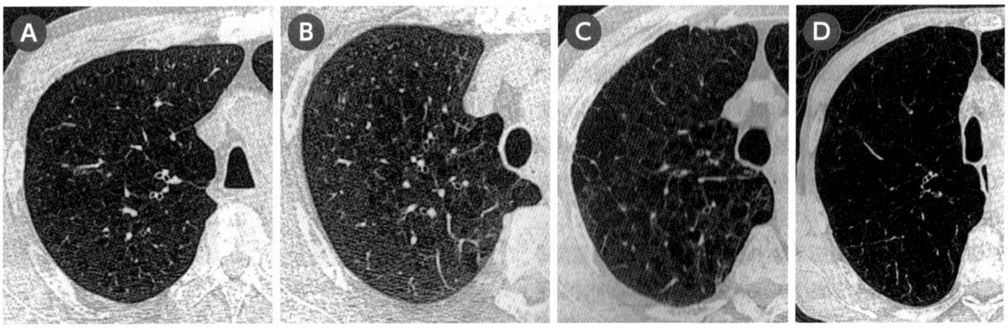

気腫性病変の程度が軽いもの (A) から高度なもの (D) の順に配列 (下表参照).

A	Goddard分類 1点	径1 cm 以下の気腫性病変が散在する.
B	Goddard分類 2点	気腫性病変が癒合して大きなLAAを認める.
C	Goddard分類 3点	気腫性病変の癒合がさらに進み, 低吸収領域がかなりの部分を占める.
D	Goddard分類 4点	大部分が気腫性病変で健常肺はわずかに残るのみである.

図3-21 気腫性病変のHRCT画像

(日本呼吸器学会 : COPD診断と治療のためのガイドライン. 第5版, p60. 2018.)

(2) 胸部CT

高分解能CT (high resolution CT ; HRCT) は, COPDの気腫性病変の描出と評価にきわめて有用である. しかも, その定性・定量評価は低線量のCTでも可能である. また, 肺気腫は, 小葉中心性 (細葉中心性ともいう), 汎細葉性, 傍隔壁性 (遠位細葉性ともいう) の3つに分類されることはすでに述べた (**図3-17**) が, HRCT画像ではその鑑別が可能である.

気腫性病変は低吸収領域 (low attenuation area ; LAA) としてCT画像上に出現する. **図3-21** にそのHRCT画像を示す. 評価法としては, 2次元的半定量評価法である「Goddardの方法」が有名である. これはLAAの占める面積を視覚的に25%, 50%, 74%, 100%と4段階に分け, 6部位について順番に1点, 2点, 3点, 4点とスコアをつける方法である (**表3-8**)

COPDは肺実質 (肺胞領域の) の病変だけではなく, 中枢気道と末梢気道病変, とりわけ末梢気道病変が重要である. しかし, 気腫性病変と異なり, COPDの気流閉塞に深くかかわる内径2mm以下の細気管支領域のCT評価は, 息止めはできても心臓の拍動は止められないという限界から, 簡単にブレイクスルーできないだろう.

表3-8　肺気腫視覚評価法（Goddardの2次元的半定量的評価法）

左右それぞれの上，中，下の3レベルの合計6部位について，視覚的に肺気腫の程度を5段階評価し，6つの部位で合計したものを肺気腫スコアとする．6部位の合計は最大24ポイント

0：肺気腫なし
1：肺気腫が肺野面積の25%以下
2：肺気腫が肺野面積の25%〜50%
3：肺気腫が肺野面積の50%〜75%
4：肺気腫が肺野面積の75%以上

（Goddard PR, et al：Computed tomography in pulmonary emphysema. Clin Radiol, 33(4)：379-87, 1982.）

2）呼吸機能検査

(1) 気流閉塞の評価（スパイロメトリーと肺気量分画）

COPDの**気流閉塞**はスパイロメトリーにより検出する．診断基準には1秒率（FEV_1/FVC）が用いられ，気管支拡張薬吸入後の測定値で評価する（70%未満）．一方，病期分類には予測1秒量に対する比率で示す対標準1秒量（% FEV_1）が用いられる．詳しくは，「9．慢性閉塞性肺疾患（COPD）の診断」で述べる．

・1秒率（FEV_1/FVC）＝1秒量（FEV_1）/努力肺活量（FVC）×100%

・対標準1秒量（% FEV_1）＝実測1秒量/予測1秒量×100%

予測1秒量（FEV_1 predicted）の正常値は日本人の非喫煙者から求められた回帰式から求める（表3-9）．

COPD患者の1秒量（FEV_1）と努力肺活量（FVC）を健常者と比較してみよう（**図3-22**）．正常では最大限吸い込んだ空気を一気に吐き出した1秒後にその大半が吐き出されているが，COPDでは努力してもその半分も吐き出されていないことがこのスパイログラムからみてとれる．これは気流閉塞の観点から肺機能を評価したものだが，COPDは気流閉塞だけで成立する病態ではない．肺実質（肺胞領域）障害も深くかかわる肺過膨張，air trappingの病態を気流閉塞の影響と合わせて表現する**肺気量分画**で示せば，肺過膨張の実態がより明瞭となる．進行したCOPDでは，残気量（RV），全肺気量（TLC）が増大し，肺活量（VC）と最大吸気量（IC）が減少している（**図3-23**）．つまり，過膨張により全肺気量が増大し，呼気が満足にできないことにより残気量が増すことで，最大吸気量が減少することをこの肺気量分画は語っている．これらのパラメーターのうち臨床上重要なのは最大吸気量（IC）である．

参考として，1秒量（FEV_1）や肺気量分画の基本となる，呼吸生理学で定番の正常スパイロメトリーによるブロック・ダイアグラムとトレース曲線を**図3-24**に示しておこう．

(2) ガス交換障害の評価　――肺拡散能（DLCO）

肺胞から肺毛細血管の血中への酸素拡散能力は肺拡散能（DLCO）によって評価される．肺拡散能とは，「肺胞気から肺毛細血管中の血液への呼吸ガスの拡散性を示す尺度」であり，「1mmHgの圧差があるとき，1分間に肺胞から血中へ移行する気体容積（mL）」で表される（最新医学大辞典．第3版，医歯薬出版）．

表3-9　日本人のスパイロメトリー正常予測値

	男性	女性
VC (L)	0.045×身長 (cm) −0.023×年齢−2.258	0.032×身長 (cm) −0.018×年齢−1.178
FVC (L)	0.042×身長 (cm) −0.024×年齢−1.785	0.031×身長 (cm) −0.019×年齢−1.105
FEV$_1$ (L)	0.036×身長 (cm) −0.028×年齢−1.178	0.022×身長 (cm) −0.022×年齢−0.005

(日本呼吸器学会肺生理専門委員会報告：日本人のスパイログラムと動脈血液ガス分圧基準値．日呼吸会誌，39：巻末，2001.)

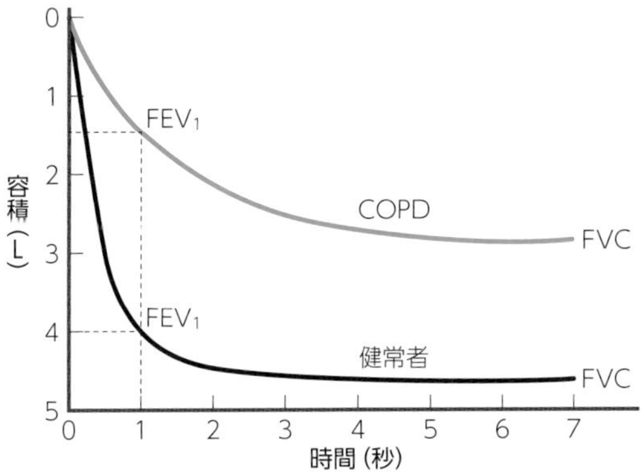

図3-22　健常者と重症COPD患者のスパイログラム

(日本呼吸器学会：COPD診断と治療のためのガイドライン．第5版，p62．2018.)

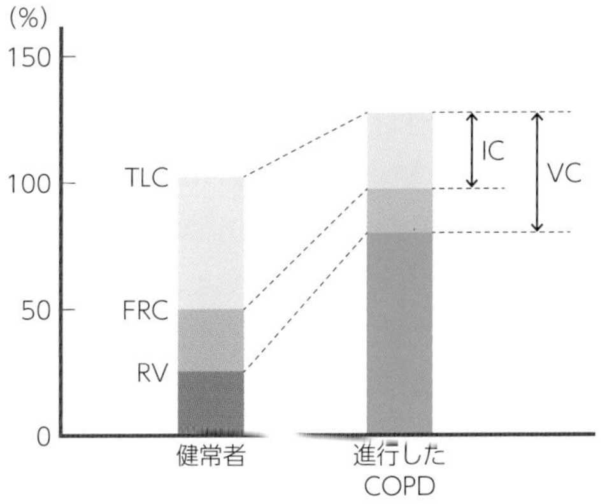

図3-23　健常者とCOPDの肺気量分画

TLC：全肺気量，FRC (functional residual capacity)：機能的残機量
RV (residual volume)：残気量，VC (vital capacity)：肺活量
IC (inspiratory capacity)：最大吸気量

(日本呼吸器学会：COPD診断と治療のためのガイドライン．第5版，p64．2018.)

COPDでは気腫性変化によりガス交換領域の肺胞壁が破壊されるため，拡散能力が低下する．肺拡散能はヘモグロビン濃度や循環血液量にも影響され，高度な貧血やショックによっても低下することに注意が必要である．

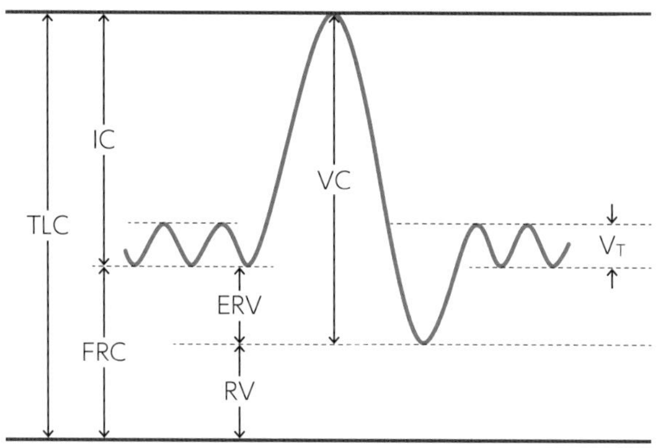

図3-24　正常スパイログラムのブロック・ダイアグラムとトレース曲線

ERV：予備呼気量，V_T：1回換気量（TVと同じ）

3）動脈血ガス分析とパルスオキシメーターについて

(1) 動脈血ガス分析

動脈血ガス分析は，患者の換気状態・酸素化能・酸塩基平衡の評価に重要な情報を提示してくれる．COPD早期（病期Ⅰ～Ⅱ）に異常が顕在化することはまれであるが，進行して慢性呼吸不全としての病態が出現してくると，動脈血ガス分析のデータが不可欠となる．

病状安定期で室内空気（FiO_2＝21％）における動脈血酸素分圧（PaO_2）が60 Torr（mmHg）以下の状態が1カ月以上持続すれば慢性呼吸不全と診断される．なぜ60 Torrなのか？　その理由は，酸素解離曲線（ヘモグロビン酸素解離曲線）（**図3-25**）をみれば納得できるだろう．60 Torr のPaO_2に対応する動脈血酸素飽和度（SaO_2）は89％である（表中の赤線）が，PaO_2がそれ以下になるとSaO_2は急速に低下するのがわかる．溶解酸素量はSaO_2とヘモグロビン量に依存する．したがって，組織への酸素供給量は心拍出量・酸素飽和度・ヘモグロビン量に大きく依存するので，PaO_2のみで評価してはならない．

呼吸不全は，高二酸化炭素血症を伴うか否かでⅠ型とⅡ型に分類する．高二酸化炭素血症（$PaCO_2$＞45 Torr）を伴うⅡ型呼吸不全では，二酸化炭素の貯留により呼吸性アシドーシスとなる．通常は腎臓による代謝性代償が働き，酸塩基平衡は均衡を維持する．しかし，その代償が無効になるとCO_2ナルコーシスのリスクが急速に高まる．

- PaO_2 55 Torr以下（SaO_2＜88％に相当）の高度慢性呼吸不全およびPaO_2 60 Torr以下で睡眠時または運動負荷時に高度な低酸素血症をきたす呼吸不全患者は，在宅酸素療法（home oxygen therapy；HOT）の保険適用となる
- COPDで，安定期低酸素血症と高二酸化炭素血症あるいは両者による肺高血圧症は死亡リスクに関連する
- COPD増悪期には動脈血ガス分析情報が重要である．低酸素血症と高二酸化炭素血症を評価し，アシドーシス（pH＜7.35）を伴う高二酸化炭素血症があれば換気補助療法の適応である

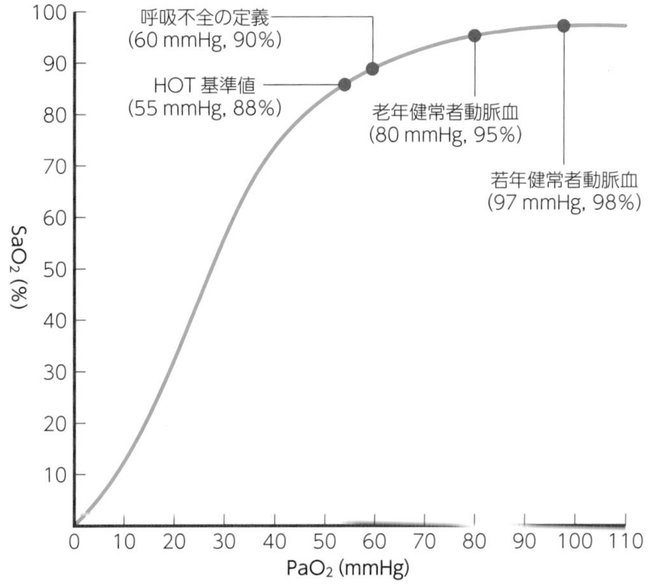

PaO_2 (mmHg)	SaO_2 (%)	O_2 溶解量 (mL/dL)
10	13.5	0.03
20	35	0.06
30	57	0.09
40	75	0.12
50	83.5	0.15
60	89	0.18
70	92.7	0.21
80	94.5	0.24
90	96.5	0.27
100	97.5	0.30

図3-25　ヘモグロビン酸素解離曲線

pH7.40，温度38℃での曲線．表は，PaO_2値に対するヘモグロビン飽和度と溶解酸素量を示す．

（岡田泰伸監訳：ギャノング生理学．原著23版，p707，図36-2，丸善出版，2011.）

(2) パルスオキシメーターによる酸素飽和度の測定

動脈血酸素飽和度SaO_2のSはsaturation（飽和度），aはartery（動脈），O_2はOxygen（酸素）である．動脈を穿刺して動脈血を採取し，動脈血ガスを分析した結果として手に入れられる検査データであり，“観血的，侵襲的”方法によって得られた信頼度の高い“痛みを伴う”データといえる．

一方，SpO_2と表現される酸素飽和度がある．SaO_2のaが，percutaneous（経皮的）を意味するpに変わっている．このSpO_2を測定する医療機器がパルスオキシメーターである．指尖部に赤色光と赤外光を当て，透過光が脈拍を感知して動脈を同定する．そして，酸化ヘモグロビンが赤色光をよく透過し，還元ヘモグロビンが赤色光をよく吸収することを利用して，動脈血中の吸光成分の各波長を求め，その吸光度の比から酸化および還元ヘモグロビンの比率を計算しSpO_2が算出されるのである．これは患者にとっても医者にとっても朗報である．動脈を針で穿刺することなく，“非観血的，非侵襲的”方法で動脈酸素飽和度データがいつでもどこでも得られるのだから．

しかし，“痛みを伴わない”分だけ，そのデータはさまざまな影響を受けることを理解しておかねばならない．動脈血中成分の吸光度に影響を与えるもの，たとえば，異常ヘモグロビン（一酸化炭素ヘモグロビン・メトヘモグロビン：ニトログリセリンや抗不整脈薬のリドカインやプロカインの服用によるメトヘモグロビンの出現），肝臓や心臓の検査用色素（インドシアニングリーンやカルディオグリーン），爪のマニキュアなどはもちろんのこと，寒冷による指尖の血管収縮なども影響を与える．したがって，病状評価と治療内容に正確を期す場合は，躊躇することなく動脈血ガス分析を併用しなければならない．なお，意外なことに黄疸は，SpO_2測定値に影響を与えない（ただし，ビリルビン＞20 mg/dLの重症黄疸を除く）．

COLUMN

パルスオキシメーター

臨床できわめて有用性の高いパルスオキシメーターを開発したのは，日本光電工業の青柳卓雄氏で1974年のことである．地道に続けられた基礎研究の賜物であり，われわれ日本人に深い感動を与える．詳細は，日本呼吸器学会の「Q＆A パルスオキシメータハンドブック」（2014年）を参照されたい．

9. 慢性閉塞性肺疾患（COPD）の診断

1）診断基準

COPDは，次の結果として診断される．

① 長期の喫煙歴などの曝露因子があること

② 気管支拡張薬吸入後のスパイロメトリーで**1秒率（FEV_1/FVC）が70％未満**であること

③ （X線画像検査，呼吸機能検査，心電図などにより）他の気流閉塞をきたしうる疾患（表3-10）を除外すること

なお，気道可逆性の大きいCOPD，可逆性の乏しい難治性喘息，COPDと喘息併存例（オーバーラップ症候群）は，喘息との鑑別が困難である．

2）閉塞性換気障害による病期分類

（1）COPDの病期分類

COPDの診断には1秒率（FEV_1/FVC）を用いるが，病期分類には予測1秒量に対する比率で示す**対標準1秒量（％FEV_1）**を用いる．その理由は，COPDが進行すると1秒量（FEV_1）とともに努力肺活量（FVC）も低下するため，その比である1秒率（FEV_1/FVC）では病期の進行を正確に反映できないと考えられているからである．事実，1秒量のほうが1秒率より予後因子としての有用性が報告されている．また，1秒量（FEV_1）は年齢・体格・性別の影響を受け

表3-10　COPDと鑑別を要する疾患

1. 喘息	2. びまん性汎細気管支炎
3. 先天性副鼻腔気管支症候群	4. 閉塞性細気管支炎
5. 気管支拡張症	6. 肺結核後遺症
7. 塵肺症	8. リンパ脈管筋腫症
9. 間質性肺炎	10. 肺がん
11. うっ血性心不全	

表3-11　COPDの対標準1秒量（% FEV_1）にもとづく病期分類

	病期	定義
Ⅰ期	軽度の気流閉塞	% FEV_1≧80%
Ⅱ期	中等度の気流閉塞	50%≦% FEV_1＜80%
Ⅲ期	高度の気流閉塞	30%≦% FEV_1＜50%
Ⅳ期	きわめて高度の気流閉塞	% FEV_1＜30%

気管支拡張薬投与後の1秒率（FEV_1/FVC）70%未満が必須条件

表3-12　呼吸不全の診断基準

1. 室内気吸入時のPaO_2が60 Torr以下となる呼吸機能障害，またはそれに相当する呼吸障害を呈する異常状態を呼吸不全と診断する．
2. $PaCO_2$の程度により下記に分類される．
   1）Ⅰ型呼吸不全：$PaCO_2$が45 Torr以下のもの
   2）Ⅱ型呼吸不全：$PaCO_2$が45 Torrを超えるもの
3. 慢性呼吸不全とは，呼吸不全の状態が少なくとも1カ月間持続するものをいう．

なお，PaO_2がボーダーライン（60 Torr以上，70 Torr以下）にあり，呼吸不全に至る可能性が大なる症例を準呼吸不全として扱う．

動脈血二酸化炭素分圧（$PaCO_2$）が上昇しないものをI型呼吸不全，上昇し高二酸化炭素血症を伴ったものをII型呼吸不全と分類する．

（厚生省特定疾患「呼吸不全」調査研究班：昭和56年研究業績．）

るため，日本人のスパイロメトリーの予測1秒量（FEV_1 predicted）の正常値（p121の**表3-9**）に対する比率，すなわち対標準1秒量（% FEV_1）にもとづいた病期分類が用いられているのである．

表3-11に示したスパイロメトリーの客観的なデータにもとづく4段階分類は，Ⅰ期（軽度COPD），Ⅱ期（中等度COPD），Ⅲ期（高度COPD），Ⅳ期（きわめて高度なCOPD）と臨床所見を含めた総合評価と誤解される可能性がある．この軽度からきわめて高度までの分類はあくまでもスパイロメトリーのデータによる分類であって，COPDの臨床的な総合評価としての重症度を表現したものではないことに注意しておかねばならない．すなわち，COPDの重症度判定，予後予測，治療法の決定は，% FEV_1にもとづく病期分類によるのではなく，労作時呼吸困難，運動耐容能，併存症の有無や増悪などから総合的に判断する必要がある．

（2）慢性呼吸不全

COPDが進行すると臨床症状は顕在化し，慢性呼吸不全状態に移行する．少し古いが1981（昭和56）年の厚生省研究班による呼吸不全診断基準を表3-12に示す．

前述のとおり，動脈血酸素分圧（PaO_2）が60 Torr以下となると動脈血酸素飽和度（SaO_2）が急速に低下するため，全身組織への酸素供給が低下する．この呼吸不全の進行はCOPDの予後に影響するが，**表3-11**に示したCOPDの病期に関係することはない．

10. 慢性閉塞性肺疾患（COPD）の併存症と合併症

1）併存症　全身病としての側面

COPDでは喫煙や加齢による併存症がみられるが，COPDによる全身への影響（systemic effects）が併存症を誘発していると考えられている．このことから，COPDを単に肺という局所の問題としてとらえるのではなく，**全身性炎症としての全身病**（systemic disease）としてとらえる理解が広がり，今日のCOPD治療管理戦略の見直しが進んでいるといえる．ただし，全身性炎症としてみた場合，その機序を肺で産生された炎症性メディエーターの全身への影響という一元論では理解することは難しく，肺局所と全身での炎症の成り立ちに異なったメカニズムが働いている可能性も否定できず，今後の課題である．

COPDの全身的影響を表3-13にまとめてみよう．

2）肺合併症

COPDの肺合併症には3つの重要疾患がある．気管支喘息，肺がん，気腫合併肺線維症である．

（1）気管支喘息

喘息は，肺の肺活量は低下しないが1秒量（FEV_1）が低下する閉塞性換気障害として，肺気

表3-13　COPDの全身への影響（全身病としての姿）

全身性炎症	COPDの増悪期だけでなく，安定期にも血中炎症性サイトカイン（TNF-α，IL-6，酸素由来フリーラジカル）とCRPが上昇している．
栄養障害（悪液質）	脂肪量・徐脂肪量（体重から体脂肪量を引いた重量）の減少
骨格筋機能障害	筋量・筋力の低下（とくに下肢筋），サルコペニア・フレイル
心・血管疾患	虚血性心臓病の合併率が高く，安定期のCOPDの約30%に心不全を合併する．心房細動や脳血管疾患の発症リスクが高い．
骨粗鬆症	脊椎圧迫骨折がCOPDの35%に合併する報告がある．気腫化の程度と関連する．
精神疾患	不安と抑うつによるQOLの低下．過剰な医療機関受診と薬物使用．認知機能との関連がある．
代謝性疾患	COPDは糖尿病発症の危険因子（相対危険率1.5倍）であり，メタボリックシンドロームのリスクも高い．
消化器疾患	消化性潰瘍合併が20〜40%，胃食道逆流症（GERD）の合併もあり，COPD増悪リスクとなる．
睡眠障害	閉塞性睡眠時無呼吸（OSA）

腫と慢性気管支炎とともに位置づけられていたことはすでに述べた．しかし，その臨床と病理組織と浸潤する炎症細胞の種類そして気管支拡張薬に対する反応はCOPDとまったく異なる．典型的な場合COPDと喘息の鑑別は検査をしなくても臨床的に容易である（表3-14）．

これほど臨床に差があるということは，その病理組織および炎症細胞と炎症性メディエーターにも差があるはずだ．その目にみえない基礎的な観点から両者を比較してみよう（表3-15）．

この表をみれば，COPDと喘息がまったく異なった疾患であることが明らかである．COPDは，マクロファージと細胞傷害性（cytotoxic）のCD8＋Tリンパ球が主役を演じ，中枢気道のみならず末梢気道と肺実質（肺胞領域），さらに肺動脈が傷害され完全には可逆的といえない疾患である．一方，喘息は可逆的で，気管支拡張薬やステロイドが有効な中枢気道病変で，好酸球とCD4＋ヘルパーTリンパ球（Th2）が主役を演じていることになる．さらに，炎症性メディエーターの内容や酸化ストレスの関与にも違いがある．

このように両者には大きな差があるのだが，高齢者喘息患者のなかには労作時呼吸困難を主訴とし，気管支拡張薬やステロイドを使用してもFEV_1が正常化しないケースがみられる．このように喘息の要素（アトピー素因，発作性呼吸困難，大きな気道可逆性）とCOPDの要素（喫煙歴，労作時呼吸困難，不可逆的な気流閉塞）をあわせもつ患者では，喘息とCOPDの鑑別が困難となる．このような事例は**オーバーラップ症候群**とよぶ．

（2）肺がん

COPDに合併する肺がんの特徴は，肺がんの組織型を含めまだ解明されていない．しかし，COPDの死因の5～38％が肺がんであり，重要な合併症である．COPDのCTによる肺がんのスクリーニングの有効性は確認されている．しかし，COPD合併の肺がん治療となると外科手術が難しく，術後合併症のリスクも高い．

（3）気腫合併肺線維症

肺気腫は閉塞性肺障害で，肺線維症は拘束性肺障害であった．この両者が併存する**気腫合併肺線維症**（combined pulmonary fibrosis and emphysema；**CPFE**）は2005年，Cottin Vらによって報告された臨床症候群である．CTで上肺野の気腫と下肺野の線維化が合併したものである．

彼らの報告で重要な点は，気腫が先行していて線維化が起こった，あるいは，線維化が先行していて気腫が加わったのではなく，両者がともに進行した症例であったことである．その特徴は次のとおりである．

a）スパイロメトリーはほぼ正常である．
b）ガス交換障害があり運動時低酸素血症を示し，しばしば呼吸不全をきたす．
c）感染症や動脈硬化性生活習慣病の合併が多い．
d）肺高血圧を合併し予後不良である．
e）肺がん合併が高率にみられるが，その治療は手術，放射線治療，化学療法ともにリスクが高く治療は困難である．

表3-14　COPDと気管支喘息の臨床的鑑別

	COPD	喘息
発症年齢	中高年層	全年齢層
要因	喫煙・大気汚染	アレルギー・感染
アレルギー歴・家族歴	－	－～＋
症状持続性	進行性	日内変動
症状出現形態	労作性	発作性
気流閉塞の可逆性	－（　～＋）	＋
気道過敏性	－（　～＋）	＋
気管支拡張薬の効果	少ないがある	効果あり
ステロイド薬の効果	不良	良好

表3-15　COPDと喘息の炎症の病理学的な比較

	COPD		喘息
病変部位	末梢気道 肺胞領域 肺動脈	中枢気道	中枢気道
炎症細胞	好中球＋＋ マクロファージ＋＋＋ CD8＋Tリンパ球（Tc1）	好中球＋ マクロファージ CD4＋Tリンパ球（Th2） CD8＋Tリンパ球（Tc1）	好酸球＋＋ 肥満細胞 マクロファージ CD4＋Tリンパ球（Th2）
炎症性 メディエーター	IL-8，TNFα，IL-1β， IL-6，NO＋	IL-8，IL-5，IL-13，NO＋＋	エオタキシン IL-4，IL-5，IL-13，NO＋＋＋
酸化ストレス	＋＋＋	＋＋＋	＋
病理所見	杯細胞化生 細気管支の炎症と線維化 肺胞破壊 肺動脈リモデリング	扁平上皮化生 杯細胞化生 気管支粘液腺肥大	弱々しい気道上皮 杯細胞化生 上皮基底膜肥厚 気管支攣縮

COPDは中枢気道と末梢気道・肺胞（肺実質）・肺動脈に分けて示してある．NO（nitric oxide，一酸化窒素）はフリーラジカルのひとつで，血管内皮細胞由来の弛緩因子で血管拡張作用を示す．

COLUMN

オーバーラップ症候群

COPDの20～40％が喘息を合併していると報告されている．喘息合併のないCOPDと比較し，QOLが悪く，増悪が高頻度に起こり死亡率が高い．したがって，治療管理上重要な病態である．

したがって，喘息合併COPDのオーバーラップ症候群とこの気腫合併肺線維症は，肺がんとともに予後不良の合併症であり，COPD患者にはCTにより下肺野の線維化の有無を確認することが重要である．

11. 慢性閉塞性肺疾患（COPD）の治療　薬物療法

COPDの治療は薬物療法と非薬物療法（呼吸リハビリテーション，患者教育，栄養管理，酸素療法，換気補助療法，外科的治療）に大別される．ここでは，薬物療法について「COPD診断と治療のためのガイドライン　第5版」（日本呼吸器学会，2018）に沿って論じる．

COPDにおける末梢気道の気流閉塞に対して，喘息ほどではないものの気管支拡張薬がそれなりの効果をもたらすことはこれまでも述べてきた．

1）安定期の薬物治療

ガイドラインには，薬物療法は患者のQOL悪化を予防するために重要な治療であり，積極的に行う必要があることが示されている（表3-16）．安定期における薬物療法を含む管理の全体像を俯瞰しておこう（図3-26）．

（1）気管支拡張薬

治療効果は1秒量（FEV_1）の改善度を指標に判定するが，気管支拡張薬の効果としては，気流閉塞の改善だけでなく，肺過膨張の改善によって運動耐容能が改善することが多い．したがって，FEV_1だけではなく患者症状を含めた総合的な判断が必要である．

気管支拡張薬には，作用機序により次の3系統がある．

- 抗コリン薬：アセチルコリン受容体のひとつであるムスカリン受容体で，気管支平滑筋に存在するM3受容体に拮抗し，迷走神経経由のアセチルコリンによる気管支平滑筋収縮を抑制する
- β_2刺激薬：気管支平滑筋のβ_2受容体を刺激し，細胞内cAMPの増加とプロテインキナーゼAの活性化により気管支平滑筋を弛緩させる
- メチルキサンチン：非選択的フォスフォジエステラーゼ（PDE）を阻害し，気管支平滑筋のcAMP増加により気管支を拡張する

表3-16 COPD安定期における薬物療法のポイント

① 薬物療法の中心は気管支拡張薬であり，閉塞性換気障害の程度・症状・増悪などから判断した重症度に応じて段階的に使用する．薬剤の選択にあたっては，患者ごとに治療反応性や副作用に注意しながら治療を継続する．
② 気管支拡張薬は，作用と副作用のバランスから吸入が推奨され，治療効果が不十分な場合には単剤を増量するよりも多剤併用が奨められる．
③ 気管支拡張薬はCOPD患者の症状・QOLおよび運動耐容能を改善することから，身体活動性の向上および維持に有用と考えられる．
④ 薬物療法はCOPD増悪の予防に有用であり，閉塞性障害の進行や死亡率を抑制する可能性がある．
⑤ COPD患者の15～20%にオーバーラップ症候群が見込まれ，その場合は吸収ステロイドを併用する．

（日本呼吸器学会：COPD診断と治療のためのガイドライン．第5版，p91，2018.）

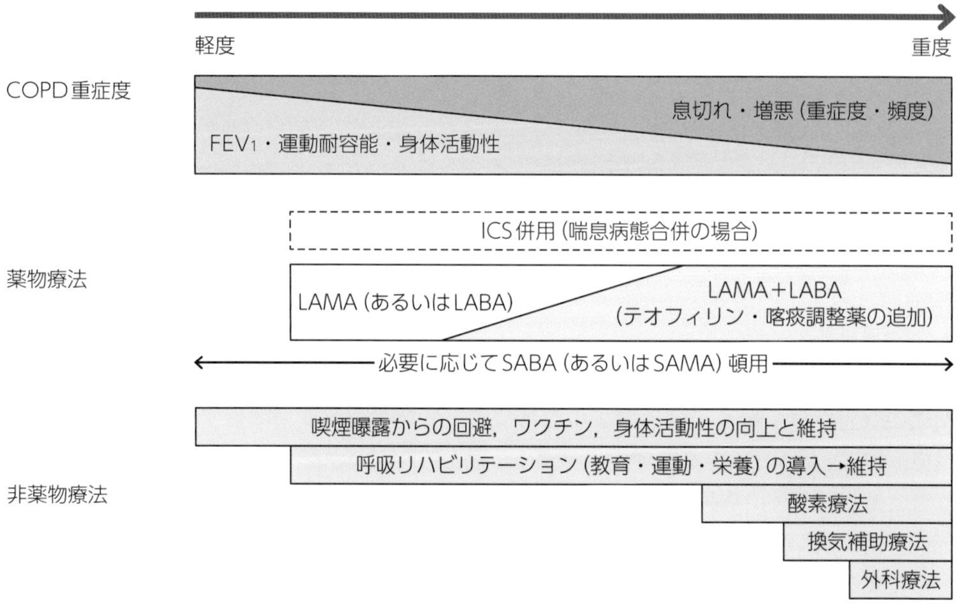

図3-26 COPD安定期における管理の全体像

※COPDの重症度はFEV_1の低下程度（病期）のみならず運動耐容能や身体活動性の障害程度，さらに息切れの強度や増悪の頻度と重症度を加算し総合的に判断する．
※通常，COPDが重症化するにしたがいFEV_1・運動耐容能・身体活動性が低下し，息切れの増加，増悪の頻回化を認めるがFEV_1と他の因子の程度に乖離がみられる場合は，心疾患などの併存症の存在に注意を要する．
※治療は，薬物療法と非薬物療法を行う．薬物療法では，単剤で不十分な場合は，LAMA，LABA併用（LAMA/LABA配合薬の使用も可）とする．
※喘息病態の合併が考えられる場合はICSを併用するが，LABA/ICS配合薬も可

（日本呼吸器学会：COPD診断と治療のためのガイドライン．第5版，p88，2018.）

●短時間作用性抗コリン薬（SAMA）と短時間作用性β_2刺激薬（SABA）

気管支拡張作用は抗コリン薬が優れるが，効果発現までの時間はβ_2刺激薬のほうが速い．軽症COPDの症状を軽減する目的で，労作時に短時間作用薬が推奨される（運動時の呼吸困難予防に有効）．

●長時間作用性抗コリン薬（LAMA）

長時間作用性抗コリン薬の代表であるチオトロピウムは，気管支壁平滑筋のアセチルコリンM3受容体からの解離が遅く，1回の吸入で24時間作用持続する．朝1回の吸入でFEV_1とFVCの増加作用が翌朝まで持続する．4年間の長期使用でもその効果は減弱しない．運動耐容能の改善もあり，しかも，リハビリテーションの併用でその効果は増強する．これほどの効果がみられるにもかかわらず，常用量では全身性副作用が問題になることはほとんどない．

●長時間作用性β_2刺激薬（LABA）

長時間作用性β_2刺激薬には，ドライパウダーによる吸入薬としてサルメテロール，ホルモテロール，インダカテロール，貼付薬としてツロブテロールがあり，閉塞性障害・肺過膨張の改善，呼吸困難の軽減，QOLの改善，増悪の予防，運動耐容能の改善が確認されている．作用時間が長いため服薬回数は1日1～2回で，薬物管理の負担が少ない点，長期間使用でも耐性の出現や効果減弱がない点で優れている．副作用は経口薬に比べ少なく，通常の投与量で問題になることはまれである．

●メチルキサンチン

経口薬の徐放性テオフィリンが用いられる．吸入薬に比べFEV_1改善効果は劣るが，呼吸筋増強作用とCOPD増悪抑制効果が報告されている．

(2) ステロイド（グルココルチコイド）

●吸入ステロイド薬（ICS）（単剤）

中等度以上の気流閉塞COPD患者では，吸入ステロイド薬の定時使用が症状，呼吸機能，QOLを改善し，増悪の頻度を減らす．ただし，長期使用が死亡率を低下させるというエビデンスはない．また，吸入ステロイド薬の中止により，一部の患者では増悪が誘発される可能性がある．COPDに喘息を合併した場合，COPDの重症度にかかわらず吸入ステロイド薬は積極的に使われることが推奨される．

●経口ステロイド薬

COPD安定期における経口ステロイド薬の長期投与は有益性がなく，副作用（とくにステロイド・ミオパチーによる呼吸筋筋力低下と機能不全）が多いため推奨されない．また，短期投与（2週間）も気管支拡張効果は吸入ステロイド薬の長期効果と相関しないため，避けるべきである．

(3) 長時間作用性β_2刺激薬/吸入ステロイド薬配合薬（LABA/ICS配合薬）

サルメテロール/フルチカゾン配合薬とホルモテロール/ブデソニド配合薬がCOPDの適応配合薬である．これらは呼吸機能・運動耐容能・呼吸困難を改善させ，Ⅱ期（中等度気流閉塞）からⅣ期（きわめて高度な気流閉塞）の患者の増悪頻度を減少させる．これら配合薬は全死因で死亡率を低下させるという成績を得ている．また，この配合薬に抗コリン薬のチオトロピウムを併用すると呼吸機能・QOLがさらに改善し，増悪頻度が減少する可能性がある．

表3-17　COPD増悪時における薬物療法のポイント

①　COPD増悪期薬物治療の基本はABCアプローチ；A (antibiotics，抗菌剤)，B (bronchodilators，気管支拡張薬)，C (corticosteroids, ステロイド薬) である.
②　増悪時の第一選択薬は短時間作用性β2刺激薬 (SABA) の吸入である.
③　高度の気流閉塞や入院を要する増悪では，禁忌となる合併病態がなければ副腎皮質ステロイドの全身投与が推奨される．プレドニゾロン換算30～40 mg/日通常5～7日間投与する．比較的軽症例の外来治療においても呼吸機能改善促進の観点からステロイド投与は推奨される.
④　痰の膿性化があれば抗菌薬の投与が推奨され，人工呼吸 (NPPVまたはIPPV) 管理症例ではより強く推奨される.

(日本呼吸器学会：COPD診断と治療のためのガイドライン．第5版，p136，2018.)

(4) 喀痰調整薬

喀痰量の多いCOPD患者は，少ない患者と比較してFEV_1の経年的低下率が大きく，喀痰調整薬の服用による効果が期待できる．また，COPDの増悪頻度と期間を軽度だが有意に減少させる.

(5) 抗菌薬

マクロライド系抗菌薬(クラリスロマイシン，エリスロマイシン，アジスロマイシン)の効果として，全増悪頻度の抑制，重症増悪頻度の抑制，増悪による外来受診や入院頻度の抑制などが報告されている.

2) 増悪期の薬物治療

安定期における薬物治療との大きな違いは経口ステロイドの使用である．そのポイントをガイドラインから引用する(表3-17)．増悪期の気道分泌への対応は各論および成書を参照されたい.

第3章 各論2

慢性心不全（CHF）を慢性循環障害のモデルとして考察する

重要臓器の重篤な機能低下により日常生活が持続的に障害される人体の病理を表現する臨床病名として，心不全，腎不全，呼吸不全（肺不全），肝不全などがある．

“脳不全”という病名が使われることはないが，アルツハイマー病に代表される中枢神経の変性疾患は，神経細胞（ニューロン）の進行性の変性脱落壊死による神経細胞数の減少と，その結果として起こるシナプスの減少を特徴とする非可逆的な状態であり，“慢性脳不全”と表現しても一向にかまわない病態である．つまり，“不全（failure）”という言葉は，その臓器が従来もっていた機能を徐々に果たせなくなり，当人の日常生活が持続的かつ進行性に，量的にも質的にも狭められていく過程（quality of life；QOLの低下）であり，厳しい表現ではあるが，死によって終わる病態を表す言葉といえるだろう．したがって，慢性心不全患者への医療的支援は，心臓移植を除けば機能回復が目的とはなりえず，いかにその進行と症状を緩やかにコントロールするかを目的とする医療および看護の展開，さらにいえば，穏やかで尊厳ある死への支援ということになるであろう．

1. 慢性心不全を定義する

1）慢性心不全治療ガイドラインによる定義

日本の循環器病にかかわる13学会から推薦された専門家からなる研究班が作成した慢性心不全診療ガイドライン（2010年改訂版）によると，慢性心不全（chronic heart failure；CHF）は，「慢性の心筋障害により心臓のポンプ機能が低下し，末梢主要臓器の酸素需要量に見合うだけの血液量を絶対的にまた相対的に拍出できない状態であり，肺，体静脈系または両系にうっ血を来たし日常生活に障害を生じた病態」と定義されている（なお，「急性・慢性心不全診療ガイドライン（2017年改訂版）」では，**急性と慢性を分類する重要性は薄れている**とされている）．用語を選びよく吟味された定義といえるが，理解するためには少し説明が必要だろう．

夥《おびただ》しい心筋細胞が介在板で連結し，ひとつの機能的筋肉塊をなしたものが心臓であった．この心臓の機能を安易に“ポンプ”というひとことで表現することは，心臓に対してはなはだ失礼であろう．あの“単純な筒状のポンプ”とはほど遠い，しなやかで変幻自在の収縮弛緩機能をもつ装置が“心臓のポンプ機能”と表現されていることに注意していただきたい．全身を隈《くま》なく巡《めぐ》る血液を駆出《くしゅつ》する力が心臓のポンプ力なのだが，心臓が自らの力技《ちからわざ》で勝手に血液を送り出しているわけではない．生涯にわたり，全身の微小循環領域の酸素需要情報を即座に感知し，それに見合った血液循環を保証し維持し続けているのである．子どもの成長を眺めなが

ハリソン内科学書での定義

ところで，外国の教科書では心不全はどのように定義されているのだろうか？ 内科学書の定番といえるハリソン内科学書を覗いてみよう．

Heart failure (HF) is a clinical syndrome that occurs in patients who, because of an inherited or acquired abnormality of cardiac structure and/or function, develop a constellation of clinical symptoms (dyspnea and fatigue) and signs (edema and rales) that lead to frequent hospitalizations, a poor quality of life, and a shortened life expectancy

(Harrison's Principles of Internal Medicine. 17ed, p1443, 2008.)

【心不全は，先天的あるいは後天的に心臓の構造あるいは機能に異常があり，そのために呼吸困難や全身倦怠感といった臨床症状と浮腫や聴診でラ音を聴取するといった兆候が出現する臨床的な症候群である．そして，この状況はしばしば入院を余儀なくされ，生活の質は低下し，短命に終わる．】

日本の定義がきわめて具体的な病態生理を語っていたことと比べると，ハリソンの定義は“臨床的な症候群”と表現し，“入退院を繰り返し，短命に終わる”という表現で完結しており，なんともそっけない感じを受ける．しかし，慢性心不全を患った人間の日常生活を想像するという視点でみるなら，患者を苦しませる呼吸困難や全身倦怠感といった主観的な症状をあげ，他人からも異常とみえる浮腫といった具体的な客観的兆候を盛り込んでいることをみれば，ハリソン定義のほうが，より患者のリアリティを表現しているといえるのではないだろうか．

なにしろ，心不全が増悪し“入院を余儀なくされる”と，米国における平均在院日数は1週間でその入院費は1万ドル（120万円）である．一方，日本では，平均在院日数42日の入院で180万円の入院医療費がかかると計算されている（第122回日本医学会シンポジウム：慢性心不全の臨床像と疫学（和泉徹氏の公演）より）．このような状況をみれば，とりわけ慢性疾患は，病態生理からの視点だけでみるのでは不十分である．一方，ハリソンの“しばしば入院を余儀なくされ，生活の質は低下し短命に終わる”という“死”をも入れこんだ定義には，社会心理経済的な視点が意図的に込められているといえるだろう．ちなみに，先ほどの入院医療費を日米で比較すると，日本では120万円で30日入院していることになり，日本は米国より安い入院医療費で，手厚い医療・看護を受けられる実態も垣間見えるのである．

ら，その話に耳を傾けて無言で行動する頼り甲斐のある父親然とした振る舞い，そんな姿が心臓にはある．したがって，その機能低下は，主要臓器（肝臓，腎臓，肺，大脳，消化管など）とその他諸々の末梢組織の酸素供給低下（低酸素血症）を引き起こし，さまざまな障害を引き起こすことになる．

2）慢性心不全とうっ血

定義のなかに“うっ血（congestion）”という用語がみられる．うっ血とは，血管内の血液の停滞をいう．しかし，血液の停滞といっても，血液が動脈内で停滞するのか，静脈内で停滞するのかで話は違ってくる．実は，うっ血とは静脈内の血液停滞をいう．静脈が腫瘍で圧迫されたり（たとえば，顔面と頸部に高度の浮腫をみる右上葉の肺がんによる上大静脈圧迫狭窄は，上大静脈症候群として知られ，その代表である），静脈弁の機能が低下して（たとえば，下肢の静脈瘤）静脈血流が停滞するのであれば理解しやすいのだが，静脈は健全であるはずの心不全でなぜうっ血が起こるのか？

血液は，全身に駆出された後に回収され，最終的には，逆流防止弁をもたない上大静脈と下大静脈を経由して心臓の右心房に帰還する循環運動のなかにある．心不全では心臓のポンプ機能が低下し，血液が心臓の中でも停滞する．右心系（右心房，右心室）の血液停滞は上大静脈と下大静脈の静脈圧を上昇させ，血液が右心房に抵抗なく速やかに帰還できないため（正常では大静脈の血液は吸い込まれるように右心房に帰還する），肺以外の臓器（とりわけ肝臓）や末梢の静脈に鬱滞《うったい》（うっ血）が生じる．はたまた，左心系（左心房，左心室）の血液停滞は肺静脈圧を上昇させ，肺静脈血が左心房に抵抗なく速やかに帰還できないため（正常では肺静脈血もまた左心房圧と肺静脈圧の圧差にしたがい引き込まれるごとく左心房に帰還する），肺静脈圧は上昇し，その末梢である肺胞毛細血管圧が上昇し，肺水腫を引き起こす．

うっ血が持続すると血管内圧が上昇するわけだから，その上昇した圧力で血液中から分子量の小さなタンパク質や水分が押し出され周囲組織に漏出《ろうしゅつ》（transdate）し，“うっ血性浮腫（congestive edema）”をつくる．さらにうっ血が持続して慢性化すると，間質に結合組織の増生による線維化（fibrosis）が起こり，その組織は硬くなり“うっ血性硬化（congestive sclerosis）”という病理が出現する．このうっ血による一連の末梢組織の変性（degeneration）過程が慢性心不全の病態生理の基本であり，多彩な慢性心不全の臨床症状を生み出しているのだ．慢性心不全が“うっ血性心不全”と表現される所以がここにある．

ちなみに，動脈内の血液の停滞を充血（hyperemia）という．この病態はうっ血とまったく異なる．充血は組織への動脈血が能動的に増加した状態で，炎症（inflammation）にその典型をみることができる．たとえば，虫に刺されると，その場所には発熱（fever），疼痛（pain），発赤（redness）と腫脹（swelling，浮腫edemaとほとんど同義）という炎症の4兆候が出現する．炎症が発生した局所の血管が血管平滑筋細胞に作用する血管作動性物質（肥満細胞の分泌するヒスタミンや血管内皮細胞が分泌する一酸化窒素（NO））によって刺激され血管拡張が起こる．これを炎症性充血（inflammatory hyperemia）という．さらに，ヒスタミンやブラジキニンが末梢神経の痛覚（侵害《しんがい》）受容体を刺激し，強い疼痛が出現する．この際，血管作動性物質の作用で血管内皮細胞の間隙が開き，漏出に比べより大きな血漿タンパク質が血管外に移動する．これを“血管透過性の亢進による血液成分の浸出《しんしゅつ》（exudate）”といい，“浸出性浮腫（exudative edema）”を生み出す．しかして，炎症の4兆候の完成となる．

動脈のこの充血の別名を能動的充血（active hyperemia）という．したがって，うっ血は静脈性充血（venous hyperemia），また，受動性充血（passive hyperemia）という同義語をもっている（図3-27）．

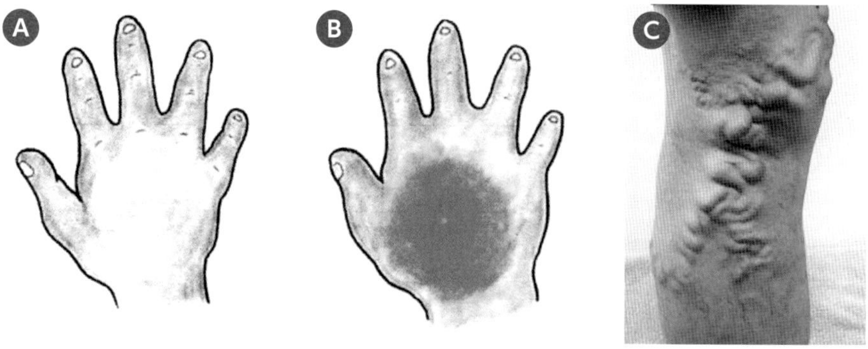

図3-27 充血とうっ血

(A) 健常な小児の手, (B) 虫に刺され充血による発赤をきたした小児の手, (C) 静脈のうっ血による高度な下肢静脈瘤

2. 慢性心不全の疫学

1) 米国で70年近く継続している大規模疫学研究

どのような疾患であっても，その発症率，有病率，致死率，自然歴といった疫学的情報を信頼しうる正確なものとして手に入れることはきわめて難しい．それは，さまざまな環境下でつねに移動し，内面的にも変動する多彩な確固たる個としての人間をマスとして調査しなければならない人為的行為に基づかざるをえないからである．しかも，この調査研究は，1個の細胞をシャーレの中で自在に操り結論を導く実験系とはどだい比較にならない時間と手間と金と忍耐力がいる．

疫学研究には自分勝手な想像は禁忌であり，ひたすら患者から得た膨大な情報を積み上げ整理していく果てしない作業を必要とする．だから，逆に主観的な解釈が入る疫学研究ほど罪の重いものはないことを肝に銘じておく必要がある．重厚で膨大で真摯な疫学研究の遂行は，不条理の哲学を追求し続けたフランスのノーベル賞作家アルベルト・カミュ (Albert Camus, 1913～1960) の描いた“シジフォスの神話”の世界とまではいわないまでも，ギリシャ神話ペネロペ (Penelope) の綴《つづ》れ織《おり》の世界といえるかもしれない．

したがって，このような大規模慢性心不全の疫学研究の正確な公式情報はまだない．ところが，そのようにデザインされた量的にも質的にも時間的にも膨大な疫学調査がひとつだけある．**フラミンガム研究** (Framingham study) である (囲み記事を参照)．このフラミンガム研究によれば，慢性心不全は年齢とともに増加しており，75歳以上の高齢者で多発する．高齢者心不全患者は，若年者に比べ，収縮期血圧の高い傾向があり，心不全発症の91％に高血圧があった．左心室が拡張している場合に心不全の発症リスクが高いことも明らかにされている．また，心臓ポンプ機能の指標としての**左室駆出率** (left ventricular ejection fraction；**LVEF**) が50％未満の群と50％以上の群に分けてうっ血性心不全を6.2年間追跡した結果によれば，うっ血性心不全のないコントロール群の年間死亡率は3.0％，LVEF 50％以上の心不

フラミンガム研究(Framigham study)

第二次世界大戦直後の1948年，米国公衆衛生局(NIH)は，1620年に「メイフラワー号」に乗ったイギリスからの移民団が到着しアメリカ独立戦争の火ぶたを切った歴史的な地，米国北東部マサチューセッツ州にある人口28,000人の都市フラミンガムの一般住人を対象に，医学疫学研究の大規模前向き調査を実施することを決定した(Thomas Dawberが監修)．それは，今後必ず増加していくであろう循環器疾患，とりわけ虚血性心疾患を対象にしたもので，心疾患をもたない30～62歳の6,507人が無作為に抽出登録され，そのうち4,469人が初回検査を受けた．その後，子どもと配偶者も加えられていき，2年ごとの問診，身体検査，胸部X線，心電図，血液化学検査(コレステロール値，血糖，ヘモグロビンなど)，社会経済的指標(居住地域，教育歴，出生国，喫煙)など，系統的な調査が繰り返され，今日でも継続進行中である．その結果は，逐次，有名な医学ジャーナルに公表され，信頼できるエビデンスとして世界各国の臨床現場に発信されている．

この調査は，心血管系疾患の危険因子と自然経過を解明するための大規模な前向き縦断追跡集団調査である．70年近く継続する米国東北部海岸の白人中心の地域での研究とはいえ，徹底した合理主義にもとづく莫大な経費のかかるとんでもない疫学研究である．終戦を迎え，米国の力を世界に見せつける国家戦術のひとつであったのだろうが，70年も前になんともすごい政治的判断が下ったものである．

全例では8.7%，LVEF 50%未満の心不全例では18.9%という結果が得られている．その他，性別に関するものとして，40歳以上の男性がその後の生涯に心不全を発生する危険性は21.0%，同じく女性では20.3%で，性差のないことなどが示されている．

この研究を，米国以外の国が単純に自国の統計データとしてそのまま利用することはできないとはいえ，あまりにも圧倒的な70年間の記録であることには間違いない．以前はすべて手作業でやった統計的な仕事も，今日ではコンピューターの強力な支援のもと，迅速にかつ正確なデータベースが指数関数的に蓄積していくわけで，米国の70年前の政治的決断が，世界の医学疫学における米国の指導的立場をこれまた指数関数的に高めていくことは明らかだろう．

2）国内における大規模疫学研究

日本でも21世紀に入り，慢性心不全の大規模研究がみられるようになってきた．たとえば，日本全国の循環器学会循環器研修施設が参加し，2,675人の登録患者(登録期間2004～2005年)を対象に行った「慢性心不全の増悪により入院治療を要する患者を対象とした調査研究(Japanese Cardiac Registry of Heart Failure；JCARE-CARD)」や，2000～2005年に1,078人，2006～2010年に4,735人を対象に行った「第一次および二次東北慢性心不全研究(chronic heart failure analysis and Registry in the Tohoku district；CHART-1, 2)」がある．前者は日本の全地域的かつ平均的なデータであり，後者は東北地方という限定した地域の経時的な推移を示すデータである(表3-18)．JCARE-CARDでの登録患者は入院治療を必要とした慢性心不全患者であり，一方，CHARTの登録的確基準は，CHART-1では，① 左

表3-18　日本における慢性心不全患者を対象とした大規模調査研究

研究名	JCARE-CARD	CHART-1	CHART-2
登録期間	2004-2005	2000-2005	2006-2010
登録症例（名）	2,675	1078	4735
平均年齢（平均）	71.0	68.7	68.9
男性（%）	59.7	64.5	68.4
BMI (kg/m^2，平均)	22.3	23.0	23.8
収縮期圧（mmHg，平均）	117	126.3	126.3
脈拍（/min，平均）	70.5	74.7	72.4
基礎心疾患（%）			
虚血性心疾患	32.0	26.4	47.1
高血圧	24.6	17.7	9.9
弁膜症	27.7	23.8	23.8
合併症（%）			
高血圧	52.9	47.4	74.3
糖尿病	29.9	19.5	23.3
心房細動	35.2*[1]	42.3	31.0
慢性腎疾患（CKD）	71.0	49.5	47.3
心室頻拍	6.2*[2]	20.1	6.8
左室駆出率（%，平均±標準偏差）	42.2±17.6	50.9±16.0	56.9±15.5
薬物療法（%）			
ACE阻害剤	37.4	57.4	44.6
ARB	44.4	13.1	31.8
β遮断剤	48.6	27.9	49.0
ループ利尿剤	79.1	76.3	50.9
ジギタリス	30.9	48.1	23.5
硝酸薬	23.3	16.8	26.3

[1] 心房粗動も含む，[2] 持続性心室頻拍/細動

（眞茅みゆき，筒井裕之：慢性心不全の疫学．「心不全診療Q＆A」．北風政史編，p3，中外医学社，2013.）

室駆出率（LVEF）50％未満，② 左室拡張末期径55mm以下，③ 少なくとも1回はうっ血性心不全症状を呈していることであり，CHART-2では，① 明らかな心不全症状のある患者，② 構造的な心疾患をもつが心不全症状のない患者，③ すべての冠動脈疾患患者であり，いずれも①～③ の少なくとも1つ以上を満たす患者が登録された．登録総数はCHART-1で1,278症例，CHART-2で10,219症例であったが，そのうち心不全患者は46％であった．

日本の慢性心不全の現状を**表3-18**に垣間見ることができる．70歳前後の男性に多く，BMI（body mass index）はなんと20～25の至適体重領域にあり，肥満とはかかわりのないことがみてとれる．血圧も高血圧領域にあるとはいえず，安静時脈拍も頻脈ではない．心不全の病因としては，虚血性心疾患，高血圧，弁膜症が三大病因であり，北米西欧と同様に虚血性心疾患の頻度が高い．合併症としては，高血圧，CKD，糖尿病など，よくある慢性疾患の病名が並んでいる．そして，心房細動，心室粗動・細動といった不整脈があり，心不全が合併症の不整脈による突然死の危険性ももっていることもみえてくる．そして，心室収縮力の指標で

表3-19　LVEFによる心不全の分類

HFrEF	LVEFの低下した(40%未満)心不全 (heart failure with reduced ejection fraction)
HFmrEF	LVEFが軽度低下した(40%以上50%未満)心不全 (heart failure with midrange ejection fraction)
HFpEF	LVEFの保たれた(50%以上)心不全 (heart failure with preserved ejection fraction)
HFpEF improved	LVEFが改善した(40%以上)心不全 (heart failure with preserved ejection fraction, improved)

あるLVEF40%以上の正常駆出率を示している心不全患者がかなりいるらしいことも示している．つまり，従来，慢性心不全は心臓のポンプ力の低下(収縮力の低下)と当然のごとく理解されていたにもかかわらず，心収縮力の指標たるLVEFが正常である慢性心不全患者の存在が明らかとなっている．

JCARE-CARD登録患者のなかで弁膜症を除く1,692人のうち，LVEF50%以上の正常値を示した割合は26%である．そして，65歳以上の患者でみると，LVEF40%以下の収縮不全が61%，正常LVEFが81%で，正常左室駆出率心不全は明らかに高齢者に多い実態がみてとれる．しかも，その原因疾患は高血圧が44%で最も多く，合併症は心房細動(38%)と貧血(27%)であることも指摘している．このように，左心室の収縮力が保たれている心不全が存在することを考慮しなければならない実態が大規模調査の結果として浮かび上がってきたのである．このことは，先述したフラミンガム研究でも心不全評価の前提となっており，ひとことで心不全といっても一様ではなく，多様性が存在することがわかったのである．

今日，慢性心不全は表3-19のように分類される．

表3-18に示されている薬物療法情報まで含まれる大規模調査のデータベースが，今後の日本の慢性心不全の治療戦略にいかされていくことは間違いないだろう．

さらに，国立社会保障・人口問題研究所の平成18年資料によれば，2015年の日本人口は1億2,543千万人，そのうち65歳以上の高齢者は26.9%を占め，心不全患者数は110万人(人口の0.88%)と推計されている(**図3-28**)．人口は減少し，2030年には1億1,522万人となる一方，65歳以上の高齢者の割合は31.9%，心不全患者は130万人(人口の1.13%)に増加すると推計している．2045年以降には人口が1億人を割り込み，65歳以上の高齢者の割合は40%に迫る勢いである．人口が減って心不全患者が増加するわけだから，高齢化が慢性心不全の増大とまさに並行している状況をしっかりと理解しておく必要があるだろう．このように，日本でも大規模調査研究は進められており，地味であっても信頼性のある確固たる科学としての疫学研究が期待される．

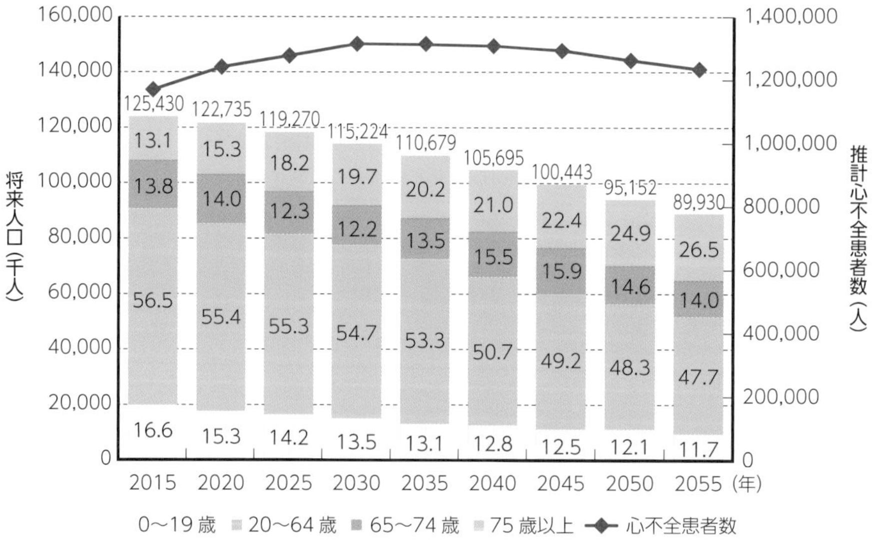

図3-28　人口および年齢構造と心不全患者数の将来推計（2015～2055年）

国立社会保障・人口問題研究所：平成18年12月推計による日本の将来推計人口．およびOkura Y, et al：Impending epidemic：future projection of heart failure in Japan to the year 2055. Circ J, 72：489-91, 2008．を参考に，眞茅みゆき，筒井裕之が作成

（眞茅みゆき，筒井裕之：慢性心不全の疫学．「心不全診療Q＆A」．北風政史編，p1，中外医学社，2013.）

3. 心臓のポンプ機能は何によって決まるのか？

1）心筋細胞

心臓の絶え間ない収縮は夥しい心筋細胞の協調的な収縮からなるのだが，その収縮の最も基本的な単位は1個の心筋細胞の収縮にある．ここでは，心筋細胞の収縮の現場をより詳細に確認してみよう．

1個の心筋細胞（myocyte）は長軸80～150 μm，短軸10～20 μmの細長い細胞である．線維芽細胞よりはるかに大きい．通常，中心に1個の核をもち，終生運動を持続しなければならないことを反映してエネルギー供給装置のミトコンドリアがまことに多い．筋細胞は当然細胞膜に覆われるが，筋細胞の場合は細胞膜とよばず，筋線維鞘（サルコレンマ，sarcolemma）という．この心筋細胞を光学顕微鏡で観察すると，鮮やかな横紋（striation）が見える．それは心筋細胞（筋線維，muscle fiberと同義）の細胞質を埋め尽くす筋原線維（ミオフィブリル，myofibril）の屈折率が場所により異なることの反映であるが，その詳細は後述する．

2）心筋と骨格筋の比較

光学顕微鏡の世界では，通常操作において対物レンズ60倍，接眼レンズ10倍で600倍までの組織像を観察することが可能だが，対物レンズ10倍の低倍率で観察しても心筋細胞の横紋をしっかりと見ることができる（p87の**図3-1**「心筋細胞」を参照）．横紋があることによって心筋は**横紋筋**に分類される．心筋は横紋のない平滑筋と同様に不随意筋だが，横紋があるがゆえに随意筋である骨格筋と同じ群に分類されているのである．そのため，心筋細胞は機能と形態が同調しないユニークな細胞といえるだろう．

光学顕微鏡で存在確認ができたからといって，その横紋が何によって出現しているのかはわからない．その先のより微視的な成り立ちを明らかにするには，電子顕微鏡の力を借りねばならない．肉眼の世界で見るさまざまな形態は多様性に富み，フリーハンドで描くのが好ましい形態なのだが，肉眼では見えない電子顕微鏡の超微形態の世界は幾何学的で，まるで腕の良い彫金職人が彫り込んだような角張った整然とした美の世界に変貌する．心筋細胞の収縮を理解することは，この幾何学的な構造を理解しなければ果たせない．

心筋細胞と，同じ横紋筋である骨格筋とを比較して，電子顕微鏡の世界で覗いてみよう（**図3-29**）．筋細胞（筋線維）の細胞質内に充満する筋原線維を拡大して観察したものである．筋原線維は直列ではなく並列に配列しているので，多数の線維の収縮力は加算されることにな

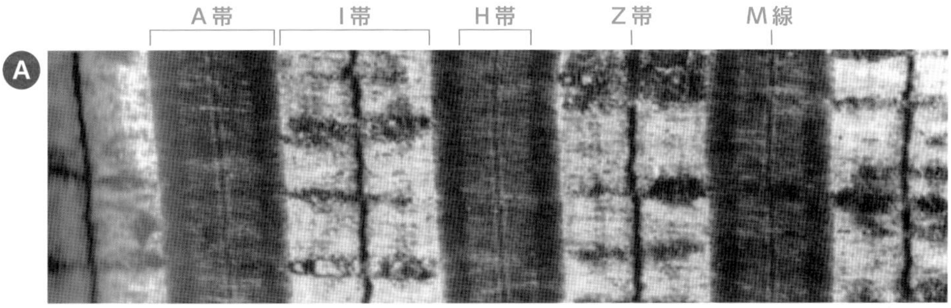

（x13500，Ganong WF，et al（岡田泰信監訳）：ギャノング生理学．原著23版，p113，図5-2（Walker SM，Schrodt GRによる），丸善出版，2011．）

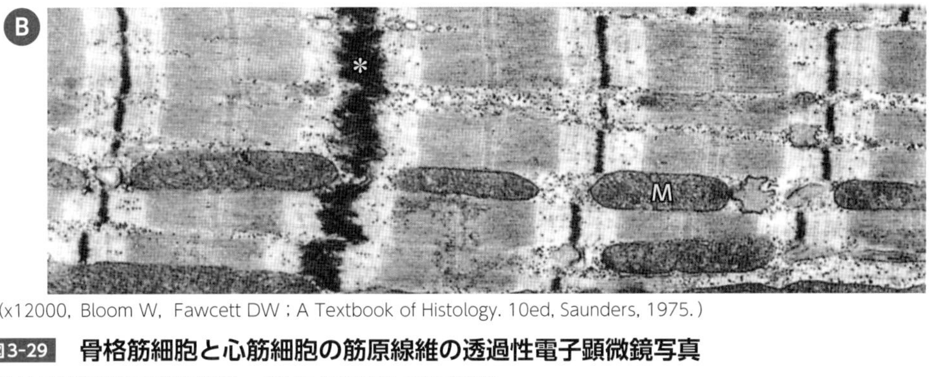

（x12000，Bloom W，Fawcett DW；A Textbook of Histology. 10ed, Saunders, 1975.）

図3-29　骨格筋細胞と心筋細胞の筋原線維の透過性電子顕微鏡写真

（A）は骨格筋細胞の筋原線維，（B）は心筋細胞の筋原線維

心筋細胞には介在板（＊）があるが，骨格筋細胞にはない．ミトコンドリア（M）は心筋細胞のほうが豊富である．また，心筋細胞ではH帯が不明瞭である．説明は本文参照

る．図に出てくるA帯，I帯，H帯，Z帯，M線の説明は後述するとして，この2次元の透過電子顕微鏡写真を見れば，骨格筋細胞の構造がきわめて幾何学的であるのと比べ，心筋細胞は同様の構造を示すとはいえその幾何学性は崩れている．このことは，骨格筋の筋収縮の方向性が単純であることの反映である．“単純であることは美しい”というわけである．しかし，たとえばアスリートを突然襲う肉離れ（筋挫傷，muscle strain）は収縮した筋肉に強制的に加わる伸長力による筋肉損傷だが，骨格筋が収縮弛緩の方向性の許容範囲が狭いことと関連しているといえるわけで，美しいことが強固であるとはいえないのである．一方，心筋の収縮と弛緩はきわめて複雑な筋肉運動なわけで，多少ねじれた負荷がかかったとしてもしなやかに対応する許容性をもっているといえるだろう．だから，心筋は“**美しくないがしなやかで強い**”となる．つまるところ，骨格筋と心筋が担っている機能の差がこの形態学的な差に現れているわけで，単純な比較論は意味がないだろう．

3）横紋の理由と筋収縮機構

図3-29の電子顕微鏡写真は筋細胞の長軸方向に充満している筋原線維を示しているのだが，A帯，I帯，H帯，Z帯，M線とは何のことだろう．筋原線維は，並列に密に配列する筋フィラメント（myofilament）からなっている．このフィラメントの幾何学的配列が屈折率の差を生み，A，I，H，Z，Mの横紋を生み出すのである．また，この筋フィラメントこそが筋細胞の収縮を生み出す本体なのだ．

筋フィラメントは収縮タンパク質そのものである．太いフィラメントをミオシン（myosin），細いフィラメントをアクチン（actin）という．ミオシンはアクチンの2倍の太さをもつ．この2つの収縮タンパク質がスライドすることによって収縮と弛緩が起こるのである．

細いフィラメントであるアクチンが固定されている場所がZ帯である．太いフィラメントのミオシンはZ帯で固定された両側のアクチンの中央部にデンと構えて位置する．収縮はこの両側のアクチンが近づくことにより起こり，元の位置に戻ることにより弛緩が完了する．その間，ミオシンはまったく動くことなく鎮座しているわけである．このミオシンの不動性を保証するのがM線であり，このM線部分でミオシンは固定されている．A帯はミオシンそのものが位置する場所であるが，M線を挟み濃度が薄い領域が存在しその外側に濃い領域が見える．濃度の薄い領域がH帯でミオシンがアクチンと重なっていない領域を示している．したがって，A帯の濃度の濃い領域はミオシンとアクチンが重なって存在する領域ということになる．また，I帯はZ帯を中央にもつ濃度の薄い領域であるが，ここもアクチンがミオシンと重なっていない領域である．透過電子顕微鏡像をもう一度見てみると，A帯の長さは不変で，H帯とI帯の長さが変化することで収縮と弛緩が起こっていることがわかる．つまり，細いフィラメントであるアクチンがミオシンの間隙に滑り込むことによって収縮が起こり，滑り出ることによって弛緩が起こっているのである．これを「滑り説sliding（filament）theory」という．この説は，1954年に2人のハクスレー（Huxley HEとHuxley AF）によって提起されたものだが，今日ではin vitroで直接観察することができ，説ではなく確立された筋収縮機構である．

横紋形態の成り立ちについてはこれくらいにして，機能的に重要なことをひとつ．左右のユニットをなすアクチンのZ-Z間を筋節《きんせつ》（サルコメアsarcomere）とよび，これこそが筋収縮の

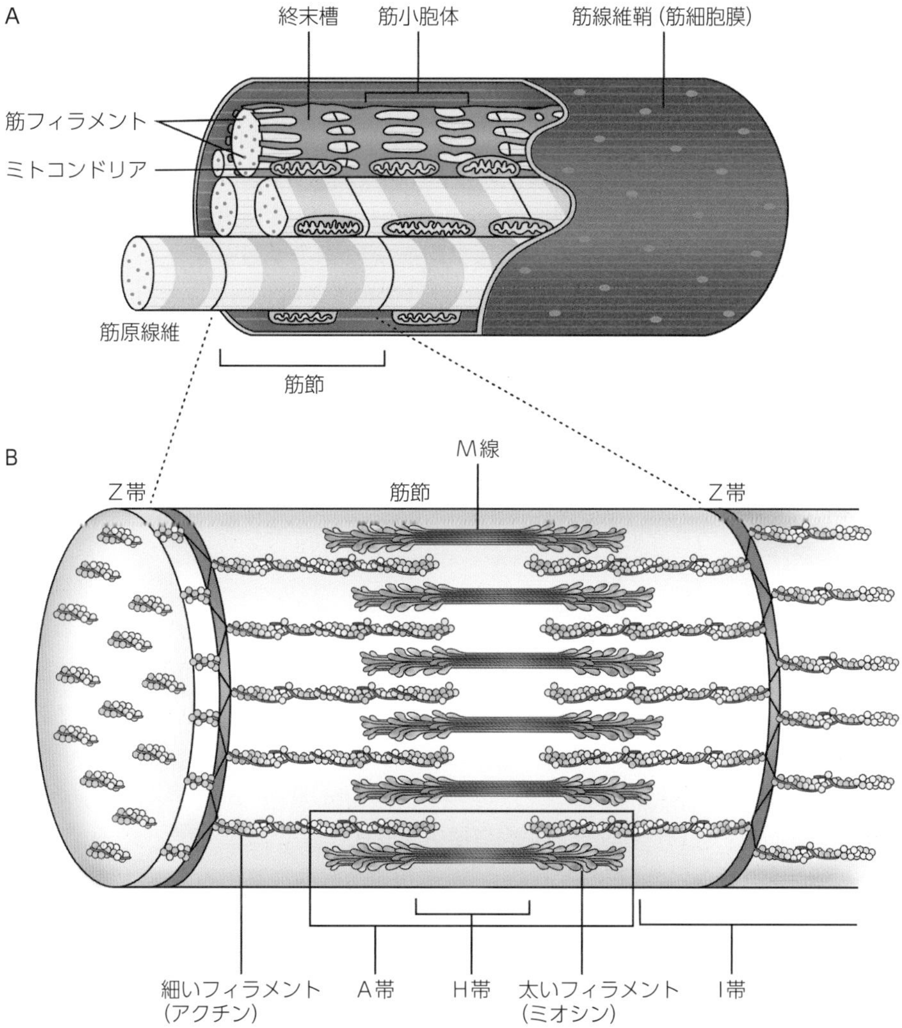

図3-30　心筋細胞の整然たる成り立ち

(A) ではT管 (横行小管) を省いて描いている.

最小の基本単位である．筋節の長さは弛緩状態で2～3μmであり，2.2μmで最も強力な収縮が生まれる．筋収縮はこのサルコメアの長さに依存しており，後述する心筋の収縮力を決定する重要な因子，前負荷（preload）を決定する．

心筋収縮を生み出す「心筋組織→心筋細胞（筋線維）→筋原線維→筋フィラメント → アクチン，ミオシン」という構造形態の流れが想像できただろうか？　最後に，その見事に統合された心筋の姿を見ておこう（図3-30）．

4）心臓収縮を決める3つの要因　心筋の機能を理解する

形態の次は機能である．心筋の機能はその収縮力に集約される．心臓収縮力の具体的な指標は心室の**1回拍出量**(stroke volume；**SV**)である．これは左右心室が1回収縮することによって大動脈あるいは肺動脈に駆出する血液量をいう．左右心室の1回拍出量はほぼ等しいが，左心室は気管支動脈にも血液を送るため，正確には左心室のほうが数％多い．

このSVは次の3つの因子に依存する．

① 収縮開始時の心筋の長さ（前負荷preloadという）

② 心筋が収縮時に受ける緊張（後負荷afterloadという）

③ 心筋の収縮力（心筋の短縮幅と収縮速度によって生み出される力）

これら前負荷，後負荷，収縮力にはさまざまな要因が絡み合うのだが，そのおもな決定要因を表3-20に示す．

表3-20　1回拍出量（SV）の3つの決定因子

心室の前負荷に影響する因子
・血液量 ・血液の分布状況 　1．体位　2．胸腔内圧　3．心外膜圧　4．静脈緊張度　5．横紋筋のポンプ機能 ・心房収縮力
心室の後負荷に影響する因子
・全身の血管抵抗 ・動脈系の弾性力 ・動脈血液量 ・心室壁の緊張度 　1．心室の半径　2．心室壁の厚さ
心筋収縮力に影響する因子（SVを決める決定的因子）
・心筋細胞内のカルシウム濃度 ・心筋に対するアドレナリン作動性神経活性 ・血液中カテコラミン濃度 ・心拍数 ・心筋虚血 ・心筋細胞死（壊死，アポトーシス，オートファジー） ・サルコメア（筋原線維の筋節）と細胞骨格タンパク質の変質 　1．遺伝的　2．血行動態的負荷 ・心筋細胞の線維化 ・神経ホルモン*の慢性的な過剰発現 ・心室のリモデリング（再構築remodeling） ・慢性的あるいは過剰な心筋肥大

*血液中の古典的神経ホルモンであるノルエピネフリンやアンギオテンシンⅡとは異なり，心筋細胞が直接産生する炎症性サイトカイン（腫瘍壊死因子TNF），成長因子（エンドセリン），反応性酸素族（スーパーオキサイドNO）を一括して神経ホルモン（neurohormone）という．

(Harrison's Principles of Internal Medicine. 17ed, p1373, table217-3, 2008.)

また，1回拍出量を生み出す相互関連を**図3-31**に示す．

前負荷は，心拍出量（cardiac output；CO，1分間に拍出される血液量，分時心拍出量cardiac minute outputと同義，L/分）が直接影響する静脈還流（venous return）により決まる．心拍出量（CO）は1回拍出量（SV）に1分間の心拍数を乗じた値だから，心拍数（脈拍数）は前負荷に大きな影響を与える．

後負荷は動脈圧の影響を受ける．動脈圧は心拍出量（CO）と末梢血管抵抗（peripheral resistance）によって決まり，動脈圧の情報は頸動脈と大動脈壁にある圧受容体を介して延髄の血管運動中枢と心臓中枢に送られ，より高位中枢の影響下にある．とまあ，そのようなことをこの図はいとも簡明にズバリ示している．次ページに示す**図3-32**もそうなのだが，さすが循環器病学の泰斗《たいと》ブラウンバルト（Braunwald E）が監修しただけのことはあると感嘆するのは筆者だけか？

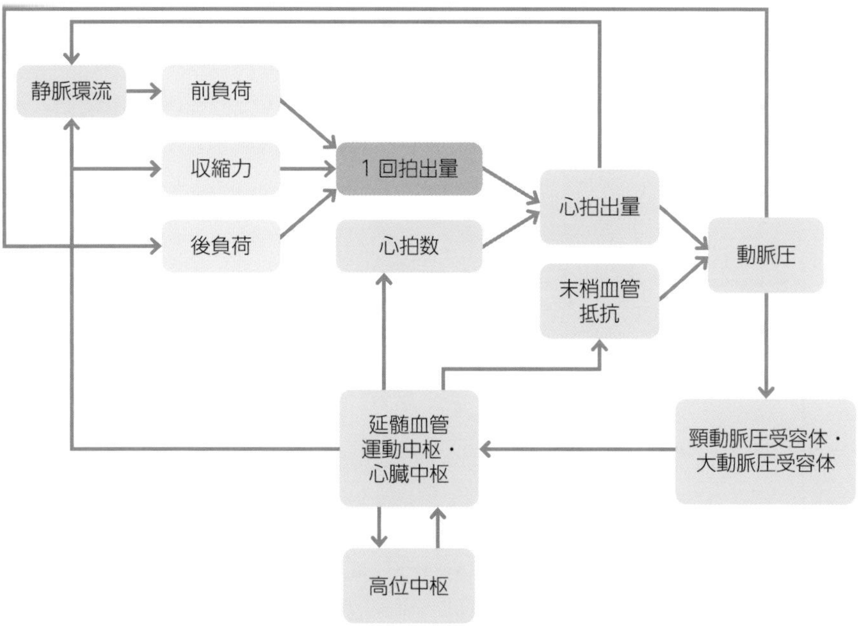

図3-31　健全な循環にみる１回拍出量を生み出す前負荷，後負荷，心筋収縮力の相互関係

（MR Staring：Physiology of myocardial contraction. in “Atlas of Heart Failure：Cardiac Function and Dysfunction”. 3ed, Colucci WS, Braunwald E (eds), pp19-35, Current Medicine, 2002．を参考に作成）

4. 正常心と不全心の差を理解する

1回拍出量（SV）は，心室拡張終期の心筋線維の長さ，つまり前負荷に直接依存し，代表的な後負荷である動脈抵抗に反比例する．心筋線維の長さ（前負荷）は心室拡張終期圧（充盈圧 filling pressureともいう）に反映されるが，**心室拡張終期容量**（ventricular end-diastolic volume；**EDV**）がその代用として用いられる．心収縮力と拡張終期心筋線維の長さとの関係は，心臓のスターリングの法則（Starling's law）として知られている．このスターリングの法則に依拠して作成された心収縮力と心室拡張終期容量からみた正常と異常の心臓パフォーマンスの図をみてみよう（**図3-32**）．

この図は，スターリングの**心室機能曲線**を用いたユニークな図である．縦軸に心臓のパフォーマンスの程度として，安静時，歩行時，最大運動時が置かれている．左側2本の曲線は正常運動時と正常安静時のものであり，拡張終期容量の上昇に伴って心臓の収縮力（パフォーマンス）は上昇している．正常心とはいえ，歩行より激しい運動が加わると息苦しさ（呼吸困難）が出現することが示されているが，休息すれば拡張終期容量は正常に戻り呼吸困難は解消される．ところが，右側2本の心不全状態では，安静にしていても呼吸困難が出現し，運動が負荷されると肺水腫が出現したいへんなことになることをこの図は示している．一番右下の曲

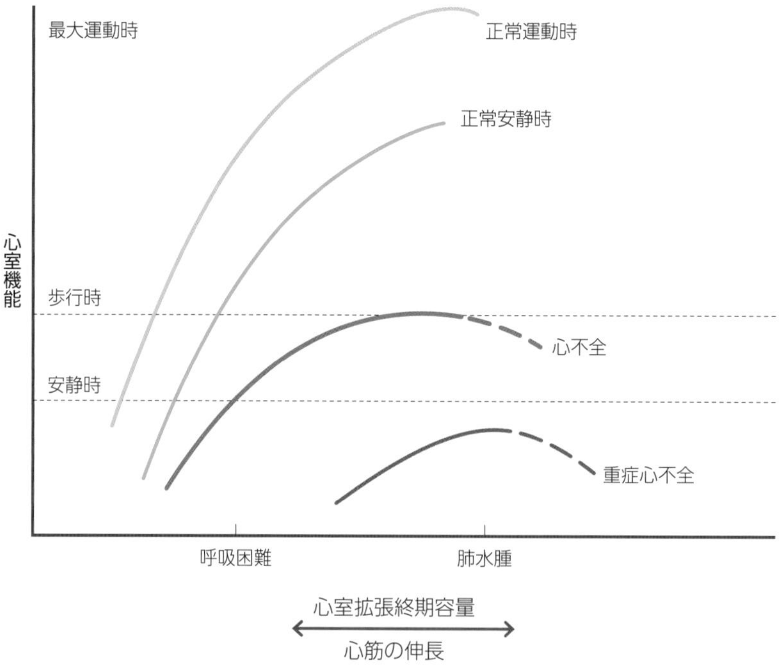

図3-32　心室拡張終期容量から見た正常心と心不全の様相（心室機能曲線）

縦軸に心臓のパフォーマンス，横軸に臨床症状と兆候を添えて拡張終期容量が描かれている．

（MR Staring：Physiology of myocardial contraction. in "Atlas of Heart Failure：Cardiac Function and Dysfunction". 3ed, Colucci WS, Braunwald E (eds), pp19-35, Current Medicine, 2002. を参考に作成）

線は重症心不全状態を描いたもので，安静にしていても肺水腫による呼吸困難から解放されない状況が理解されるのである．そして，2つの心不全曲線の右の下降部分に示されている破線は死への道程である．ひとつの図から，患者の苦痛と経過を読み取ることができる図といえるだろう．

5. 心不全の原因

すでに述べたように，心不全は，駆出率が低下している収縮不全と駆出率が正常に維持されている拡張不全に分類される．この両者の心不全の病因は異なるのだが，かなり重複するのが実情である．肺に原因のある肺性心不全と，心拍出量が持続的に高い高心拍出量性心不全を含めて分類表をみてみよう（表3-21）．

心不全の病因として重要なのは，何といっても冠動脈疾患（coronary arterial disease；CAD）による虚血性心臓病（ischemic heart disease；IHD）と高血圧なのだが，従来，心不全の代名詞であった駆出率の低下した心不全（収縮不全）の20～30%はその病因が不明であった．このような慢性心不全患者は，非虚血性，特発性（拡張型）心筋症のカテゴリーに入り，ウイルス感染やアルコール・化学療法による毒素被曝の関与が指摘されているが，最近では，たとえば特発性心筋症の原因として細胞骨格の遺伝子異常が注目されている．細胞骨格タンパク質（デスミン，心臓ミオシンなど）や核膜タンパク質（ラミンlamin）をコードする遺伝子突

表3-21　心不全の病因

収縮不全（LVEF低下：<40%）
・冠動脈疾患：心筋梗塞*，心筋虚血* ・慢性圧力負荷：高血圧*，閉塞性弁膜疾患* ・慢性容量負荷：逆流性弁膜疾患，心臓内左右シャント，心外性シャント ・非虚血性拡張型心筋症：家族性/遺伝性疾患，浸潤性疾患*，毒性/薬剤性傷害，代謝性疾患*，ウイルス性，シャーガス病（南米トリパノソーマ病） ・不整脈：慢性徐脈性不整脈，慢性頻脈性不整脈
拡張不全（正常LVEF：40～50%）
・病理的心肥大：一次性（肥大型心筋症），二次性（高血圧） ・加齢 ・拘束性心筋症：浸潤性（アミロイドーシス，サルコイドーシス），蓄積症（ヘモクロマトーシス） ・線維症 ・心内膜疾患
肺性心不全
・肺性心，肺弁膜疾患
高心拍出性心不全
・代謝性疾患：甲状腺中毒症，ビタミンB_{12}（チアミン）欠乏（脚気心） ・過剰血流状態：全身性動静脈シャント，慢性貧血

*駆出率が正常の場合もある．

COLUMN

全世界的，歴史的にみる心不全の病因

先進国では「心不全の病因はCAD」と当たり前のようにいわれるが，全世界的にみるとそうではない．たとえば，アジアやアフリカにおける心不全の病因はリウマチ性心疾患（A群β溶連菌の急性細菌性咽頭炎に続発する自己免疫性炎症疾患であるリウマチ熱による心臓の炎症で，弁膜炎・心膜炎・心筋炎を起こす．弁膜炎による弁膜症は僧帽弁と大動脈弁に好発し，ほとんど必発）である．しかも，若年者心不全の主要な病因である．また，南米の心不全の多くは，いまだに心筋組織を好む原虫トリパノソーマ感染によるシャーガス病である．栄養状態が不安定な地域では，当然のことながら慢性貧血が関与してくる．栄養と衛生に代表される環境因子は全世界的に均一なものではなく，貧困や政治不安の地域ではいまなお感染症が重要な心不全の原因なのである．しかし，開発途上国といっても，貧困層と富裕層で心不全の原因は異なってくる可能性があることを押さえておく必要がある．

江戸時代，白米を主食とした大名（殿様）に心不全のリスクが平民より高かったといわれる．米穀を精米した白米はビタミンB_1（チアミン）が含まれる種皮をそぎ落としているため，ビタミンB_1欠乏による脚気心《かっけしん》（beriberi heart）となり，短命に終わったというわけである．「殿，ささもそっと白米を食《しょく》されませんことには，快癒することかないませぬぞ」などと家老から促され，元気にならんがために渋々食べていたのだろうが，家老のこの諫言が殿の死期を早めることになったとは，当人も家老もよも考え及ばなかっただろう．脚気心は当時贅沢病《ぜいたくびょう》だったのである．

然変異が確認されている．また，拡張型心筋症が筋ジストロフィー（デュシェンヌ型，ベッカー型，肢体型）と関連していることも確認されている．

甲状腺中毒症や慢性貧血は，心臓に通常より多くの心収縮の要求を突きつけるわけで当然心不全の原因たりうるが，心臓にまったく障害がない場合，そう簡単に心不全を起こすことはない．糖尿病と心不全の関連は解明されていないが，動脈硬化症の増悪因子であり，高血圧と合併することが多いことを考えれば，心不全の増悪因子とみなせるだろう．

6. 心不全の病理　発生を理解する

先に示したスターリングの法則を援用した心室機能曲線（**図3-32**）は，心不全の心筋機能の推移をみたものであった．ここでは，その病理形態を考察する．それは心筋の再構築（リモデリングremodeling）と表現され，健全な心臓が病的な心不全の心臓に姿を変えていく過程である．その実態を**図3-33**に示そう．

この3つの心臓の姿を見て，読者はどのように感じるであろうか？　重量300gの正常心（A）の患者が，徐々に進行する拡張型心筋症により重度な心不全状態で亡くなり，病理解剖で得られた心臓の姿が（B）である．その重量は520g．左心室も右心室も高度に内腔が拡張し，心筋壁は心筋量が激減し，菲薄化してペラペラである．この心臓が収縮したとき，心臓があたかも弾力を失った風船のように異様な球体の姿をしていたことが想像できるだろうか？

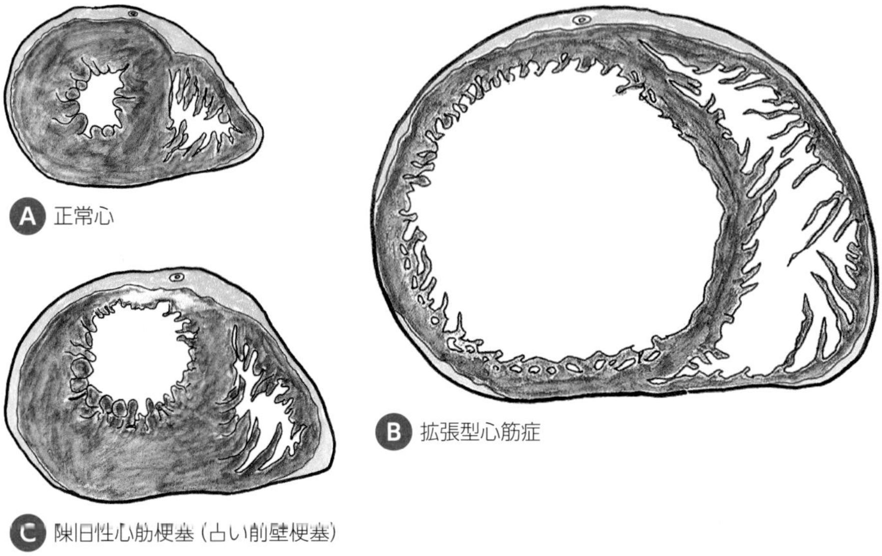

図3-33　慢性心不全の肉眼病理形態

心臓の冠状断面（心室部分の輪切り）を上から見たもの

（井上　泰：なぜ？　がなるほど！　病態生理ゼミナール．p33，メディカ出版，2008.）

（C）は急性前壁心筋梗塞に見舞われたものの，幸い命を落とさず救命できたが，その後，左心室前壁は心筋を失い徐々に線維に置き換わり菲薄化し，心筋の領域でありながら心筋として協調的な収縮が不可能となり，慢性心不全が進行し亡くなった方の病理解剖心である．生前，この心臓は収縮期には菲薄化した前壁が瘤《こぶ》のように膨隆し，いまにも破裂しそうな状態にあったことが想像できるだろうか？　その重量430g．左心室後壁は肥厚し，なんとか凌《しの》ごうと最後まで頑張った姿が痛ましい．これが慢性心不全の終末の姿である．死に至った心臓の形態を見るとき，人間の生命を維持するために心臓がどれほど耐えて働いていたのかが明らかとなる．

心臓形態のこのような著しい変化を心筋の**再構築**（リモデリング）という．再構築は，心不全における心筋の細胞と分子レベルの変容の総合的な結果として起こる，心筋細胞の質的かつ量的な変容である．形態的には，

① 心筋肥大

② 壊死，アポトーシス，自己貪食性細胞死（オートファジー）による進行性の心筋細胞消失

③ 心筋組織構造の変化（細胞外基質の変質：心筋細胞を支持する基質であった間質の変質）

であり，心室は拡張し，心室壁に異常な壁ストレスが持続することになる．機能的には，

① βアドレナリン神経感受性の消失

② 心筋エネルギー代謝障害

である．

これらの変化は，心筋細胞が物理的に持続的に引き伸ばされる過程と，古典的神経ホルモン（ノルエピネフリンやアンギオテンシンⅡ），そして一括して神経ホルモン（neurohormone）といわれる炎症性サイトカイン（腫瘍壊死因子TNF），成長因子（エンドセリン），反応性酸素族（スーパーオキシドNO）の複雑な相互作用によって出現する．注意すべきは，後者の神経ホルモンは通常のホルモンと異なり，病的状態に陥った心筋細胞自らが分泌しパラクリンある

ホルモンの作用様式

ホルモンの作用様式は，エンドクリン（endocrine），パラクリン（paracrine），オートクリン（autocrine）の3つに分類されるが，パラクリンは分泌されたホルモン物質が近傍の細胞に作用する様式であり，オートクリンは分泌した細胞自身にホルモン物質が直接作用する様式である．エンドクリンが血流に乗り全身の細胞に作用すること（エピネフリンやアンギオテンシンがその例である）に対置し，これらは局所ホルモンと総称される．この局所ホルモンである生物活性分子群が心不全の増悪に深くかかわっていることが明らかとなってきている．

いはオートクリン的に作用することである．

7. 心不全の臨床症状

すでに述べたように，心不全の臨床症状は，循環血液が停滞する“うっ血 congestion”という病理現象にもとづいている．ここでは，特徴的な症状をみてみよう．

① 心臓性呼吸困難：肺静脈のうっ血により肺胞毛細血管が上昇し，肺胞内に水分が貯留する肺水腫である．肺水腫が起こると，肺胞毛細血管近傍の肺胞壁に存在する迷走神経知覚枝末端からなる傍毛細血管J受容体（juxtacapillary J receptor）が刺激され，ガス交換が低下し，換気が刺激される．その結果，心臓性呼吸困難に特徴的な浅くて速い呼吸が出現する

② 起座呼吸（orthopnea）：この呼吸困難は，心不全晩期の重要な症状である．仰臥位や横臥位で起こるため，夜間就寝中に発生する．このような体位をとることで内臓と下肢の血液が心臓へ移動し，肺胞毛細血管内圧を増強することによる．思わず起き上がり起座位をとろうとする．起座位をとってしばらくすると呼吸困難は和らぐのが普通であるが，夜間咳嗽が同時に観察されることが多い．そのため，心不全患者の夜間咳嗽は見過ごしてはならない臨床兆候である

③ 発作性夜間呼吸困難（paroxysmal nocturnal dyspnea；PND）：床について1～3時間後に急激に起こる呼吸困難と咳嗽発作をいう．気管支喘息発作と同質の発作性呼吸困難であるが，気管支喘息発作は夜半から明け方に起こることから，両者の鑑別は比較的容易である．気道粘膜の浮腫により気道抵抗が上昇することによるが，喘鳴（ぜんめい wheeze/stridor）を伴う場合は心臓性喘息（cardiac asthma）と表現する

④ チェーン・ストークス呼吸（Cheyne-Stokes respiration；CSR）：重症心不全で心拍出量が著しく低下しているときにみられる周期性呼吸である．無呼吸と過呼吸が周期的に出現する．延髄呼吸中枢の動脈血CO_2濃度の感受性が低下することによる．無呼吸となると動脈血CO_2濃度が上昇し呼吸中枢が刺激され，突然，過呼吸が出現する．過呼吸となると動脈血O_2濃度が上昇し，CO_2濃度は急速に低下する．すると，呼吸中枢のCO_2濃度による刺激がなくなり無呼吸となる．無呼吸状態を呼吸停止と間違えないように，家族や介護者に十分説明しておくことは介護上の重要な事項である

表3-22 **ノーリア-スティーブンソン分類**

	うっ血所見なし	うっ血所見あり
低灌流所見なし	A (warm and dry)	B (warm and wet)
低灌流所見あり	C (cold and dry)	D (cold and wet)

Aはうっ血なく (dry) 低灌流もない (warm) 最も良い状態.
Dはうっ血も低灌流もみられる (wet & cold) 重症状態となる.
低灌流所見 (cold) は，① 脈圧低下 (小さな脈，脈圧 (＝収縮期圧－拡張期圧) 正常値：30～50 mmHg)，② 四肢冷感，③ 傾眠傾向，④ 腎機能障害の項目で判断する.
うっ血所見 (wet) は，① 起座呼吸，② 頸静脈怒張 (中心静脈圧16 cmH_2O以上，正常値5～10 mmH_2O)，③ 肝頸静脈逆流 (肝臓あるいは腹部を圧迫すると頸静脈怒張が増強する)，④ 肺のラ音聴取，⑤ 浮腫，腹水の項目で判断する.

(Grady KL, et al：Team management of patients with heart failure. Circulation, 102 (19)：2443-56, 2000.)

心臓以外にもさまざまな症状が出現する．消化器症状(食思不振，嘔気，腹痛，腹部膨満，右季肋部痛など)や頸静脈怒張，浮腫，腹水といった兆候は，消化管や肝臓の右心系のうっ血の結果である．混乱，失見当識，睡眠や気分の障害など中枢神経系症状が出現するが，とりわけ高齢者で脳動脈硬化症によって脳血液循環が低下(低灌流《ていかんりゅう》)していると出現しやすい．夜間頻尿も心不全症状であり不眠の原因となる．また，心不全といえば全身の浮腫というイメージがあるが，心不全が高度となると心臓性悪液質(cardiac cachexia)という異様な痩《や》せが出現することがある．その詳細な機序は不明だが，基礎代謝率の上昇，消化器系のうっ血による食思不振や嘔吐，消化管のうっ血による吸収障害などがさまざまに絡み合うことと，血液中のサイトカイン(たとえば，腫瘍壊死因子)の上昇が関連している．

おもに急性心筋梗塞での急性心不全で用いられるものだが，うっ血所見の有無(wetかdryか)と低灌流所見の有無(warmかcoldか)で循環動態を4つに分類して，臨床現場で簡単に利用できるノーリア-スティーブンソン(Nohria-Stevenson)分類を示しておく(表3-22)．慢性心不全患者が新たに心筋梗塞を発症し増悪したような場合，客観的かつ迅速な評価法として利用価値は高いだろう．

8. 心不全の診断のための検査

心不全の典型的な症状が確認できれば心不全の診断はそれほど難しくはない．しかし，客観的な臨床検査による診断過程は不可欠である．

1) ルーチンの血液尿検査

血算(赤血球，白血球，血小板)，電解質，BUNとクレアチニン，肝酵素，尿検査，血糖，脂質，甲状腺ホルモンなどにより診断する．

2）心電図

不整脈の有無，左心肥大の有無，陳旧性心筋梗塞の有無，QRSの幅に延長がないか（QRSが延長していると，心室内刺激伝導に異常があり，心室筋の協調性収縮に異常dyssynchronous ventricular contractionが存在する可能性がある．収縮不全の心不全患者の1/3はQRS＞120msといわれている．延長している場合，ペースメーカーを用いた心臓再同期治療（cardiac resynchronization therapy；CRT）の適応となる）．心電図がまったく正常であれば左心室の収縮機能異常はまずないと考えてよい．

3）胸部レ線（X線）

通常，立位で吸気の終わりで息止めして撮影する．心臓のサイズや形を即座に評価でき重要な情報が得られる．心胸郭比（cardio thoracic ratio；CTR）は簡易な心拡大の指標である．基準値は0.39〜0.5で，0.5以上を病的とし心拡大のひとつの情報となる．また，肺の状態，とりわけ肺血管床の状態と間質の浮腫の情報を得ることができる．

4）左心室機能評価

非観血的心臓イメージングである心エコーは，心不全診断とその評価に不可欠な検査である．左心室のサイズと機能および壁運動の状態が評価できる．左心室機能の最も有効な指標である駆出率（LVEF）も容易に算出可能である．LVEFは50％以上が正常で，30〜40％未満となると左室機能が低下していると判断する．

5）バイオマーカー

心不全を通常臨床の採血検査で評価できるなら，患者にとっての福音は計り知れない．まず，心不全の主要なバイオマーカー（biomarkers）をまとめておこう（表3-23）．

心不全を客観的に評価するためのさまざまなバイオマーカーが日常臨床で利用可能となっている．科学の進歩が人間生活に具体的に反映するものとしてバイオマーカーはその最たるものだろう．炎症，酸化ストレス，細胞外基質リモデリング，神経ホルモン，心筋細胞傷害，心筋細胞ストレスはすべて心不全の診断，病態生理，重症度，リスク因子，治療戦略に深くかかわる6つのカテゴリーでもある．また，心不全バイオマーカーが心不全のどのような状況をとらえるのか，血液ミエロペルオキシダーゼ，ノルエピネフリン，脳ナトリウム利尿ペプチド（BNP）で見ておこう（図3-34）．

表3-23　心不全の各種バイオマーカー

炎症のバイオマーカー (a, b, c)
C-reactive protein (CRP)，腫瘍壊死因子α (TNF α)，Fas (APO-1)，インターロイキン1，6，18
酸化ストレスのバイオマーカー (a, b, d)
酸化低分子リポプロテイン，ミエロペルオキシダーゼ，尿中バイオピリン，尿中イソプロスタン，マロンジアルデハイド
細胞外基質リモデリングのバイオマーカー (a, b, d)
基質メタロプロテアーゼ，メタロプロテアーゼ組織阻止因子，コラーゲンプロペプタイド (プロペプタイドプロコラーゲンⅠ型，血漿プロコラーゲンⅢ型)
神経ホルモン (古典的) のバイオマーカー (a, b, d)
ノルエピネフリン，レニン，アンギオテンシンⅡ，アルドステロン，アルギニンバゾプレッシン，エンドセリン
心筋細胞傷害のバイオマーカー (a, b, d)
心臓特異型トロポニンI & T，ミオシン軽鎖キナーゼ，心臓型脂肪酸タンパク，クレアチニンキナーゼMB分画
心筋細胞ストレスのバイオマーカー (b, c, d, f)
脳ナトリウム利尿ペプチド (BNP)，N末端プロ脳ナトリウム利尿ペプチド (NT-proBNP)

a-fは心不全バイオマーカーのもつ意味を示す．a：心不全の病態生理の評価，b：心不全の予後情報とリスクの層状評価，c：心不全のリスクの有無，d：心不全薬物療法の重要な標的，f：心不全の診断と治療効果のモニター

(Braunwald E：Biomarkers in heart failure. N Engl J Med, 358：2148-59，表1，2008. を参考に作成)

9. 心不全のステージ分類と薬物治療

次に，心不全の薬物治療について述べる．薬物治療の基本となるのは，心不全の重症度にもとづいて行われるということである．

これまで1964年に発表されたニューヨーク心臓協会 (New York Heart Association；NYHA，ニーハと読む) による**NYHA心機能分類**が広く用いられてきた．日常生活での自覚症状により重症度を4段階に分類するものであるが，軽度の場合，大げさに話す患者さんもいれば，大丈夫だと我慢する患者さんもいるわけで客観性に欠けるきらいがある．しかし，急性心筋梗塞による急性心不全で用いられるフォレスター分類のように客観的データを求め，侵襲的なスワンガンツカテーテルで肺動脈楔入圧を測定することなく即座に簡便に評価できるので，今日でもNYHA心機能分類の有用性に翳《かげ》りはない．日本の治療ガイドラインも，2005年まではこのNYHA分類にもとづいて作成され，NYHA-I度からの薬物治療が推奨されていた．

しかし，心機能障害はないが心不全の危険因子，たとえば，高血圧，動脈硬化症，糖尿病，メタボリックシンドローム，心筋症の家族歴がある場合，つまり，NYHA-I度より軽症な時期から薬物療法を開始することは心不全予防として意義があり，薬物療法をこの時期から推奨

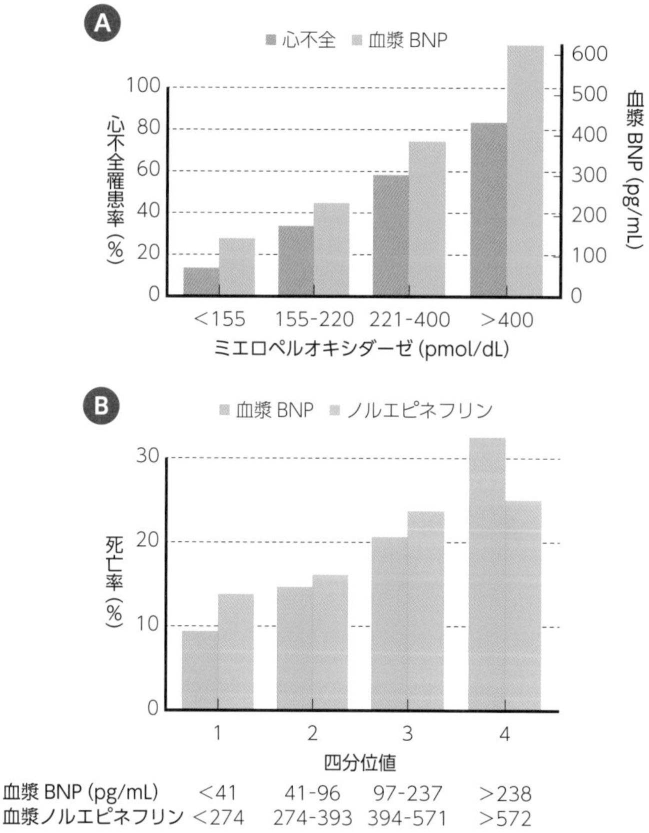

図3-34 心不全バイオマーカーは心不全のどのようなことを評価できるのか？

（A）酸化ストレス（ミエロペルオキシダーゼ）が増加するほど血漿BNPが上昇し，心不全が増加している．
（B）心筋細胞ストレス（血漿BNP）や神経ホルモン（エピネフリン）の濃度が上昇すればするほど死亡率が増加している．しかし，その感度はBNPのほうがノルエピネフリンより良好のようだ．

（Braunwald E：Biomarkers in heart failure. N Engl J Med, 358：2148-59, 図2, 2008.）

するという米国心不全ガイドライン（2005年）が出て以来，器質的心疾患のない状況を含む心不全分類として，米国心臓協会（American Heart Association；AHA）/米国心臓病学会（American College of Cardiology；ACC）による心不全ステージ分類が注目されるようになった．日本の「急性・慢性心不全診療ガイドライン（2017年改訂版）」も，**心不全の進展ステージ**を表3-24のように定義している．

心不全は，心不全バイオマーカーで示したように炎症，酸化ストレス，神経ホルモンの過剰な活性化と深く関連している．したがって，このようなバイオマーカーを抑制することが心不全治療の重要な治療戦術となることは当然のことであろう．薬物治療は，とりわけ交感神経系やレニン-アンギオテンシン-アルドステロン（RAA）系の沈静化を図るものとして位置づけられる．

心不全のリスク因子だけをもつステージAの時期からACE阻害薬，ARB，β遮断薬を使用することで，生命予後が改善されるというエビデンスが得られたことが慢性心不全薬物治療のスタイルを大きく変えたといえる．心不全薬物治療といえば利尿薬とジギタリスというイメージが強いが，これらの薬物はステージC以上の心不全症状が顕在化し，頻回の外来あるいは入院を余儀なくされる心不全患者の定番の薬物であった．このような歴史的経緯を振り返ると，今日，心不全が予防的視点から医療管理されるようになったこと，生命予後の改善が薬物的に可能になったことという変化がみてとれる．

表3-24　心不全の進展ステージ

ステージA	器質的心疾患のないリスクステージ …リスク因子をもつが，器質的心疾患や心不全症候がない
ステージB	器質的心疾患のあるリスクステージ …器質的心疾患を有するが，心不全症候はない
ステージC	心不全ステージ …器質的心疾患を有し，心不全症候を有する（既往を含む）
ステージD	治療抵抗性心不全ステージ …おおむね年間2回以上の心不全入院を繰り返し，有効性が確立しているすべての薬物治療・非薬物治療について治療ないしは治療が考慮されたにもかかわらず，NYHA心機能分類Ⅲ度より改善しない

(1) ACE阻害薬（アンギオテンシン変換酵素阻害薬）

エナラプリル（商品名：レニベース），リシノプリル（同：ロンゲス，ゼストリル），カプトプリル（同：カプトリル），イミダプリル（同：タナトリル）などがある（語尾がプリルならACE阻害薬）．アンギオテンシンⅠからアンギオテンシンⅡへの変換酵素（キニナーゼⅡ）を阻害する．

LVEF＜40％のある無症候性および症候性慢性心不全患者の入院回数を減らし，生命予後を改善する．左心室のリモデリングを安定化する作用もある．したがって，十分量を投与して持続的な安定した薬物治療の主役たりうる効能をもつ心不全治療薬といえる．ところが，当然のこととはいえ，レニン-アンギオテンシン系の抑制というACE阻害薬の作用機序には，血圧の低下と，それによる腎機能障害の促進，さらにカリウム貯留という副作用がある．その副作用の程度が軽度なら服用を続けることができるものの，増強するなら服用量の減量あるいは中止を余儀なくされる．さらに，ブラジキニン増加による乾性咳嗽（10～15％）や血管浮腫（1％）や皮疹が副作用としてみられ，内服治療の忍容性が高くないという難点を抱えている．なお，妊婦には禁忌である．

(2) ARB（アンギオテンシンⅡ受容体拮抗薬）

カンデサルタン（商品名：ブロプレス），バルサルタン（同：ディオバン），ロサルタン（同：ニューロタン）などがある（語尾がルタンならARB）．アンギオテンシンⅡと受容体の結合をブロックするのがARBである．

アンギオテンシンⅡ抑制の効果はACE阻害薬より確実である．ACE阻害薬と同様に，その副作用は，血圧低下，腎機能抑制，高カリウム血症であるが，不思議なことにACE阻害薬より忍容性に優れ副作用頻度は低い．このことは受容体を標的にしているという作用機序の差によるのかもしれない．心血管死や心不全増悪による入院を有意に減少させ，ACE阻害薬との併用による心不全イベント抑制効果が期待されている．妊婦への投与は羊水過少や胎児の先天異常のリスクがあり禁忌である．

(3) ミネラルコルチコイド受容体拮抗薬（MRA），抗アルドステロン薬

スピロノラクトン（商品名：アルダクトンA），エプレレノン（同：セララ），トリアムテレン（同：トリテレン）がある．水分とナトリウムを保持し体液を維持するアルダクトンを抑制

表3-25　交感神経系（ノルアドレナリン）の心臓に対する作用

効果器	受容体の型	応答
洞房結節	β_1	心拍数増加
心房と心室	β_1とβ_2	収縮力増加
房室結節とプルキンエ線維	β_1とβ_2	伝導速度増加

ノルアドレナリンは標的器官に存在するα_1，α_2，β_1，β_2の受容体に作用して働くが，心臓にα受容体はなくβ_1，β_2の受容体だけが存在する．ちなみに，α受容体刺激は，縮瞳・冠動脈や腎動脈収縮・膀胱括約筋収縮などがある．

する利尿薬である．他の利尿薬はカリウムの排泄を促進するため，どうしても低カリウム血症が起こり不整脈やジギタリス中毒の遠因となるが，MRAは，カリウム保持利尿薬との別名があるように，ナトリウムは排泄されるがカリウムは保持される．

NYHA-Ⅲ度以上の重症心不全の大規模試験（「RALES」，Pitt B, Zannad F, Remme WJ, et al：The effect of spironolactone on morbidity and mortality in patients with severe heart failure. Randomized Aldactone Evaluation Study Investigators. *N Eng J Med,* 341（10）：709-717, 1999.）で，スピロノラクトン（アルダクトンA）を併用すると，心不全死亡率，突然死を減少させることが確認され，重症あるいは難治性慢性心不全の治療に不可欠な薬物となった．スピロノラクトン（アルダクトンA）は後述する利尿薬同様に，まことに古くからある薬物なのだが，エビデンスの蓄積により使用範囲が広がったわけで，これも科学のひとつの進歩といえるだろう．副作用は抗男性ホルモン作用による女性化乳房や生理不順などがあるが，新しいエプレレノン（セララ）はその副作用が少ない．

(4)　β遮断薬（β受容体ブロッカー）

カルベジロール（商品名：アーチスト），ビソプロロール（同：メインテートやビソノ），メトプロロール（同：セロケンやロプレソールなど）がある（語尾がロールならβ遮断薬）．β遮断薬をLVFE＜40％の患者への薬物としても推奨するというガイドラインの勧告は，「本当なのか？」と一般の医師であれば思うに違いない．筆者のように1970年代に大学を卒業した者にとってこの事実は驚きである．エビデンスを積み重ねた科学的追求による進歩の具体的な事例として真摯に受け止めねばならないのだろうが，「おいおい，その理屈を説明してくれよ」と詰め寄らざるをえないほどのものである．心不全ではノルエピネフリン（ノルアドレナリン）を代表とする交感神経系の神経ホルモン活性が亢進しているということはわかる．しかし，その亢進は低下した心筋収縮力を維持しようと代償的に，ひいては病理的に心臓を鞭打って上昇していたのではなかったのか？　ならば，交感神経を抑制するβ遮断薬など投与したら心不全は増悪し，心臓が抑制され心臓は停止してしまうではないか？

交感神経系（ノルアドレナリン）の心臓に対する作用は，すべからく心臓を刺激するものである（表3-25）．

表3-25をみれば，洞房結節を刺激し頻脈となること，房室結節やプルキンエ線維を刺激して心拍数を増やすことがわかる．したがって，頻脈性不整脈にみる心臓の異常興奮を抑えるためにβ遮断薬を用いることは理にかなっているといえるだろう．発作性上室性あるいは心室性頻拍症，洞性頻脈にβ遮断薬のプロプラノロール（商品名：インデラール）が用いられてきたの

はその例である．そして，β遮断薬が高血圧治療薬として用いられてきた歴史は古い．しかし，それはあくまでも左心室収縮機能不全をもたない本態性高血圧患者であった．

今日では，慢性心不全患者心の心房と心室へのβ受容体刺激による収縮力増強作用を，β遮断薬で時間をかけながら穏やかに抑制することによる生命予後の改善，心不全悪化防止効果，入院回数の減少が，大規模なプラセボとの比較試験で次々と明らかになってきている．たとえば，急性心筋梗塞後の慢性心不全患者（LVEF＜40％）1,959例を対象にした，β遮断薬とプラセボを比較する無作為二重盲検比較試験で，死亡リスクが有意に23％減少したという報告がなされている（大規模臨床試験「CAPRICORN」，Dargie HJ：Effect of carvedilol on outcome after myocardial infarction in patients with left-ventricular dysfunction：the CAPRICORN randomised trial. *Lancet,* 357（9266）：1385-1390, 2001.）．さらに，このような臨床試験の心不全患者対象者はNYHA-Ⅱ～Ⅲ度であったが，LVEF≦25％NYHA-Ⅳ度の重症患者でも35％の死亡率低下が示され，また，心不全症状のない左室機能不全患者でもその効果が確認されている．

このようなエビデンスの蓄積が，心不全症状のないステージBの初期からβ遮断薬の使用の開始を推奨するという文言としてガイドラインに反映された．さらに，ACE阻害薬とARBの使用開始が，心疾患のない心不全ハイリスク患者（ステージA）に広げられたのである．

β遮断薬開始のタイミングは，慢性心不全急性増悪が回復した退院前が望ましいとされる．① 肺うっ血の消失，② 過剰心音Ⅲ音の消失，③ BNP値300 pg/mL以下のすべてが満たされていれば導入の失敗は少ないといわれる．

気管支攣縮を伴う喘息患者には禁忌である．また，心拍数50/min以下，Ⅱ～Ⅲ度ブロックの出現，症候性低血圧がみられたら，減量あるいは中止しなければならない．

(5) 利尿薬

サイアザイド系利尿薬として，トリクロルメチアジド（商品名：フルイトラン），ベンチルヒドロクロロチアジド（同：ベハイド），そして，ループ利尿薬として，フロセミド（同：ラシックスやオイテンシン）がある．サイアザイド系利尿薬は筆者にとって思い出深い薬物である．40年前，医学生の頃，利尿薬の副作用を調べるために，グッドマン・ギルマンの薬理学書の原著を辞書片手にノートに逐語訳した経験による．だから，フルイトランやベハイドは半世紀近い年を経ていて，なお生き残っていることになる．その利尿効果は明白で，うっ血性心不全や高血圧の定番であった．しかし，利尿効果とは裏腹に，低カリウム血症，低マグネシウム血症，耐糖能低下，高尿酸血症の副作用が頻出し，問題となった薬物でもあった．だが，陽あるものは陰ありで，その全貌をつかむべく学習した日々の記憶は消えることはない．

今日，慢性心不全のNYHA-Ⅱ度以上の薬物治療に使用される利尿薬は，サイアザイド系利尿薬ではなくループ利尿薬のフロセミド（商品名：ラシックス）である．ラシックス（Lasix）は作用が6時間持続する（last six）ことから命名されたという話もあるが，おそらく，この薬物ほど臨床現場で頻用されてきた薬物もないだろう．

軽症心不全（NYHA-Ⅱ度）ではサイアザイド系が使用されることもあるが，フロセミド（ラシックス）に代表されるループ利尿薬がうっ血による呼吸困難や浮腫の軽減に用いられる．低カリウム血症，低マグネシウム血症などの副作用は重症心室性不整脈やジギタリス中毒の誘発につながるため，電解質のチェックは不可欠である．

(6) ジギタリス

多年草ジギタリス・プルプレア(Digitalis purpurea, (図3-35))の葉を乾燥させたものを生薬としてのジギタリスといい, 強い強心作用をもつ. ジギタリスが世に出たのは, 1776年, スコットランド医師ウィリアム・ウィザリング(Withering W)が強心剤としての薬効を発表したことによるが, その発見は, 高度な浮腫を見事に治療した名もない民間療法師が用いた“魔女の秘薬”からだったという. しかし, 世に出て以降, うっ血性心不全の治療に不可欠な役割を演じてきた事実は確固たるものがある.

狐の手袋(foxglove)の異名をもち, その花言葉は向日葵《ひまわり》と同じ「熱愛」あるいは「隠しきれない恋」, はたまた「不誠実」という花言葉もある. 強烈な薬理作用とは裏腹になんとも想像をかきたてる別名と花言葉だが, 民間植物学から生まれ落ちたジギタリス発掘奇譚とともにその解釈は読者諸賢に委ねよう.

今日ではこの生薬が用いられることはなく, ジギタリス生薬中に含まれる配糖体を合成したジギトキシン(digitoxin)とジゴキシン(digoxin)が使われる. 前者は遅効性かつ持続性であり, 後者は即効性で作用時間は短い.

心房細動をもつ慢性心不全患者に対して心拍数コントロールによる左室機能改善を目的にジギタリスは使用される. しかし, ジゴキシンを調べた大規模試験(Digitalis investigation group ; DIG)の結果によると, 心不全増悪による入院回数は減らすものの, 生命予後の改善はみられなかった. ジギタリスの副作用はジギタリス中毒として有名である. 急性中毒は悪心, 嘔吐, 房室ブロックを筆頭にした不整脈, 慢性中毒は全身倦怠感, 消化器症状, 眼症状, 頭痛, 錯乱などの神経症状である.

慢性心不全の検査および治療(とくに薬物以外)に関しては, 本シリーズの各巻と「急性・慢性心不全診療ガイド(2017年改訂版)」を参照されたい.

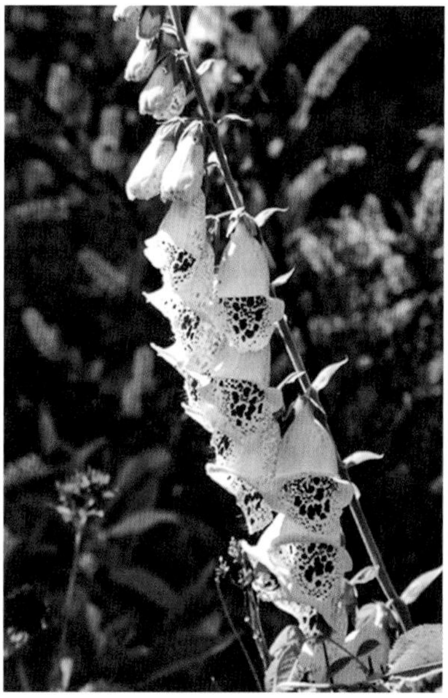

図3-35 ジギタリス・プルプレア(Digitalis purpurea)

ヨーロッパ南部原産. 夏に50~80cmの花茎を出し釣鐘状の大きな花が数珠つながりに出現する.

(NHK出版「みんなの趣味の園芸」ウェブサイト.)

文献

・Foster WH：Comparatine Biology of the Normal Lung. 2ed, pp561-79, Academic press, 2015.
・Okura Y, et al：Impending epidemic-future projection of heart failure in Japan to the year 2055. Circ J, 72 (3)：489-91, 2008.
・Shiba N, et al：Analysis of chronic heart failure registry in the Tohoku district：Third year follow-up. Circ J, 68 (5)：427-34, 2004.
・Shiba N, et al：Trend of westernization of etiology and clinical characteristic of heart failure patients in Japan-first report from the CHART-2 study-. Circ J, 75 (4)：823-33, 2011.
・The Digitalis Investigation Group：The effect of digoxin on mortality and morbidity in patients with heart failure. N Eng J Med, 336 (8)：525-33, 1997.
・Tsutsui H, et al：Clinical characteristics and outcome of hospitalized patients with heart failure in Japan：rational and design of Japanese Cardiac Registry of Heart Failure in Cardiology (JCARE-CARD). Circ J, 70 (12)：1617-23, 2006.
・木下武司：強心薬ジギタリスのお話．帝京大学薬物植物園管理室．

第4章

消化・吸収/栄養代謝機能障害

無尽蔵にあると信じられている空気，ヒトが生存に不可欠な1日500Lの酸素は，この空気の中にある．だから，その空気のわずか21％の酸素（FiO_2＝21％と表現する）を体内に取り込み，その必要量を手に入れるために，呼吸循環系（肺循環系）というとんでもないシステムが必要であったのだが，ヒトは酸素だけでは生きてはいけない．古来，“霞《かすみ》を食べて”生きていけるのは仙人だけということになっている．残念ながら，さらに液体の水と固体である食物を必要とする．つまるところ，ヒトは生存のために気体と液体と固体を必要としていることになる．

どんなに強がったところで，人体の60％が水でできているという事実を知れば，残りの40％が固体（タンパク質と脂質）であることに説明は無用だろう．灼熱の太陽が降り注ぐギリシャ神殿に雄々しく立ち尽くすアポロンの彫刻の肉体がどんなに美しくみえようとも，それは，脂肪を削ぎ落とした筋肉が作り出す形態であって，その形の60％が水であることに変わりはないのだ．

気体の酸素は無意識で体内に取り込まれる．しかし，水分と固体である食物は摂取しようという意思があってはじめて体内に取り込まれる．だから，意識のない脳死患者は，自ら水分と食物を摂取する行動が欠落することになるし，摂食障害の患者は支援なくしては生きること能わずということになる．さらに，意識がしっかりしているにもかかわらず，嚥下障害のために高カロリー輸液や胃瘻からのチューブ栄養を余儀なくされたとなると，当人の意思とは無関係に，「Aさん，昼ごはんの時間ですよ．美味しいですよ」などと，看護師は腕時計をみながら白く濃厚な液体が入った点滴チューブのノブを解放する．現代の高度医療システムにおいて水分と食事の管理は，生命維持という医療方針のもとにこの病室の風景を繰り返していく．だが，その味もわからない患者は恨めしそうな目で医者と看護師を見ている．

この章で取りあげる消化吸収という生理現象は，意識的な行動のうえに成り立つものであり，その飲水と摂食は“渇き（口渇）”と“空腹”という，人間の根源的な情動（emotion）の最も起源の古い人間感情に由来する．

したがって，水を飲み，食事をするという普遍的な人間行動は“意識的に生きる”という確固たる生存への意思に他ならない．

COLUMN

口渇（thirst）と空腹（hunger）

“口渇”を広辞苑で引いても出てこない．だが，“渇”を引けば“渇（かつ）”は喉が渇くことをいうとある．さらに，“渇に臨《のぞ》みて井を穿《うが》つ”，喉が渇いてから井戸を掘るの意．差し迫った状態になってから慌てて準備しても手遅れだのたとえが続く．

医学辞典で“渇”を引いても出てこない．しかし，“口渇”と引けば濃厚な説明が即刻出てくる．医学大辞典（医学書院）でひとつみてみようか．

『口渇：thirst. 激しい運動などで多量に発汗したり，塩辛いものを食べたり，会話で口が乾燥した時などに起こる感覚で，水を飲みたいという欲望．水分喪失による細胞外液量減少による渇き，あるいは，塩分過剰摂取による浸透圧性の渇きの場合には，視床下部の浸透圧受容体で主に感知され，その情報が飲水中枢を刺激する．一方，“みかけの渇き”とも呼ばれる口の乾燥は，細胞外液量や浸透圧の変動はなく，口腔粘膜の受容体で感受される．これらの口渇による飲水を総称して一次的飲水（primary drinking）と呼ぶ』

『一次的飲水が渇き感覚を伴う飲水とすれば，二次的飲水とは必ずしも渇き感覚がなくとも飲水することで，ヒトが食事中に水を飲む習慣や，塩気の多いものを食べて渇き感覚が出現する前に水を飲む場合などである』

いささかくどくなったが，“口渇”あれど“渇き”のなかった医学辞典で，“渇き”という表現がその説明文のなかに繰り返し出てくるところがおもしろい．ちなみに，口渇も渇も英語ではthirstである．

では，空腹はどうか．“空腹”を広辞苑で引けば，腹がへること，すきばらとある．「空腹を覚える」「空腹を満たす」がその凡例である．また，英語辞典を引けば，Hunger is the best sauce（空腹にまずいものなし）などと微笑ましい表現が現れる．では，医学辞典ではどうか．“空腹”はなく“空腹感”と出てくる．

『空腹感：hunger sensation. 絶食により上腹部に感じる空虚な一種爽快な感覚．かつて米国の生理学者キャノン（Cannon WB）は，空腹感は胃が1～2時間間隔で強力に収縮するためとしたが，胃を手術で全摘出した人でも空腹感を覚えるのでこの説は現在通用しない．低血糖との関係も論じられているが結論は出ていない．空腹感と食欲はよく似た感覚であるが，空腹感はあっても食欲が湧かないことがあり，逆に食欲はあるが空腹感がない場合もあり，両者は同一ではない』

いろいろ書いてはあるが，禅問答のような文章で空腹感の説明としては十分ではない．“満腹感”はどうか？

『満腹感：satiety feeling. 胃部に限局する感覚で対比するものが空腹感である．胃に内容物があれば満腹感を生じるが，胃の迷走神経切除を行っても満腹感は生じる．視床下部の摂食中枢および満腹中枢が関与し辺縁系および大脳皮質連合野を介し，この感覚を引き起こすと考えられる．満腹感により摂食行動は停止する』

無難にまとめてはあるが，どうやら満腹感は満足感に似ているようだ．

1. 口渇と空腹のメカニズム

喉の渇きと空腹が意識的であったことを思えば，中枢神経にその制御の要が存在することは想像できるだろう．

1）口渇

“渇き”という欲望は，視床下部（hypothalamus）と視床（thalamus）で制御されている．その因子（信号）は血漿浸透圧濃度と細胞外液量である．また，このような客観的な因子だけでなく，“渇き”は精神的要因によっても影響される．浸透圧は前視床下部に存在する浸透圧受容体（osmoreceptor）に作用し，細胞外液量の情報はレニン-アンギオテンシン系のアンギオテンシンⅡの情報を探知する視床，および視床下部前方にある終板脈管器官（organum vasculosum of the lamina terminals；OVLT）と脳弓下器官（subfornical organ；SFO）にある圧受容体に作用し“口渇”の情動が惹起される（図4-1）．

終板脈管器官，脳弓下器官といった耳慣れない専門用語が突然出てきたので，ここで血液脳関門（blood-brain barrier；BBB）と脳室周囲器官に触れておこう．

（1）血液脳関門

脳への物質の進入は，水，二酸化炭素，酸素を除けば高度に制限されており，タンパク質やポリペプチドとなると厳しくブロックされている．しかし，神経細胞のエネルギー源であるグルコースは，特別なトランスポーターにより自由な出入りが可能となっている．このことは，脳という特別な領域がエネルギー供給システムを自前でもち，異物や毒物の進入を未然に防いでいるという意味で合目的であるといえるが，逆に，脳を治療するための薬物の到達をも困難にしていることになる．これを**血液脳関門**というのだが，その本体は脳毛細血管の内皮細胞間と脳室表面に存在し，脳脊髄液を産生している脈絡叢の上皮細胞間を強固に結合しているタイトジャンクション（密着帯，tight junction）である．ここでは細胞間隙が極端に狭くなっており，物質の通過が強く制限されている．

（2）脳室周囲器官

この血液脳関門の存在を知るためには，血漿タンパク質に結合する色素（たとえば，アニリン色素）を動物に静脈注射すると，脳の大部分は色素に染まらず，脳室周辺の脳および脳幹表面領域が染色されてくるという現象を観察すれば明らかであろう．この染色される領域を**脳室周囲器官**（circumventricular organ）といい，

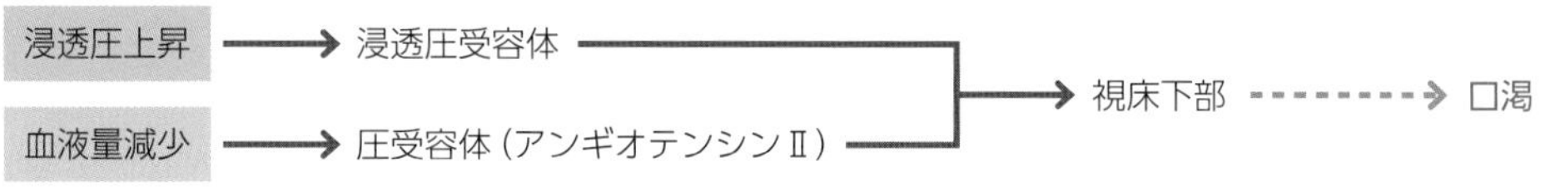

図4-1　口渇のメカニズム

① 神経下垂体(下垂体後葉)と隣接する視床下部の正中隆起
② 終板脈管器官
③ 脳弓下器官
④ 最終野
⑤ 松果体
⑥ 交連下器官

が含まれる．この領域の脳毛細血管は，先述したタイトジャンクションによる内皮細胞の強固な結合性はなく，内分泌器官や腎臓の毛細血管と同様の開窓(fenestration)構造をもつ毛細血管で，物質透過性が極めて高い．だから，これら脳室周囲器官は“血液脳関門外にある”といわれる(**図4-2**)．

したがって，この脳室周囲器官は，体循環で絶え間なく流れる血液との自由な交流が可能な脳の限られた領域ということになるわけで，“300年にわたる鎖国を続けた江戸時代にあって，唯一海外との交流を公的に許された長崎の**出島**”にたとえることができるだろう．日本を統治する江戸幕府が脳であり，長崎の出島が脳室周囲器官というわけだ．したがって，脳内ニューロンが分泌した物質は，ここから血液中に放出され体内をくまなく巡ることになるし，血液中のさまざまな物質は，ここで脳循環と接触し脳内ニューロンが外来情報を手に入れることになる．

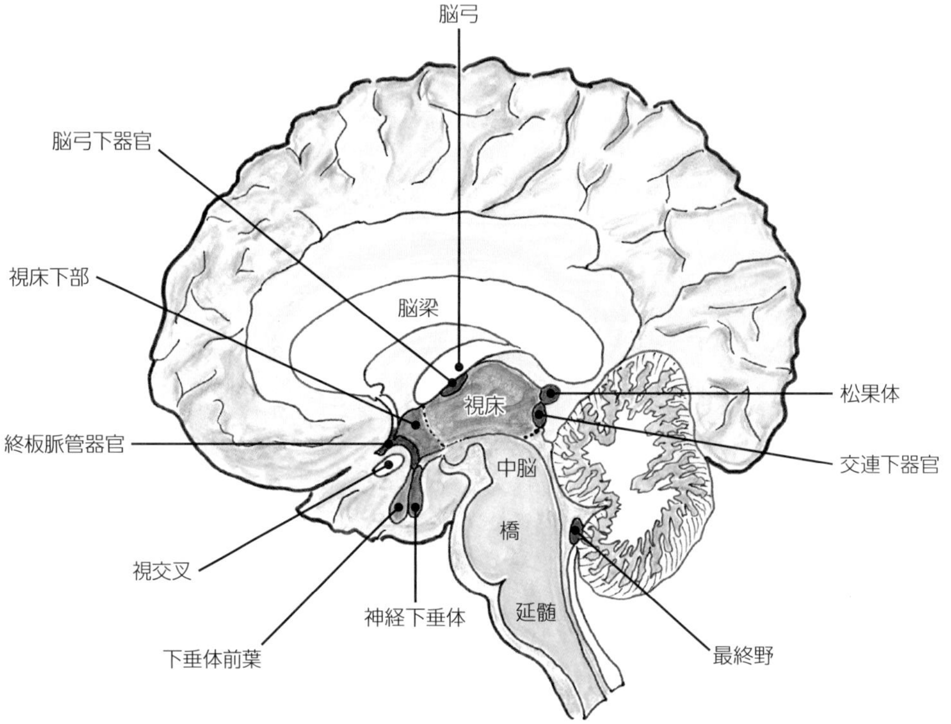

図4-2 視床，視床下部そして脳室周囲器官(ヒト脳の矢状断面)

第3脳室を通る正中矢状断，第3脳室から視床と視床下部をみる．脳室周囲器官が第3脳室と第4脳室に面して位置していることに注目．神経下垂体(neurohypophysis；NP，下垂体後葉)，終板脈管器官(organum vasculosum of the lamina terminalis；OVLT，視神経上稜ともいう)，脳弓下器官(subfornical organ；SFO)，第4脳室に顔を出す最終野(area postrema；AP)，交連下器官(subcommissural organ；SCO)，松果体(corpus pineale；CP)，視床下部，脳弓血液中のアンギオテンシンⅡが，血液量減少の情報を終板脈管器官や脳弓下器官の圧受容体を介して脳に送ることで，“口渇”の情動が起こり飲水行動につながる．血液中の細菌毒素，尿毒症の毒素，糖尿病性ケトアシドーシスのケトン体，抗がん剤などの薬物は第4脳室に面した最終野の化学受容体を刺激し嘔吐を引き起こす．インターロイキン1は有名な発熱惹起サイトカインだが，これも脳室周囲器官に作用し発熱を起こす．このように，さまざまな血液情報がこの“小さな出島”である脳室周囲器官を介して脳内に絶え間なく送り込まれ身体反応を惹起しているのである．

2）空腹

一方，空腹と満腹の感覚は視床下部にその中枢がある．視床下部は，脳幹の中脳より高位，視床より低位に位置する“猫の額ほど”の極めて狭い領域で，第3脳室を挟み左右合わせて 4cm^3 しかない．その重量は近接する下垂体の約2倍の4g．これは脳重量の0.3%である．摂食を促進する信号（空腹刺激）を探知する空腹中枢は視床下部外側に，摂食を抑制する信号（満腹刺激）を探知する満腹中枢は視床下部内側に，左右対称に対をなして存在する．

満腹刺激としてブドウ糖が代表だが，インスリン，セロトニン，プロスタグランジン，レプチンなど多数の物質が知られている．一方，空腹刺激といえば遊離脂肪酸が有名だが，成長ホルモン放出ホルモン，ソマトスタチン，神経ペプタイドなども知られている（図4-3）．

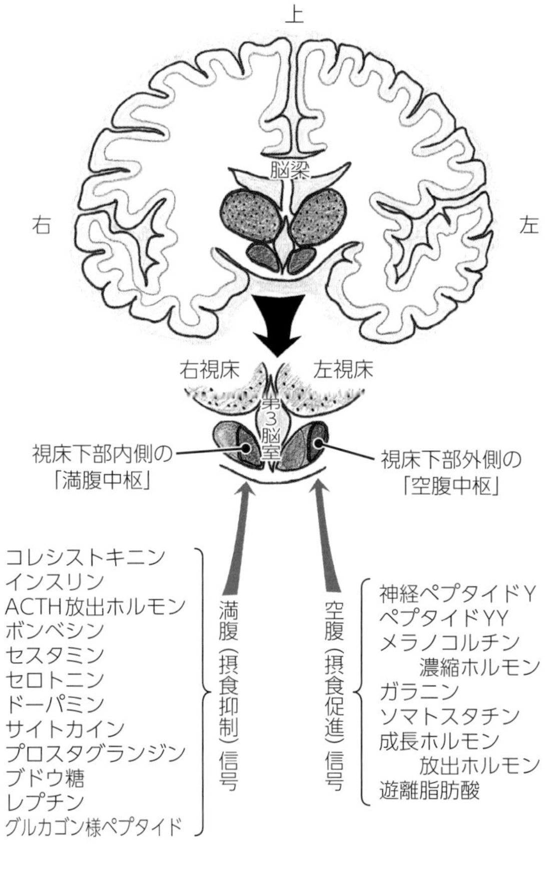

図4-3　視床下部の満腹中枢と空腹中枢

第3脳室に面した視床下部に左右対象で満腹・空腹中枢が位置する．満腹刺激と空腹刺激には多くのものが知られている．

（井上　泰：なぜ？ がなるほど！ 病態生理ゼミナール．p69，絵解39，メディカ出版，2008.）

2. 消化管　口腔から肛門管に至る長い旅

水分と食物が取り込まれ，消化と吸収が行われる一連の通路を消化管という．口腔に始まり，咽頭，食道，胃，小腸，大腸（結腸と直腸），そして肛門に終わる消化管は，単純な中空の管ではない．食物が通過しなければ内腔は閉じている．

1）口腔（oral cavity）

口腔は捕食・咀嚼《そしゃく》・嚥下《えんげ》を担い，その内面を覆うのは，角化を伴わない重層扁平上皮粘膜である．“物理的消化”である捕食と咀嚼運動は，随意筋の横紋筋（舌筋）の塊である舌，咀嚼筋（咬筋・側頭筋など），歯が担い，嚥下運動は舌と後述する咽頭との協調運動からなる．

（1）唾液腺

“化学的消化”は，食物塊が口腔内で分泌される唾液と接触することに始まる．唾液を分泌する外分泌腺である唾液腺は，大唾液腺（耳下腺・顎下腺・舌下腺）と小唾液腺（口唇腺・頬腺・口蓋腺・舌腺）に分類される．その唾液分泌量は1日1,000～1,500 mLで，安静時分泌の内訳は，顎下腺65%，耳下腺20%，舌下腺10%，小唾液腺5%である．しかし，摂食で食物塊が，口腔粘膜と後述する咽頭粘膜を刺激すると，その刺激信号は，顔面神経（第7脳神経），舌咽神経（第9脳神経），迷走神経（第10脳神経）を経由（求心路）して，延髄と橋の接合部にある唾液分泌制御センターである唾液核に送られる．そして，同じ経路を遠心路として使い，唾液腺に“分泌せよ”という命令が送られ唾液分泌が亢進する．この神経経路は，自律神経の副交感神経（アセチルコリンがその神経伝達物質）である．

唾液腺の組織構造は，漿液腺・粘液腺・混合腺に区別されるが，耳下腺は漿液腺のみからなり，顎下腺は漿液腺と粘液腺がほぼ同じ比率，そして舌下腺は圧倒的に粘液腺が多い．また，小唾液腺は，純粋の漿液腺である舌腺（エブネル腺）を除き，すべて粘液腺と漿液腺の混合性である．

（2）唾液

唾液腺の組織構造を反映して，唾液は，①漿液性タンパク質，②粘液性タンパク質，③電解質に富む細胞外液の3要素からなる．

漿液腺から分泌される漿液性タンパク質はデンプンの消化酵素プチアリン（α-アミラーゼともいう）を含み，粘液腺から分泌される粘液性タンパク質はムチンを含む．ムチンが水に溶けて粘液となる．粘液には，病原微生物の侵入を阻止する免疫グロブリンA（IgA），細菌の細胞膜を破るリゾチーム，鉄と結合して細菌増殖を抑制するラクトフェリン，毒性のタンニンと結合して歯のエナメル質を保護するプロリンといった第一線免疫を担う多くのタンパク質を含んでいる．

また，すべての腺から分泌されるのが電解質に富む細胞外液である．この細胞外液が唾液腺の導管の中で吸収と分泌を受けることによって，カリウムイオン（K^+）と重炭酸イオン（HCO_3^-）が多く，ナトリウムイオン（Na^+）とクロールイオン（Cl^-）の少ない電解質，つまり，

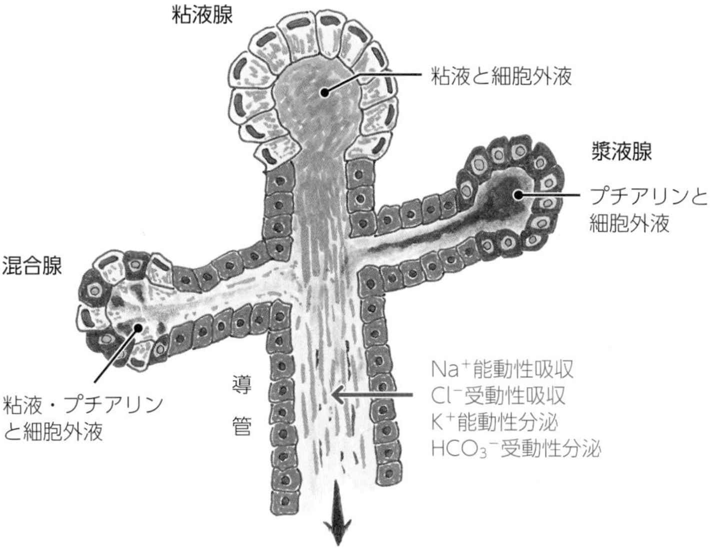

図4-4　唾液腺の構造と機能

細胞外液が導管内で能動性吸収・分泌と受動性吸収・分泌を繰り返し，血漿と反対のカリウムイオン（K^+）と重炭酸イオン（HCO_3^-）に富む電解質組成が形成されることに注意

血漿とまったく反対の組成をもつ電解質を口腔内に大量に分泌する．この独特な電解質組成により，口腔内はpHが7.0前後の中性に保たれ，消化酵素プチアリン作用が保証される（図4-4）．

2）咽頭（pharynx）

体の中で最も“敏感”で“ややこしい”場所は咽頭だろう．まず敏感な理由だが，そこを刺激されると激しい嘔気が誘発され，涙と鼻汁を伴う嘔吐につながる“あの忌まわしい”身体反応が起こる場所であること．次にややこしい理由はといえば，“空気の通路と食物の通路の交差点”に咽頭が位置すること．それは食事しながら呼吸はできず，呼吸しながら食事はできないことを意味する．つまり，生きるために不可欠な呼吸と飲食の要として咽頭があることに由来する．

口腔と食道をつなぐこの咽頭は，口腔粘膜と同様に重層扁平上皮に覆われている．その長さはわずか13cmしかないが，上咽頭（鼻咽頭）・中咽頭（口腔咽頭）・下咽頭（喉頭咽頭）に区分される．一般に扁桃腺とよばれる口蓋扁桃は，中咽頭の両側にデンと構えている．解剖学的に重要なことは，咽頭壁に，横紋筋である咽頭収縮筋と咽頭挙筋が重厚に配置されていることである．内臓におけるこの随意筋たる横紋筋の存在様式は，咽頭を除けば，消化管末端の出口をなす肛門管と，口腔に位置する舌でしかみられず，他の消化管は平滑筋しか存在しない．これほど横紋筋が多いのは，咽頭が“物を飲み込む”嚥下（swallowing）という，生存に不可欠な重要な運動機能を一手に引き受けているからだ（図4-5）．

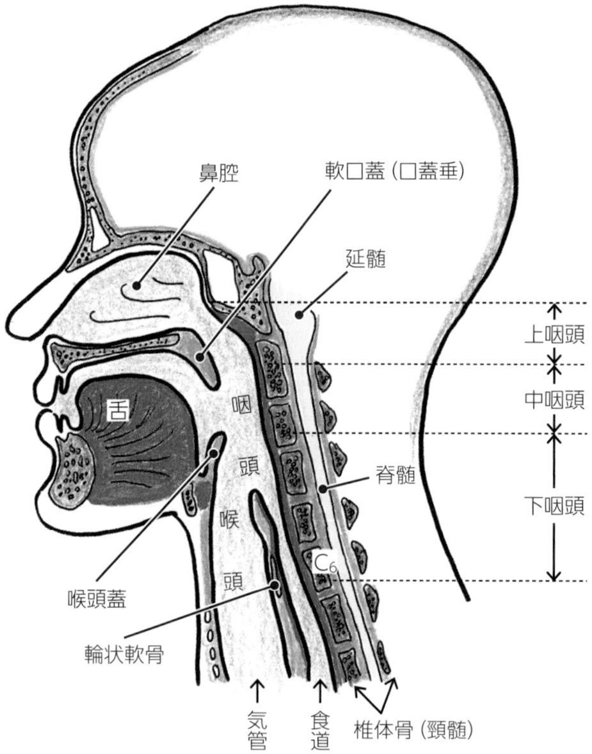

図4-5　咽頭の解剖学的な位置

空気の通路（鼻腔→咽頭→喉頭）と食物の通路（口腔→咽頭→食道）が咽頭で交叉していることに注目．横紋筋は赤で示す．

（井上　泰：なぜ？ がなるほど！ 病態生理ゼミナール．改訂第2版，p111，絵解56，メディカ出版，2014.）

（1）嚥下運動

嚥下運動は単純な意識的運動とはいえない．それは“**随意運動と不随意運動（反射運動）の連鎖からなる複雑な運動**”であり，3つの相からなる．口腔相（oral phase），咽頭相（pharyngeal phase），食道相（esophageal phase）である．

随意運動である口腔相では，食物の味を感じながら咀嚼する．この際，口は閉じられており鼻腔から呼吸することが可能である．好ましい味であれば，食物塊は舌に乗せられ後方に移動し，軟口蓋に達すると軟口蓋が持ち上がり，鼻腔との通路を閉鎖する（呼吸抑制）．まさにこのとき，不随意運動の嚥下反射が起こり，咽頭相と食道相が流れるように進行する．

咽頭に食物塊が達すると喉頭は前上方に持ち上がり，喉頭蓋が気道を閉鎖し誤嚥が防止される（声門閉鎖）．それと同時に，食道の入り口の括約筋が弛緩し，ポッカリと食道が口を開け食物塊を飲み込む．すると，食道下部の括約筋が弛緩して胃の噴門部が大きく口を開け，食道の蠕動運動で運ばれてくる食物塊を受け入れるのである．無意識で進行する咽頭相と食道相に食物塊が入ってしまうと，重力の影響から自由になり，逆立ちをしても逆流することなく移動していく．

重要なことは，“この食物は飲み込んでいいものかどうかの判断”は，意識が作用する口腔相でしかできないということである．口腔相で嫌な味，苦い味，変な味を少しでも感じたら，思わず吐き出すか，嘔吐反射が起こり，咽頭は完全に閉じるだろう．つまり，嚥下という運動は当人が“飲み込んでもいい”と安心納得している前提があってはじめて可能なのである．

この嚥下反射の中枢は延髄の嚥下中枢にある．咽頭粘膜が刺激されると，その信号は三叉神経・舌咽神経・迷走神経の知覚神経線維経由（求心路）で嚥下中枢に伝わり，瞬く間に“命令信号”に変わり，三叉神経・顔面神経・舌下神経の運動神経線維（遠心路）を介して咽頭筋へ収縮信号が送られ，反射的な嚥下運動が惹起する．

(2) 嚥下障害

嚥下反射路の障害が起こると，臨床的に重要な“嚥下障害”が起こる．嚥下障害は日常臨床で対応が難しく，頻度も高い病態なので簡単に触れておこう．

嚥下運動にかかわる横紋筋である舌筋と咽頭筋障害による嚥下障害として重要なのは，

① 球麻痺（下部運動ニューロン障害）

② 仮性球麻痺（上部運動ニューロン障害）

である．球麻痺の球（きゅう，bulb）とは延髄のことである．そのため，球麻痺とは延髄全体が麻痺したかのように思うかもしれないが，植物的な生命中枢のセンターである延髄が麻痺するわけではない．

頭頸部の知覚・運動に深くかかわる12対の脳神経は延髄を含む脳幹から出る．そのうち運動神経線維をもつものは，動眼神経・滑車神経・三叉神経・外転神経・顔面神経・舌咽神経・迷走神経・副神経・舌下神経の9つである．このなかで脳幹の最尾部をなす延髄に中枢の核（神経細胞の集まった場所）をもつのが，舌咽神経・迷走神経・副神経・舌下神経の4つである．そして，舌と咽頭を支配するのが舌咽神経・迷走神経・舌下神経で，胸鎖乳突筋と僧帽筋に分布するのが副神経である．したがって，舌咽神経・迷走神経・舌下神経が麻痺すると嚥下障害が出現することになる．つまり球麻痺とは，延髄が麻痺するのではなく，延髄の中枢核から出る運動神経線維をもつ脳神経の麻痺（運動麻痺）をさし，下部運動ニューロン障害ともいう．その代表が筋萎縮性側索硬化症（amyotrophic lateral sclerosis；ALS）であり，運動ニューロン病や多発性神経炎もその例である．

それでは，仮性球麻痺とはどのような病態なのか？ 読んで字のごとく球麻痺に似てはいるが，球麻痺ではないということになる．つまり，球麻痺と同じような嚥下障害が起こるが，延髄（球）には異常がみられない病態を意味する．延髄の脳神経核には，延髄より上部の大脳皮質運動野からの神経線維が入っている（皮質延髄路という）．したがって，脳幹より上位の大脳病変でも嚥下障害をはじめとする球麻痺に似た運動麻痺が出現する．これを仮性球麻痺，上部運動ニューロン障害といい，その代表が多発性脳梗塞であり，球麻痺よりはるかに頻度が高い．片麻痺をはじめとする四肢の麻痺をもつ脳血管障害の患者が嚥下障害で苦しむ原因は，この仮性球麻痺にある．

3）食道（esophagus）

咽頭に続き，横隔膜の食道裂孔を貫き，胃噴門に接合する食道は，椎体骨（頸椎と胸椎）前面に密着し，縦隔を下降する人体で最も深い場所に位置する筋性の管腔臓器である．したがって，食道の手術は難しく，術後合併症の発生頻度が高い．その長さは十二指腸と同じで24～25cm．頸部，胸部，腹部食道の3部に区別される．内面は，口腔，咽頭と同様に物理的刺激に強い重層扁平上皮に覆われる．上部食道では横紋筋が固有筋層をなすが，それ以外は平滑筋に移行し，食道下端では平滑筋層が厚くなり，下部食道括約筋（lower esophageal sphincter；LES）を形成し，胃内容物の逆流を防止する．食道内容物は，固有筋層内側をなす輪走筋の収縮と弛緩による反射的な蠕動運動により4cm/秒で運ばれる．食道にもささやかながら粘液を産生する粘液腺である食道腺がみられる．

4）胃（stomach）

前述した下部食道括約筋の領域に食道と胃の接合部がある．この接合部を越えると風景は一変する．扁平な上皮が重層する重層扁平上皮で覆われていた食道粘膜は白っぽい色調をしていたのだが，胃粘膜に変わると真っ赤な色調の粘膜に豹変する．胃の粘膜表面はわずか一層の円柱上皮に覆われているため，上皮下を不断に流れる毛細血管内の血液が透見されるからである．この粘膜色調の事情は以降，小腸，結腸，直腸末端まで続く．

胃の形態は消化管のなかでも独特である．頭でっかちの袋状で弓のように弧を描くまことに愛嬌のある形態をしている．最初の1/3は左肋骨弓下にあり，十二指腸移行部以外は正中線より左側にある．胃の長軸は左上方から右下方である．正面からみれば小弯と大弯の上下の縁があり，側面からみれば前壁と後壁をもつ．胃の前壁は腹壁に接しており，左上腹部を穿刺すれば胃に容易に達するため胃瘻を作成することは難しいことではない．口側から噴門部・胃底部・胃体部・幽門部（幽門洞と幽門管）・幽門輪と区別する（図4-6）．

他の消化管壁の平滑筋からなる筋層は，内輪外縦すなわち内側に輪走筋，外則に縦走筋の二層構造をもつのだが，胃では内輪外縦に加えて最内層に斜走筋層をもち，より複雑な食物の破砕攪拌を可能としている．この運動は，大量に分泌される胃酸，ペプシン，粘液と食物の効率の良い混和接触を促し，半流動体の**糜粥**（びじゅく；胃液で消化され粥状になったもの）の形まで消化される．そして糜粥は，小餅をひねり出すように幽門輪から小気味良く十二指腸に送り出される．胃内容物が十二指腸に排泄される速度は食物の種類による．炭水化物が最も短く数時間で，次いでタンパク質，脂肪は最も胃内停滞時間が長い．糜粥が十二指腸粘膜に触れると，十二指腸の神経ホルモン調節により，胃酸分泌，ペプシン分泌，胃の消化運動は抑制される．

（1）胃の化学的消化作用

では，1日2.5Lもの胃液を分泌する胃の化学的消化作用を概括してみよう．胃液主要成分は，①摂取食物の腐敗防止を担う塩酸（HCl），②タンパク質消化酵素（ペプシン）の前駆体ペ

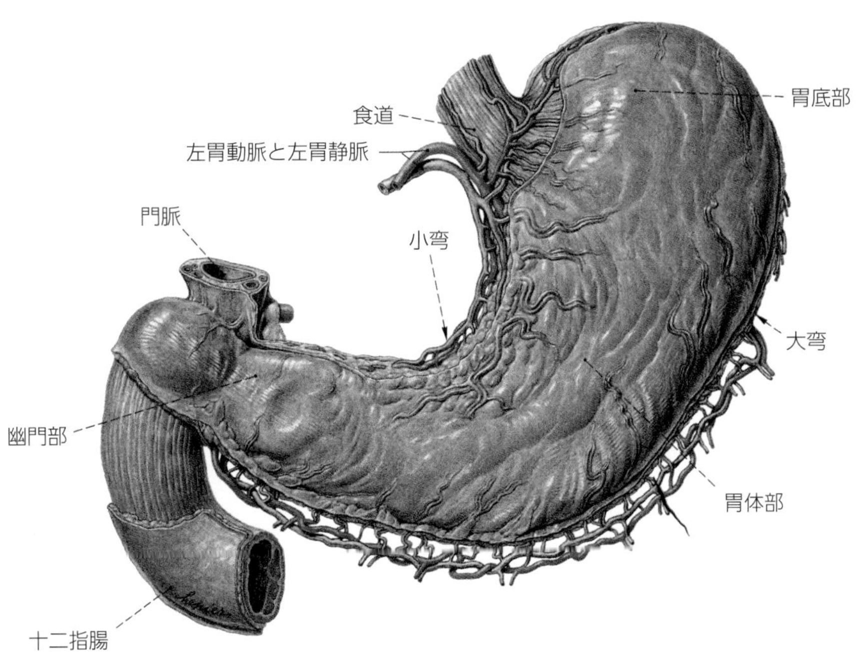

図4-6　胃の正面図

小弯と大弯から胃を支配する動静脈が侵入しているリアルな胃が表現されているソボッタ（Sobotta）の胃解剖図

（井上　泰監訳：身体が見える・疾患を学ぶ　解剖アトラス．p316，図329，メディカ出版，2014.）

プシノーゲン，③脂質（トリグリセリド）消化酵素リパーゼ，④抗悪性貧血因子であるビタミンB_{12}（コバラミン）吸収に不可欠な内因子，そして，⑤タンパク質である胃粘膜の自己消化を防止するための粘液と重炭酸イオン，および粘液・重炭酸イオン層を安定化する物質であるトレフォイルペプチドである．塩酸は極めて強酸でpH 1.0～3.5の範囲にある（ペプシンの至適pHは1.6～3.2である）．この強酸環境を中和するために，十二指腸以降の消化管は大量のアルカリ液を分泌しなければならない．その量は，胃液2.5Lに対して，胆汁の500mL，膵液の1,500mL，腸液の1,000mLを合わせて3.0Lに及ぶ．

(2) 胃液の各成分を分泌する細胞

胃液の各成分を分泌する細胞は決まっており，その存在する場所も決まっている．胃粘膜表面は一層の円柱上皮で覆われるが，のっぺりとした表面を形成するのではなく，細かな夥しい小陥凹が形成されている．その数350万個で，胃《い》小《しょう》窩《か》（gastric pit）とよばれる．胃小窩は粘膜の1/4から1/2の深さまで侵入し，胃腺を形成する．胃腺は胃の場所によって名前が異なり，噴門腺・胃底腺・幽門腺と区別する．このなかで胃液分泌の主役は，胃底部と胃体部に分布する胃底腺である（**図4-7**）．

表層に配列する粘液細胞が，粘液・重炭酸イオン・トレフォイルペプチドを分泌する．少し深い位置にある壁細胞が塩酸と内因子を，底部にある主細胞がペプシノーゲンと胃リパーゼを分泌する．そして，胃酸とペプシノーゲンの分泌を調節するヒスタミンを分泌する神経内分泌細胞の一種である腸クロム親和性細胞様細胞（ECL細胞）が胃底部に密かに生息している．

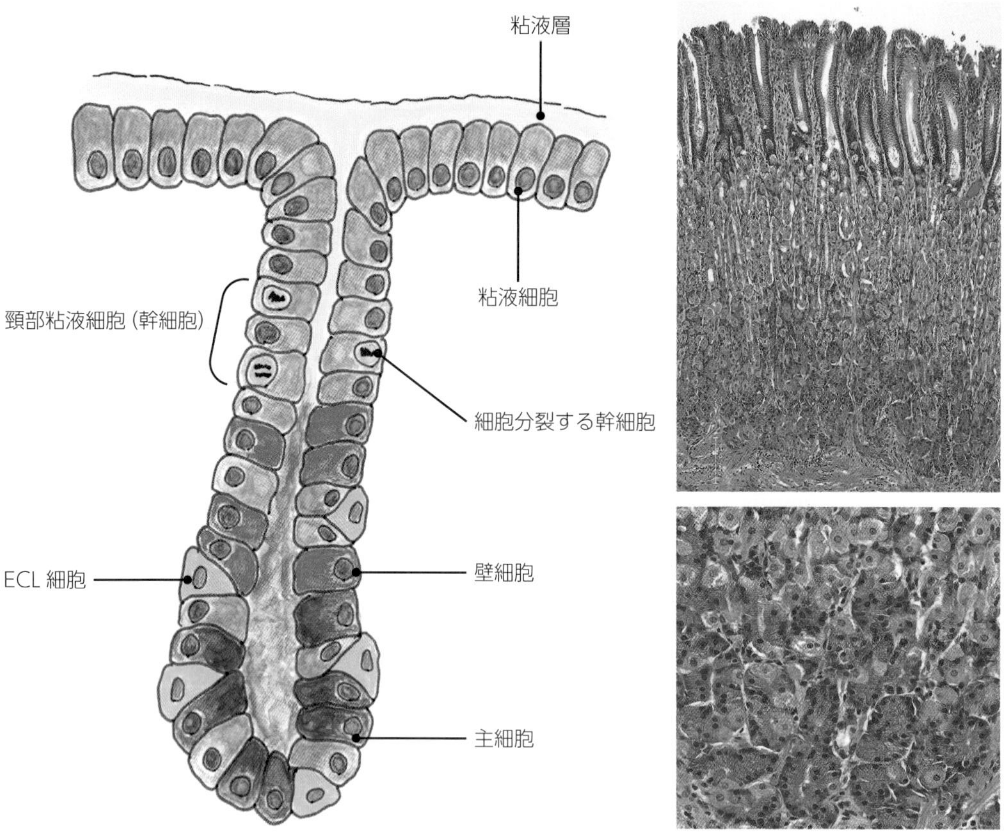

図4-7　胃底腺を構成する細胞群

円柱上皮細胞で粘液と重炭酸イオンを分泌する粘液細胞が1層で表面を覆っている．少し深いところには胃酸と内因子を分泌する壁細胞が，そして最も深い部分にタンパク質分解酵素であるペプシンの活性化されていない前駆体であるペプシノーゲンを分泌する主細胞が分布している．ヒスタミンを分泌する腸クロム親和性細胞様細胞（ECL細胞）は深いところに散在する．大量の粘液が表層を覆い胃酸やペプシン（ペプシノーゲンは胃酸で活性化されペプシンに変わる）を絡め取って，胃壁を構成する細胞の自己消化を防止している．深く窪む腺の頸部には，死んで脱落した細胞を補充し，再生することの可能な幹細胞（頸部粘液細胞）が存在している．
右側に実際の胃底腺領域の組織像を示す（君津中央病院病理診断科標本，HE染色）．上段は弱拡大，下段は強拡大像．青くみえるのが主細胞，赤くみえるのが粘液細胞と壁細胞．ECL細胞はこの写真では判別できない．可視化するには免疫染色が必要である．

胃液は，ヒスタミンが主細胞と壁細胞を刺激することで分泌される．食物中のペプチドやアミノ酸（とくにフェニルアラニンとトリプトファン）が幽門洞の幽門腺にある内分泌細胞のG細胞を刺激することにより消化管ホルモンであるガストリンが分泌され，続いてガストリンが血液を介して胃底腺のECL細胞を刺激し分泌されるのがヒスタミンである．また，アセチルコリンもガストリン分泌刺激となることがわかっている．このアセチルコリン分泌をする腸管神経系（enteric nervous system）についてCOLUMNで触れておこう．

COLUMN

腸管神経系

消化管を支配する神経は，自律神経である迷走神経に代表されるコリン作動性の副交感神経とアドレナリン作動性の交感神経であることはよく知られているのだが，消化管自体に広く分布する消化管専門の神経系の存在は意外に知られていない．消化管は，粘膜・粘膜下層・固有筋層・漿膜下層・漿膜から構成されていて，この壁構造の中に1億個の知覚ニューロン・介在ニューロン・運動ニューロンが網の目のように張り巡らされている．この数は脊髄神経全体のニューロン数に匹敵し，ひとつの局所的な神経世界を構築しており，“小さな脳（little brain）”の異名をもつ．具体的には2つの系からなり，固有筋層の縦走筋層と輪走筋層の間に生息する筋層間神経叢（アウエルバッハ（Auerbach）の神経叢）と，粘膜と筋層間に生息する粘膜下神経叢（マイスネル（Meissner）の神経叢）である．アウエルバッハ神経叢は筋層に線維を送り消化管運動を制御しており，マイスネル神経叢は腸腺・腸内分泌細胞・微小血管系を支配し腸液の分泌を制御している．この腸管神経系で分泌される神経伝達物質としてアセチルコリン・ノルアドレナリン・セロトニンなどのアミン類があり，その他多くのポリペプチドも分泌されている．このようにみると，腸管神経系が独立した閉鎖系をなす神経系のごとくみえるかもしれないが決してそうではない．この腸管神経系は，確固として存在している外来神経（extrinsic innervation）である自律神経系の副交感神経（迷走神経と仙骨神経）や交感神経を介して中枢神経と連絡し，中枢神経からの情報を統合すると同時に，消化管という特別な場所の神経制御をより細かく丁寧に行う“現場”の神経システムなのである（図4-8）．

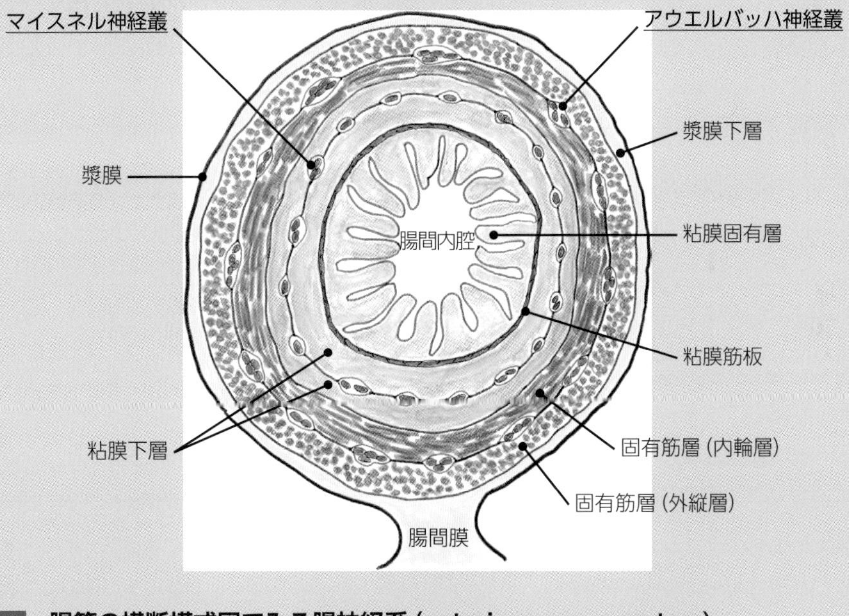

図4-8　腸管の横断模式図でみる腸神経系（enteric nervous system）

腸管の固有筋層は2層性で，内側は輪状に平滑筋細胞が配列し，外側は長軸方向に縦走している．いわゆる，“内輪外縦”である．この2層間にアウエルバッハ神経叢（Auerbach’s plexus，腸管筋層間神経叢ともいう）がある．そして，粘膜下層にはマイスネル神経叢（Meissner’s plexus，粘膜下神経叢ともいう）がある．紫色で示しているのが神経節の神経細胞で，神経節間を無髄の軸索が連結している．イラストには描かなかったが，この両者は密接に連絡しており，粘膜筋板から粘膜固有層に高密度に広く分布する．このネットワークの有り様に関しては本文を参照．

5）十二指腸（duodenum）　膵液と胆汁の受け取り場所

胃の幽門を抜けると，膵臓頭部を見事に包み込むCループを描く十二指腸に至る．その長さは24cmで，人差し指の幅を2cmとすると12指分（12横指）ということに名前の由来がある．上部（球部），下行部，水平部，上行部に区別される．上部は腹腔にあるが，その他は腹膜の後ろに位置する．

十二指腸を移動する糜粥を取り巻く環境は激変する．上部（球部）ではいまだ酸性度の高い状態（pH2.0～4.0）だが，下行部（pH6.5）に入るやいなや十二指腸乳頭部からアルカリ性の大量の膵液と胆汁が流入し，急速に中和されるからだ．球部か近位下行部にしか十二指腸消化性潰瘍ができない理由が，この高酸性度環境にあることは明らかだ．

（1）膵液

膵臓は，内分泌と外分泌の機能をあわせもつ器用な臓器である．ここで議論するのは，消化に深くかかわる外分泌腺から分泌される膵液のことである．

1日の分泌量が1,500mLに及ぶ膵液は，多量の重炭酸イオン（HCO_3^-）を含むpH8.0のアルカリ性である．この事情は唾液と似ているが，その量は圧倒的に膵液が多く，また，消化酵素の量と種類も抜きん出ている（表4-1）．

表をみると，タンパク質，脂肪，炭水化物のすべてを消化できる酵素が揃っていること，トリプシン，キモトリプシン，カルボキシペプチダーゼA＆B，エラスターゼ，ホスフリパーゼAがいまだ活性化されていない**前駆体**（酵素原顆粒，zymogen granule）の形で分泌されてい

表4-1　膵臓消化酵素の種類と活性化と消化物質

酵素（前駆体名）	賦活（活性化）物質	消化される物質（基質）
トリプシン（トリプシノーゲン）	エンテロキナーゼ	タンパク質 ポリペプチド
キモトリプシン（キモトリプシノーゲン）	トリプシン	タンパク質 ポリペプチド
カルボキシペプチダーゼA＆B （プロカルボキシペプチダーゼ）	トリプシン	タンパク質 ポリペプチド
エラスターゼ（プロエラスターゼ）	トリプシン	エラスチン
膵リパーゼ		トリグリセリド
胆汁酸塩活性化リパーゼ		コレステロールエステル
コレステロールエステル加水分解酵素 （コレステロールエステラーゼ）		コレステロールエステル
ホスホリパーゼA（プロホスホリパーゼA）	トリプシン	リン脂質
膵α-アミラーゼ	クロールイオン（Cl^-）	デンプン
リボヌクレアーゼ		RNA
デオキシリボヌクレアーゼ		DNA

タンパク質，脂肪，炭水化物だけでなく，核酸までも消化する酵素を含む人体最大の消化酵素群といえるだろう．

ることがわかる．強力なタンパク質や脂肪分解酵素が膵管に分泌される前に膵臓実質内で活性化されてしまえば，当然膵臓は急速に壊死に陥り，急性膵炎を発症することになるだろう．

注目すべきは，トリプシンはいまだ活性化されていない酵素前駆体（トリプシノーゲン）の形で分泌されるのだが，十二指腸粘膜上皮細胞の微絨毛膜が分泌する加水分解酵素エンテロキナーゼにより活性化され，トリプシンになることである．そして，このトリプシンが他のタンパク質や脂肪分解酵素前駆体を十二指腸内で流れるように次々に活性化するということをこの表は示しているのである．その**連鎖反応**を図4-9に示しておこう．

膵液の分泌は，セクレチンとコレシストキニン（cholecystokinin；CCK）による．両者は，上部小腸（十二指腸と空腸）粘膜にある内分泌細胞から分泌される．セレクチンを分泌するのはS細胞，コレシストキニンはI細胞である．

セレクチンは，タンパク質消化産物と酸が上部小腸粘膜に接触することでS細胞から分泌され，続いて，膵臓の導管細胞と胆道の粘膜上皮から重炭酸イオン（HCO_3^-）が分泌され，大量のアルカリ性膵液が十二指腸に排泄される．また，セレクチンには，コレシストキニンの膵消化酵素分泌を増強する作用や，胃のHCl分泌を抑制し，幽門括約筋を収縮させ胃からの糜粥の流入を抑制する作用がある．このセレクチンは，小腸粘膜上皮内にあるD細胞が分泌するソマトスタチンにより抑制され，膵液分泌は低下する．また，胃酸分泌や胃の運動もソマトスタチンにより抑制される．

コレシストキニンは，消化産物（ペプチド，アミノ酸，脂肪酸）が十二指腸粘膜に触れることでI細胞から分泌される．膵酵素分泌・胆嚢収縮・十二指腸乳頭部オッディ（Oddi）括約筋の弛緩作用をもち，膵液と胆汁の十二指腸流入を可能とする．また，アルカリ性膵液の分泌を刺激するセレクチン作用を増強する．コレシストキニンは元来，胆嚢収縮物質という意味で使

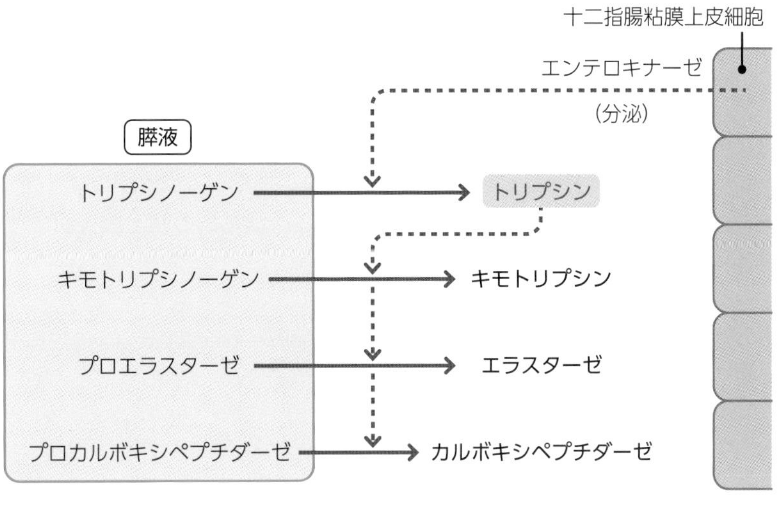

図4-9　膵酵素の十二指腸内腔での活性化の連鎖

夥しい消化酵素を含む膵液だが，その酵素の主要なものは，十二指腸粘膜上皮細胞の微絨毛膜から分泌される加水分解酵素であるエンテロキナーゼが，トリプシノーゲンを活性化して消化能力をもつトリプシンが姿を現すことから開始する．

（岡田泰伸監訳：ギャノング生理学．原著23版，p535，図27-3，丸善出版，2011．を参考に作成）

われてきたが，上記のごとく，それ以外の作用が次々に明らかとなったことで名前を変えるべきだという意見もあるようだが，歴史を示す言葉として今日も使われ続けている．

いささか色あせたコレシストキニンと対照的に，栄光を手にしているのがセクレチンである．今から100年以上前の1902年，ベイリス(Bayliss W)とスターリング(Starling E)が，十二指腸粘膜の化学的刺激により膵液分泌が増大する原因物質として特定したのがセクレチンである．この現象を考察したスターリングは，「ある場所から分泌された物資が血流に乗って離れた他の場所に作用するような生理反応が存在する可能性がある」と予測し，一般名“化学的情報伝達物質(chemical messenger)”，通俗名“ホルモン(hormone)”を提起した．つまり，今日の内分泌学の嚆矢《こうし》としてセクレチンはある．

(2) 胆汁

肝臓で作られる胆汁が鮮やかな緑色をしていることを実際にみることは，胆嚢を摘出する手術や病理解剖の現場に立ち会わないかぎりないだろう．その色調は，草木の葉の緑色と比べても決して見劣りしない**“緑色”**である．赤血球のヘム代謝産物であるビリルビン色素(正確にはビリベルジン)によるこの色は代謝過程で変化し，最終的には尿の麦ワラ色と便の茶色としてその痕跡を残す．この胆汁が脂肪の消化吸収に不可欠な要素なのである．

胆汁は膵液同様アルカリ性で，1日500 mL産生される．胆汁成分の97%は水分だが，胆汁酸(0.7%)，無機塩(0.7%)，胆汁色素(0.2%)，ホスファチジルコリン(0.2%)，脂肪酸(0.15%)，脂肪(0.1%)，コレステロール(0.06%)と多数の成分を含む．このなかで脂肪の吸収にかかわるのは胆汁酸(bile acid)である．胆汁酸はコレステロールから合成され，グリシンかタウリンと抱合している．胆汁酸の化学構造は，ビタミンD，コレステロール，ステロイドホルモン，ジギタリスと同様に，4つの基本環からなるステロイド核をもつ．主要な胆汁酸はコール酸とケノデオキシコール酸である(**図4-10**)．

胆汁酸は，親水性部分と疎水性部分をもつ両親媒性(amphipathic)物質である．このことは，表面張力を下げて脂肪を乳化する界面活性作用をもつことを意味するのだが，胆汁酸は，この乳化作用を効率良く行うためのミセル(micelle)という筒状円盤構造物を作る性質をもつ．形成されたミセルに脂質が集合し，コレステロールは中心部分の疎水性域に配置し，リン脂質やモノグリセリドや脂肪酸は親水性部分を外側に，疎水性部分をミセル中心に向けて配列する．この形をとれば，脂質は容易にその吸収場所である小腸粘膜の絨毛膜表面に移動することができる(**図4-11**)．

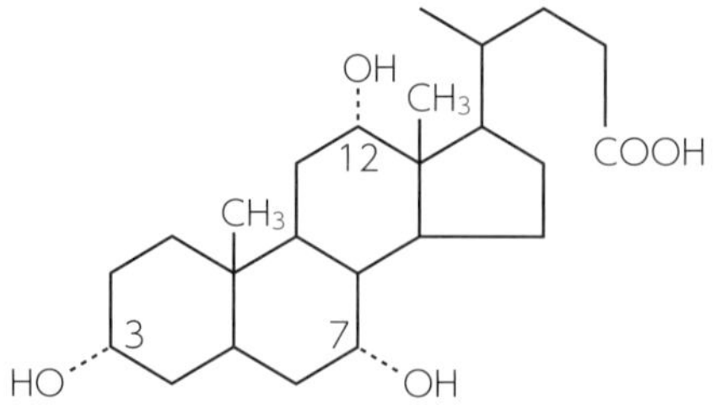

図4-10　主要胆汁酸であるコール酸(cholic acid)の化学構造

4つの基本環からなるステロイド核は胆汁酸に共通である．

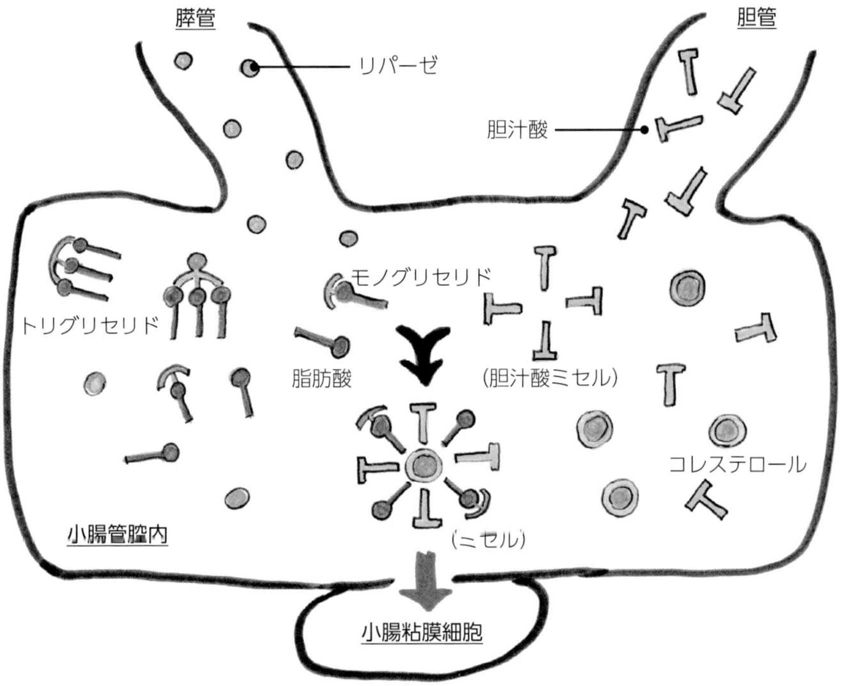

図4-11　胆汁酸によるミセル形成

食物として取り込まれた脂質であるトリグリセリドは，膵臓の分泌するリパーゼにより分解され，両親媒性（親水性と疎水性を対極にもつという意味）の脂肪酸とモノグリセリドになる．そして，胆管から排泄される胆汁酸によって形成される胆汁酸ミセル（親水部分を外側に疎水部分を内側にした球状の構造物）のなかに，同質のミセル構造をとりはまり込む．疎水性のコレステロールはミセル表面の親水部分に顔を出すことなく，ミセル中心の疎水部分に集まるというわけだ．

6）小腸　空腸（jejunum）と回腸（ileum）

十二指腸が後腹膜に固定しており腸間膜を欠いていたわけだが，空腸と回腸は豊かな腸間膜をもち，腹腔内で最も高い運動の自由をもつ．人体のなかで最も動き回る臓器は，この空腸と回腸ということになる．だから，はしゃぎすぎて1回転して腸閉塞を起こすのは決まって空腸か回腸なのだ．しかし，この両者こそが消化吸収の主役であり，腸間膜小腸と表現され，その長さは6～7mに及び，盲腸に移行するところで終わる．空腸と回腸の間に明瞭な境界は存在しない．

口腔から十二指腸に至るまでに糜粥化した食物は，唾液・胃液・膵液・胆汁による消化を受けている（**管腔内消化**という）．この消化の最終段階に到達した糜粥を吸収する場所が空腸と回腸である．しかし，この糜粥はそのままでは吸収されない．たとえば，タンパク質にしたところで，いまだアミノ酸のレベルまで分解されていないのである．栄養吸収細胞である小腸粘膜上皮細胞表面の“微絨毛膜の酵素”が消化の仕上げをしなければ吸収はできない．この最終消化過程を“**膜消化**（membrane digestion）”という．この膜消化が完了してはじめて，消化生成したアミノ酸・単糖類・脂肪酸・グリセロールが，水分・電解質・ビタミン類とともに小腸上皮を通して，体内に吸収されるのである．

(1) 小腸粘膜

消化吸収の要である小腸粘膜の組織構築をみておこう．小腸粘膜表面はビロード状で光を反射しない．後述する大腸粘膜が光を反射しつるつるしているのと対照をなす．小腸が粘膜表面で，深くくびれた細かな絨毛(villus)構造をとるからである．この構造により小腸表面積は飛躍的に増加し(テニスコート2面分といわれる)，消化吸収面として理想的な広がりをもつ構造となる．さらに，絨毛表面に並ぶ小腸粘膜上皮細胞の自由表面には，直径0.1～0.3 μm，長さ1.0 μmの細長い棒状の突起が密生している．その中心には収縮可能なアクチンの芯をもつ．これを**微絨毛**(microvillus)といい，細胞表面積はさらに飛躍的な増大をみる(図4-12)．実に，この微絨毛膜こそが，消化最終段階の“膜消化”が展開する場所なのである．

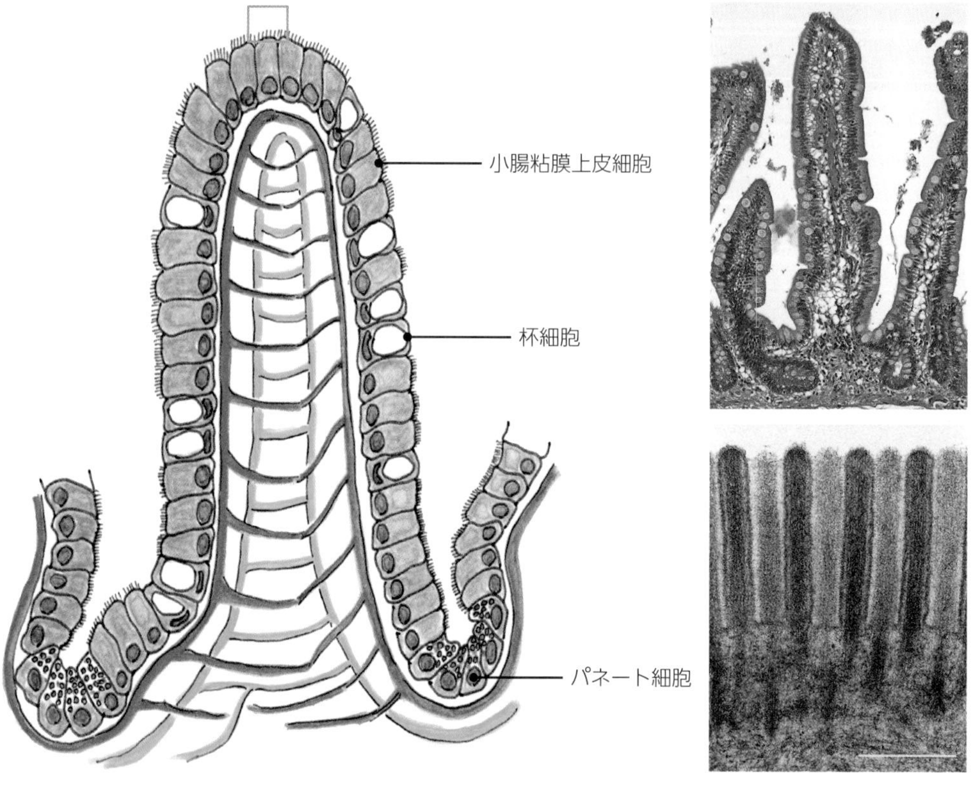

図4-12　小腸絨毛と微絨毛

管腔内消化を繰り返してきた食物の消化も，微絨毛をもつ小腸粘膜上皮細胞の細胞膜に存在する酵素による最終段階に達する(膜消化という)．この膜消化でアミノ酸・脂肪酸・ブドウ糖となり小腸上皮細胞質内を輸送され，アミノ酸とブドウ糖は毛細血管に脂肪酸は毛細リンパ管に吸収される．毛細血管ネットワーク(赤と青)に取り込まれたアミノ酸とブドウ糖は上腸間膜静脈を経由して門脈に至り，人体最大の総合化学工場である肝臓で迅速な処理を受ける．一方，毛細リンパ管ネットワーク(緑)に回収された脂肪酸は乳粥管に移動し，最終的には鎖骨下静脈から体循環系に移動し全身を巡るというわけだ．パネート細胞(Paneth cell)は小腸腺の窪みに生息する好酸性顆粒をもつ細胞で，殺菌作用をもち，腸管バクテリア群制御にかかわる．
右側上段は実物の小腸絨毛の強拡大組織像で，白く抜けてみえるのが杯細胞，両側の腺の窪みでより赤い細胞質をもつものがパネート細胞である(君津中央病院病理診断科：回腸粘膜HE染色標本)．下段は小腸粘膜上皮細胞表面の微絨毛の透過電子顕微鏡像で，イラスト上部のオレンジ色の囲み部分におおむね相当する．スケールは0.5 μm．イラストでは微絨毛をあたかも光学顕微鏡でみえるように描いたが，実際はほとんどみえない．

(2) 炭水化物・タンパク質・脂肪消化吸収の最終段階

炭水化物の膜消化は，微絨毛膜に存在するオリゴ糖分解酵素(インマルターゼ，マルターゼ，スクラーゼ，ラクターゼなど)によりグルコースまで分解され，小腸上皮の吸収細胞に取り込まれ，絨毛内の毛細血管に入り，門脈経由で肝臓に運ばれる．

胃のペプシンと膵液のトリプシン，キモトリプシン，エラスターゼ(これらはポリペプチドを分解するのでエンドペプチダーゼという)などによる管腔消化を受けたタンパク質は，まだ吸収されるには大きすぎる．小腸上皮細胞の微絨毛膜に局在するアミノペプチダーゼ，エンドペプチダーゼなどの加水分解を受けてはじめてアミノ酸レベルに消化され，絨毛の毛細血管に吸収され，門脈血流に乗り込むことができる．

消化されるタンパク質は，食物由来のタンパク質だけではない．食品由来は50％にすぎず，25％は消化液中の消化酵素，25％は脱落した腸管粘液細胞である．糞便中に出現するタンパク質は食品由来ではなく，腸内細菌と脱落細胞残渣由来である．このことは，小腸のタンパク質消化吸収が栄養素を一滴たりとも残さない極めて高度に分化した機能であることを示している．

一方，疾病の病原となりうるタンパク質抗原(細菌性，ウイルス性タンパク質)の吸収は特別な仕様で対処される．M細胞という名の細胞が捕捉吸収する．この細胞は小襞細胞《しょうへきさいぼう》(Microfold cell)ともよばれ，小腸粘膜のパイエル板の表面で吸収細胞の狭間《はざま》に埋もれており，粘膜関連リンパ組織(mucosa-associated lymphoid tissue；MALT)への抗原の入り口に門番のように潜んでいる(図4-13)．異物タンパク質抗原は栄養素ではないわけで，免疫システムが発見，捕捉，処理を担っているのである．

脂肪の消化吸収は，管内消化により遊離脂肪酸にまで消化される．脂肪酸は受動拡散で小腸吸収上皮細胞内に取り込まれるのだが，炭素原子が10～12個以下の脂肪酸は水溶性で，小腸吸収上皮細胞から絨毛内の毛細血管に遊離脂肪酸として移動し，門脈血中に移動する．しかし，炭素原子が10～12個以上の脂肪酸は水に溶けにくいため，吸収上皮細胞内でトリグリセリドに再合成され，コレステロールとリン脂質に取り巻かれたカイロミクロン(chylomicron)の形で細胞を出るのだが，分子量が大きいため10～12個以下の脂肪酸の場合とは異なり毛細血管内に移動することができず，毛細リンパ管に移動する．したがって，この場合，門

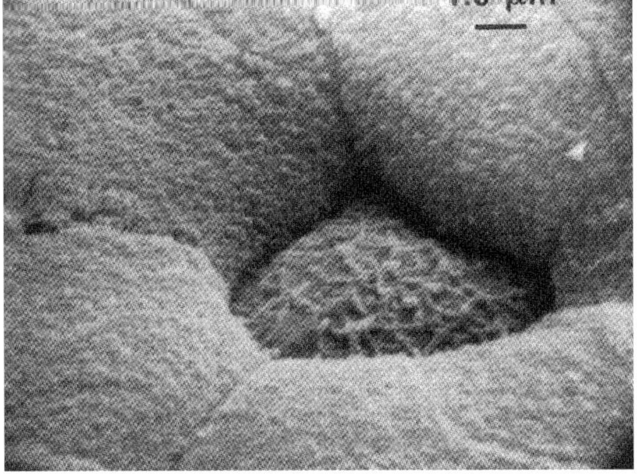

図4-13 M細胞 走査電子顕微鏡写真

小腸粘膜吸収細胞の間隙から異物抗原の侵入を監視するM細胞

(Roitt's Essential Immunology. 13ed, p172, Wiley Blackwell, 2017.)

表4-2　小腸の物質輸送と吸収部位 (大腸も合わせ表記)

上部小腸とは空腸だが，十二指腸も含む.

吸収物質	小腸上部	小腸中部	小腸下部	大腸
糖 (グルコース，ガラクトース等)	＋＋	＋＋＋	＋＋	0
アミノ酸	＋＋	＋＋	＋＋	0
核酸ヌクレオシド (ピリミジン)	＋	＋	?	?
脂肪酸	＋＋＋	＋＋	＋	0
胆汁酸塩	＋	＋	＋＋＋	0
新生児における抗体 (初乳中のIgA)	＋	＋＋	＋＋＋	?
ビタミンB_{12}	0	＋	＋＋＋	0
ビタミンB_{12}以外の水溶性と脂溶性ビタミン	＋＋＋	＋＋	0	0
Na^+	＋＋＋	＋＋	＋＋＋	＋＋＋
K^+	＋	＋	＋	分泌
Ca^{2+}	＋＋＋	＋＋	＋	?
Cl^-	＋＋＋	＋＋	＋	＋
SO_4^{2-}	＋＋	＋	0	?
Fe^{2+}	＋＋＋	＋	＋	?

(岡田泰伸監訳：ギャノング生理学. 原著23版，p531，表27-1，丸善出版，2011. を参考に作成)

脈循環系に入るのではなく，乳糜管から鎖骨下静脈を経由して体循環系に入る.

膜消化からみた炭水化物，タンパク質，脂質，ビタミン，ミネラルの消化吸収を概括しておこう (表4-2).

この表を眺めれば，小腸がいかに物質吸収の主役であるかがわかる. しかも，物質により，小腸上部優位のものから下部優位のものまで実に多彩である. ビタミンは，水溶性にしろ脂溶性にしろ，おおむね上部小腸で吸収されているのに，胃底腺の壁細胞が分泌する内因子を必要とするビタミンB_{12}は，その吸収がなぜか遠く離れた回腸である. “へそ曲がりビタミンのB_{12}”と揶《や》揄《ゆ》したくもなる. 吸収されやすい還元型Fe^{2+}の最大吸収場所が十二指腸であったり，だらだらとどこでもかしこでも吸収されるナトリウムイオンのようなものがあったりもする. それぞれの事情もあるのだろうが，この知識を暗記するのはなんとも骨が折れる.

7) 大腸 (colon) と直腸 (rectum)

(1) 大腸

小腸の末端は回腸である. 回腸と大腸の入り口である盲腸には，回盲弁 (ileocecal valve) という平滑筋の集簇からなる括約筋の門がある. この事情は，食道と胃の門をなす食道下部括約筋，胃から十二指腸への門をなす幽門輪，さらに，内臓消化管最後の道である直腸と肛門の間に位置する肛門管の重厚な肛門括約筋群と，その程度の差こそあれ同じ関門をなす. では，大腸と小腸は何が違うのか？ 三大栄養素とビタミン，ミネラルの吸収場所であった小腸といったい何が違うのか？

長さは1.5mで，小腸よりはるかに短い消化管である．豊かな腸間膜をもち，自由な運動を許された小腸と異なり，大腸は，横行結腸だけはそれなりの大腸間膜（mesocolon）をもつが，その他の結腸となると，腸間膜の発育は悪く，後腹膜前面にほとんど固定されている．大腸粘膜上皮には，高度な粘液産性能をもつ杯細胞（goblet cell）が多数配列しているが，絨毛・微絨毛構造をもち，多数の消化酵素が存在した小腸とは粘膜上皮の構築は大きく異なり，大腸に消化機能がないことは明らかだ．

大腸は，盲腸・結腸・直腸に区別される．右結腸である盲腸・上行結腸・横行結腸は内腔が広く，その内容物は水分の多い便汁である．左結腸である下行結腸とS状結腸となると内腔が徐々に狭まり，とりわけS状結腸では極端にその内腔は細き道に変貌する．と同時に，見慣れた便塊がころころと姿を現し，直腸へと移動していく（**図4-14**）．

この便の性状の変化をみれば，大腸が**水分吸収**に深くかかわっていることがわかる．しかし，わずか1.5mの大腸に比較し6〜7mの長さを誇る小腸となれば，栄養素の消化吸収のみならず水分の吸収が活発に起こっているだろうことは当然予想される．ここで，消化管腔内における1日の水分の出入をみておこう（**表4-3**）．

予想したとおり，空腸と回腸の水分吸収は7.5Lで大腸の1.3Lよりはるかに多い．経口的に体内に取り込まれる水分は1日2Lで消化管分泌量の7Lを合わせると9Lに達する．そのう

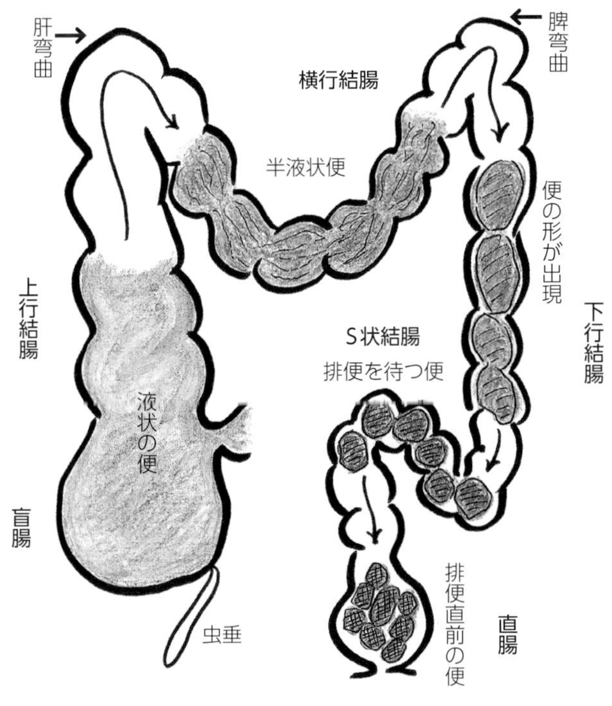

図4-14 便の形成過程からみた大腸と直腸

内腔の広さと内容物の性状の変化に注目

（井上 泰：なぜ？ がなるほど！ 病態生理ゼミナール．改訂第2版，p88，絵解49，メディカ出版，2014.）

表4-3 消化管腔における1日の水分の出入（mL）

経口摂取量	**(2,000)**
内因性分泌量	**(7,000)**
唾液	1,500
胃液	2,500
胆汁	500
膵液	1,500
腸液	1,000
全流入量	**9,000**
再吸収量	**8,800**
空腸	5,500
回腸	2,000
結腸	1,300
便中排泄量	**200**

（Moore EW：Physiology of Intestinal water and electrolyte absorption. American Gastroenterological Society, 1976.）

ちの7.5Lが小腸で吸収され，大腸に流入する水分は1.5Lとなる．そして，1.3Lが大腸で吸収され，正常糞便中に含まれる水分として200mLが残る．この200mLを含む糞便こそが硬くもなく柔らかすぎることのない，軽く腹圧をかけるだけで排便可能な“快便”として排泄される理想的な便ということになる．

水分の移動は必ず電解質の移動を伴っているが，小腸と大腸はその電解質の調節にも深くかかわる．カリウムイオン（K^+）は細胞内の水素イオン（H^+）と交換して吸収され，重炭酸イオン（HCO_3^-）はクロールイオン（Cl^-）と交換し吸収される．

大腸の電解質制御で重要な点はK^+を分泌することである．大腸液にK^+が大量に含まれる理由であり，長期にわたる下痢は低カリウム血症の原因となる．

腸液の2大陰イオンはHCO_3^-とCl^-だが，吸収されるだけでなく分泌もされている．とりわけHCO_3^-は強い酸性を示す胃液を中和するために膵液として大量に分泌され，小腸遠位の回腸における主要な陰イオンとなる．このようなイオンの吸収分泌による浸透圧の差を補正して，等張液になろうと水分が移動する．

カルシウムイオン（Ca^{2+}）は，ビタミンDと副甲状腺ホルモン，カルシトニンの調節で吸収されるが，同じ二価の陽イオンであるマグネシウムイオン（Mg^{2+}）とともに腸管での吸収が悪く，大便中に排泄される代表的な陽イオンである．

最近，大腸菌により吸収されなかったデンプンや食物線維から産生される短鎖脂肪酸（酢酸，プロピオン酸，酪酸）が注目されている．この脂肪酸により大便はpH4.0以下の酸性になるのだが，大腸上皮細胞に対する栄養と抗炎症作用を短鎖脂肪酸がもっていることがわかっている．

(2) 直腸

口腔に始まった長い長い消化吸収闇トンネルもようやく終着駅に着いたようだ．直腸（rectum）である．その長さは咽頭と同じくわずか13cm．この短かい直腸は骨盤内結合組織を真下に貫くのだが，これほど終生お世話になる臓器はないだろう．なにしろ，食物残渣のパッケージたる大便を一時的に保管し，排便反射を抑制しつつ環境の整ったところで肛門管（anal canal）を解放し，肛門から排泄するのだから，まさに手を合わせて感謝せねばなるまい．

肛門（anus）は，便が排泄される穴であって特別な定義はないのだが，肛門管は違う．消化管の真の最終ゲートは，直腸でも肛門でもなく肛門管である．長さ3cm．ここでは粘膜上皮がめまぐるしく変貌する．直腸と同じ1層の円柱上皮に始まり → 角化のない薄い扁平上皮（移行帯上皮という）→ 少し角化のある厚い扁平上皮 → 皮膚付属器を伴う扁平上皮　と組織学的に劇的に変化する．その結果，色調は赤色から白色調へ，そして肛門部のメラニンを含む黒色調の肛門周囲皮膚へと変わるのである．そして，この肛門管は，幾重にも**横紋筋と平滑筋からなる括約筋**が取り巻き，便失禁を防止するための筋肉要塞として身体の最後尾にデンと構えているのである（図4-15）．

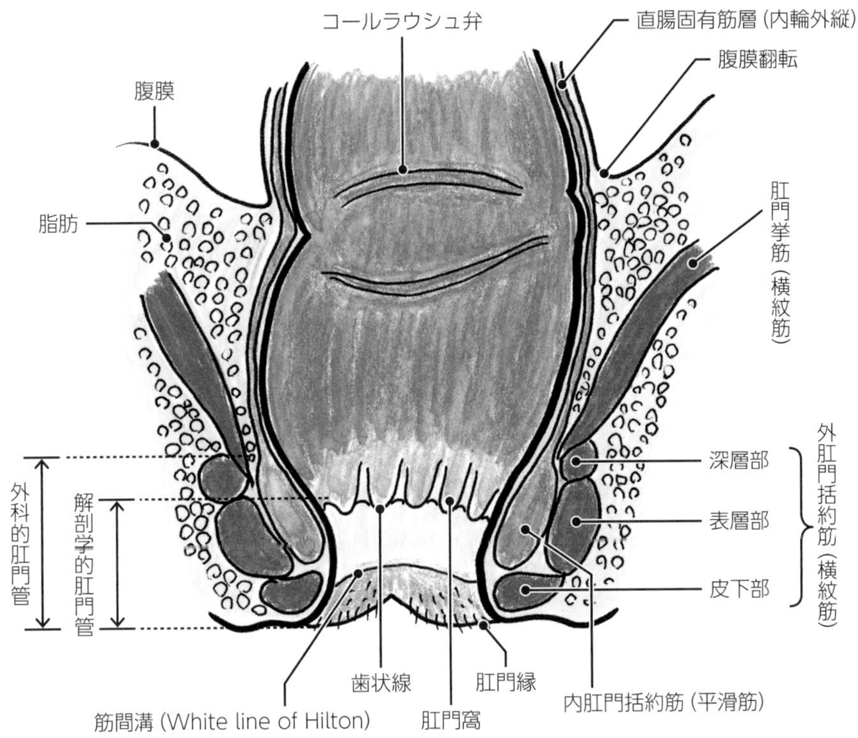

図4-15 直腸と肛門管

肛門管の周囲に幾重にも重なる横紋筋と平滑筋層が存在している．

（井上　泰：なぜ？　がなるほど！　病態生理ゼミナール．改訂第2版，p97，絵解52，メディカ出版，2014.）

3. 肝臓のことを知る

1）肝臓の特徴

身体を鎧のように覆う骨格筋，その形態を支える骨，それらを堅牢に包み込む，厚いがしなやかなマントとしての皮膚を除けば，人体を構成する臓器のなかで**1kgを超える臓器**は脳（brain）と肝臓（liver）しかない．心臓といえども300gだ．そこにあえてもうひとつ加えるとすれば，硬い骨に保護されてある，柔らかで液状の骨髄（bone marrow）をすべて掻き集めれば1kgを超えることを記しておこう．

重量が重いことは，それだけ担う役割が広範囲にわたるということを意味しているわけで，人間世界の“独活《うど》の大木《たいぼく》”という諺《ことわざ》は身体の細胞世界の辞書にはない．

代謝と栄養にかかわる臓器は多々あるが，肝臓はそのチャンピオンである．その存在感は数多《あまた》ある臓器を圧倒する．1,200gの重量をもつこの肝臓の構造と，その圧倒的な機能をここで概括してみよう．

2）腺としての肝臓

肝臓は**“人体最大の腺組織”**だと標準的教科書には必ず書いてある．しかし，その説明文を読んでも，“最大の腺組織”を明確に理解することは難しい．

腺（gland）といえば，すでに述べた唾液腺や胃の胃底腺，皮膚の脂腺・汗腺，そして膵臓の外分泌腺（exocrine gland）を想起するだろう．外分泌腺は，産生した物質（消化酵素やタンパク質，脂質や電解質）をある特定の領域に専用の通路（導管）を経由して運び，そこで仕事をするという極めて局所的な意味をもつ．たとえば，膵臓外分泌腺から放出されるトリプシンは，十二指腸という局所で液状化した食物中のタンパク質を消化するというふうに．しかし，腺にはもうひとつ，内分泌腺（endocrine gland）という確固たる分泌腺が存在する．

COLUMN

膵臓の分泌機能　外分泌と内分泌

唾液腺は純粋の外分泌腺である．しかし，膵臓は，アミラーゼ，リパーゼ，トリプシンと，三大栄養素をことごとく消化する大量の酵素を分泌する巨大な外分泌腺組織であると同時に，インスリン（B細胞が分泌），グルカゴン（A細胞が分泌），ソマトスタチン（D細胞が分泌）を分泌する有名なランゲルハンス島という内分泌組織をもつ．組織学的にみれば，広大な外分泌組織の中に小さな島のように点在するランゲルハンス島が，確固たる内分泌器官として存在している（図4-16）．つまり，膵臓は外分泌と内分泌の両刀を使う大変器用な臓器ということになる．

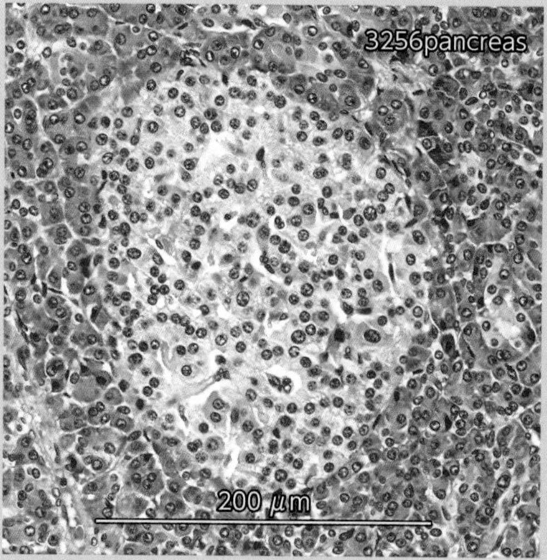

図4-16　膵臓の内分泌組織（ランゲルハンス島）

周囲に広がる紫色の外分泌腺組織のなかに，淡い色の島のように浮き出る直径200 μmのランゲルハンス島．A，B，D細胞が濃厚な毛細血管ネットワークのなかに埋没している．

（井上　泰：疾病論．第2版，pviii（実物を見る），医学書院，2011.）

内分泌腺で産生された物質（通常，ホルモンという）は，外分泌腺のような専用の通路をもつのではなく，内分泌腺組織の中に濃厚に張り巡らされた毛細血管ネットワークの血液中に分泌される．したがって，その物質は血流に乗って全身の組織をくまなく巡り，さまざまな場所でその作用を及ぼすことになる．外分泌機能がいわばある地方の町の産業（局所作用）とすれば，内分泌機能はその国全体に作用を及ぼす国の重要機能（全身作用）ということになる．

このような視点から人体最大の“腺”といわれる肝臓をみるとどうなるか？

（1）肝臓の外分泌機能

肝臓の外分泌腺機能は胆汁の分泌であり，毛細胆管（canaliculus）→細胆管（ductule）→胆管→左右肝管→総胆管と名前を変えながら太くなっていく導管（duct）を経由して十二指腸乳頭に開口し，脂肪の消化吸収になくてはならない胆汁酸を胆汁に含んで分泌している．これはよく知られていることである．が，肝臓が内分泌臓器としての機能ももっているかといえばどうだろう．肝臓は何かホルモンを分泌するんですか？ となるだろう．

（2）肝臓の内分泌機能

実は，肝臓は人体最大の内分泌臓器でもあるのだが，その分泌する物質はホルモンではない．アルブミンをはじめとする血漿中のタンパク質のほとんどすべてを肝臓は産生し，血液中に分泌している．“ほとんど”といったのは，例外が存在するということである．それは免疫グロブリンで，唯一の例外である．

免疫グロブリンは，リンパ球のB細胞が抗原刺激を受けて姿を変えた（分化したという）形質細胞（plasma cell）が産生分泌する．つまり，この免疫グロブリン以外のアルブミンを筆頭に，血液凝固因子や補体を含むすべての血液中タンパク質は肝臓が産生して，肝臓の毛細血管である類洞（sinusoid）を流れる血液中に分泌される．小腸から吸収した栄養素に富む門脈血液は毛細血管（類洞）に流れ込み，肝臓が産生分泌したタンパク質を回収し，肝静脈 → 下大静脈 → 右心房 → 右心室 → 肺動脈 → 肺 → 肺静脈 → 左心房 → 左心室 → 大動脈を経由して全身に循環する．臨床で頻用される血液検査項目のCRP（C反応性タンパク質）も，炎症や組織壊死が発生したときに生体防御物質として肝臓が産生分泌し，類洞に放出されている．つまるところ，生存に必要なタンパク質は肝臓が産生しているということである．そして，“**内分泌機能とは，ある物質が毛細血管ネットワークの血液中に分泌されて全身を巡り，さまざまな仕事をすること**”なのである．だから，ある物質がアドレナリンや甲状腺ホルモンのような有名なホルモンでなくても，アルブミンや凝固因子や補体が産生される肝臓を遠く離れた多くの場所で人体にとって重要な作用を及ぼすならば，それはもう内分泌機能そのものなのである．

（3）肝細胞の構造と分泌機能

では，その肝臓における外分泌と内分泌機能の現場をのぞいてみようではないか．“器用”だと持ち上げた両刀使いの膵臓と比較していただきたい．そのカラクリの実態を知れば，“あっ”と驚くこと請け合いである．

すでに述べたように，肝臓の重量は1,200 gである．この重量は，肝臓が1兆2,000億個の肝細胞（hepatocyte）からなっていることを意味する．人体を構成する細胞の数が60兆個であることを考えれば，約1/60を肝臓の細胞が占めていることになる．この肝細胞のなかに，

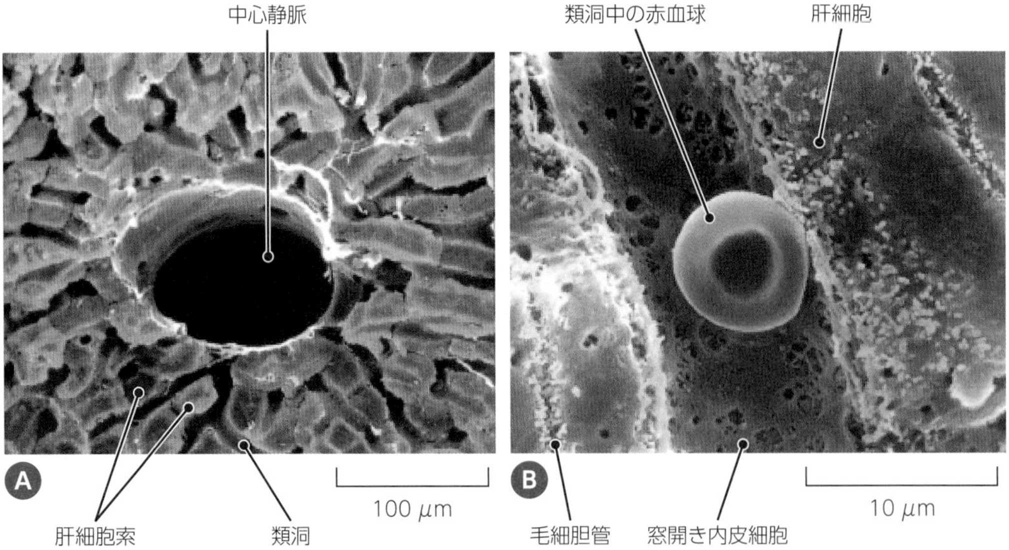

図4-17　肝臓の基本的な構造

(A) 中心静脈に向かう類洞に沿って，1列の索状構造をとって配列する肝細胞（透過電子顕微鏡）
(B) 類洞と肝細胞の関係．類洞内に赤く着色された1個の赤血球がみえる．胆汁が分泌される毛細胆管が緑色に着色されている．肝細胞は茶色に着色されている．毛細血管である類洞の内皮細胞には，物質の移動が容易なように窓が開いている（窓開き毛細血管）．（人工的に色付けした透過電子顕微鏡像）

（Alberts B，et al：Molecular Biology of the Cell．p1277，fig22-21，Garland Science，2002.）

外分泌機能と内分泌機能の両者を展開する構造が入れ込まれていることになる．そのカラクリを見極める前に，まず肝臓の組織構造を電子顕微鏡で観察しておこうではないか（図4-17）．

この電子顕微鏡写真を見ただけでは，外分泌と内分泌の2つの機能をもつ肝臓のカラクリを見抜くのは難しいだろう．

肝細胞の核は真ん中にある．核が中心に位置しているという事実がすべてを物語っている．腸管の上皮細胞が円柱上皮細胞であったことを思い起こしてほしい．その円柱上皮細胞の核は一方に偏位しており，細胞質は核が偏位した分だけ広い領域が確保される．つまり，この広い細胞質領域が消化管円柱上皮細胞の仕事場であり，せっせと作った粘液を消化管の管腔に分泌するというわけだ．したがって，腸管の円柱上皮細胞は，消化管管腔に向けた一方向だけの極性をもって仕事をする細胞ということになる．

ところが肝細胞は，核の周囲の細胞質を外分泌と内分泌の作業場として区分けしているのだ．外分泌工場区と内分泌工場区というふうに．外分泌工場区は，毛細胆管を取り囲むように肝細胞と肝細胞が強固に接着する領域に位置している．内分泌工場区は，類洞に面する2つの領域として位置する（図4-18）．つまり，肝細胞は2つの分泌極性をもった細胞だということになる．膵臓では，外分泌線領域と内分泌を担うランゲルハンス島が**組織内に独立した領域をなしていた**ことを考えれば，肝臓はわずか**1個の肝細胞の細胞質のなかに2つの異質な領域を成立させている**ということになるわけで，その構造と機能の仕組みは膵臓をはるかに凌駕しているといえるだろう．

肝細胞は，細胞の極性を利用することにより，外分泌と内分泌の2つの機能を同時に果たすことを可能にしているのである．

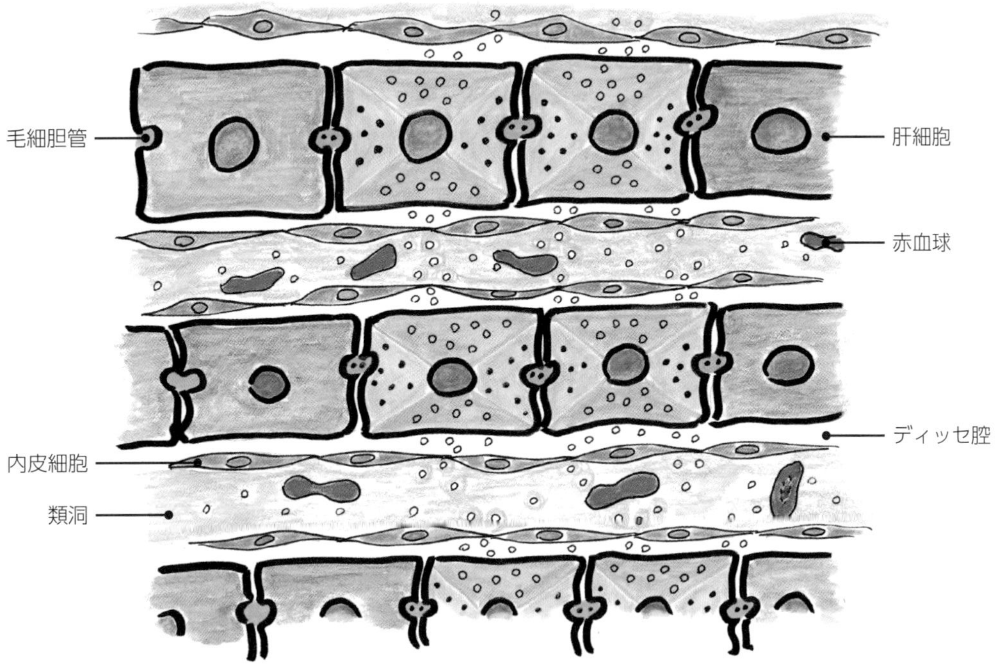

図4-18　2つの分泌極性をもつ肝細胞の"すごい"機能

1列の索状に並んだ肝細胞は，接している隣の肝細胞表面との間に毛細胆管（緑色）を構築する．この毛細胆管に面する肝細胞質領域（黄緑色）に胆汁酸を含む胆汁（黒丸）が集められ，毛細胆管に分泌される（外分泌機能）．一方，毛細血管である類洞に面する肝細胞質領域（山吹色）にはアルブミンに代表されるタンパク質（白丸）が集められ，毛細血管内皮細胞の間隙を通して類洞を流れる血液中に分泌される（内分泌機能）．図では6個の肝細胞だけに機能をイラスト化しているが，その他の肝細胞（茶色）も同様の機能を展開していることはいうまでもない．内皮細胞と肝細胞との間をディッセ（Disse）腔というが，ここには，肝臓専属のマクロファージであるクッパー（Kupffer）細胞と，線維化に深くかかわる肝星細胞（伊東細胞，ビタミンA貯蔵細胞ともいう）が多数存在するのだが，省略してある．

3）肝臓の機能

人体最大の総合化学工場といえる肝臓の機能は膨大で多岐にわたるが，代謝，解毒，血漿タンパク質合成，胆汁産生と排出に要約できる．それらを概括してみよう．

（1）代謝

① 炭水化物のグリコーゲンとしての貯蔵，フルクトースやガラクトースのグルコースへの変換，ピルビン酸や乳酸などのクレブス回路代謝産物やアミノ酸からのグルコース合成（糖新生，gluconeogenesis）などを通じて，血液中グルコースの安定化を制御するグルコース緩衝作用

② 脂質の中性脂肪としての貯蔵，脂肪酸酸化によるエネルギー産出，アミノ酸や炭水化物由来の二糖類（マルトースやラクトースなど）の脂肪への変換と貯蔵，リポタンパク質やコレステロール合成

このように肝臓は，三大栄養素すべての代謝に関与しているのだが，これらの多岐にわたる代謝の結果，多大な熱が発生する．実は，人間の安静時体温の熱量（thermal energy）の主要な供給源は肝臓である．したがって，正常体温の維持もまた肝臓の機能ということになる．

(2) 解毒

アンモニア（NH_3）は，血液脳関門を容易に通過するため中枢神経に有毒である．NH_3は人体のさまざまな細胞で産生されるが，大腸（腸内細菌）が主要な産生場所である．産生され血中に出現したNH_3は，肝臓のミトコンドリアと細胞質にある尿素サイクルで尿素$CO(NH_2)_2$に変換され，尿中に排泄される．なお，尿素はアミノ酸由来の窒素の最終代謝産物である．また，薬物とステロイドの代謝排泄も担っている．たとえば，肝硬変で昏睡や認知機能障害をきたす肝性脳症は，NH_3処理の障害による例である．また，女性化乳房は，エストロゲンホルモンの代謝が障害され，血中女性ホルモン値が上昇することによる．

(3) 血漿タンパク質合成

すでに述べたように，免疫グロブリンを除き，すべての血液中タンパク質は肝臓が産生している．膠質浸透圧をつくり出し，ビリルビンや薬物，またホルモンに結合し，その輸送を担うのはアルブミンの重要な機能である．その他，凝固因子や補体も産生しているが，病的状態で出現するCRPを筆頭とする急性期相反応物質（acute phase reactant；APR，急性期タンパク質ともいう）は重要である．この物質は，感染・悪性腫瘍などの炎症を伴う組織傷害や壊死が発生した場合，速やかに血液中で変動するタンパク質をいう．具体的には，基準値から少なくとも25％の増減を示すもので，増加するものはポジティブAPRといい，C反応性タンパク質（CRP），血清アミロイド（SAA），α1-アンチトリプシン，ハプトグロビンがあり，炎症の鎮静やタンパク分解酵素抑制効果を示す．一方，減少するものをネガティブAPRといい，アルブミンやトランスフェリンがある．具体的な変動を**図4-19**に示しておく．

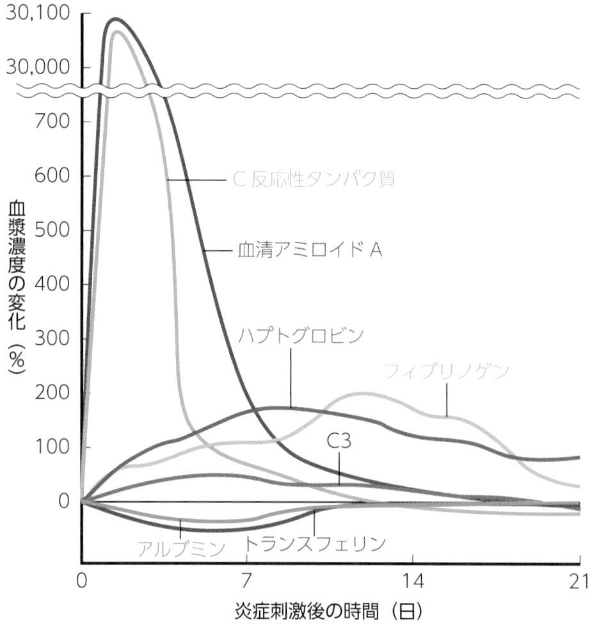

図4-19 急性期タンパク質の動向

C3は補体の要である補体第3要素であるが，炎症の出現でわずかな上昇しか示さないことがわかる．

（出典：岡田泰伸監訳：ギャノング生理学．原著23版，図3-14，丸善出版，2011．を参考に作成）

(4) 胆汁の産生と排泄

胆汁中の胆汁酸が脂肪消化吸収に重要な役割を担っていることはすでに述べた．胆汁には，胆汁酸以外に，ビリルビン，コレステロール，生体異物などが存在している．つまり，細胞毒であるビリルビンや薬物の代謝産物が胆汁として排泄されているわけで，外分泌機能のなかに解毒機能が存在しているのである．ビリルビンは，赤血球のヘム代謝産物，より具体的には，鉄を封じ込めていたポリフィリンという物質の最終代謝産物であり，このビリルビンの排泄が障害されると，**黄疸**(jaundice)という病理が出現する．

第4章
各論1

炎症性腸疾患を慢性消化吸収障害のモデルとして考察する

1. 炎症性腸疾患とはどのような疾患なのか？

炎症性腸疾患（inflammatory bowel disease；IBD）を代表する潰瘍性大腸炎（ulcerative colitis）とクローン病（Crohn's disease）が臨床医学の現場で認識されたのは，1930年代といわれる．すでに90年も前のことである．だから，この炎症性腸疾患は，複雑なストレスの重層する現代病であるということにはならず，昔からあった病気ということになる．しかし当時，両者は2つの疾患として鑑別認知されていたわけでなく，腸管の原因不明の非特異性炎症性腸疾患（nonspecific inflammatory bowel disease）と総称され，若年成人に好発し，治療が難しく再発を繰り返す厄介な腸疾患と考えられていたというわけである．したがって，その臨床像は今日といささかも変わるものではない．

2. 潰瘍性大腸炎とクローン病の歴史

潰瘍性大腸炎をはじめて報告したのは，ホジキンリンパ腫に名を残すトーマス・ホジキン（Hodgkin T，1798-1866）も在籍したロンドンのガイ病院（Guy's Hospital）のサミュエル・ウィルクス（Wilks S，彼はホジキンの弟子だった）とウォルター・モクソン（Moxon W）で，1875（明治8）年のことである．

日本では，1928（昭和3）年の稲田龍吉（東京大学）による10例の臨床報告をもって嚆矢とする．その30年後，1958（昭和33）年に松永藤雄（弘前大学）が第55回日本内科学会宿題報告で，253症例をもとにした疫学から臨床診断治療を網羅する広範な研究成果を発表した．そのなかで松永は，潰瘍性大腸炎の頻度を体型でみると，無力型＞筋肉型＞肥満型で，性格では内向性と標準型がそれぞれ40％で外向性は20％であり，体型は病因論へある程度関与する可能性があるが，性格に関しては統計学的に有意差をみることはなく，「本症の病因論に性格ないし感情の問題を論ずる学派に，私はにわかに賛成しがたい気持ちである」と，科学者然として語った．また，すでに下部大腸の内視鏡と写真撮影装置をオリンパスとの共同研究で考案し，「現在，肛門から40 cmのレベルに達している」と語るなど，自信に満ちた演説であったことがうかがえる．この宿題報告がその後の日本における潰瘍性大腸炎研究の突破口になったことは明らかだろう（日本内科学会雑誌，47（4）：295-322，1958）．

一方，クローン病は潰瘍性大腸炎と比べ歴史は浅く，1932年，ニューヨーク大学マウントサイナイ病院の内科医ブリル・ベナード・クローン（Crohn BB，1884-1983）による14例の限局性回腸炎（区域性小腸炎）の報告に始まる．その後は注目されることなく時間が流れたのだが，第2次世界大戦時に在欧連合国最高司令官を務め，軍人出身のアメリカ合衆国第34

代大統領（在任1953-61）で，コロンビア大学総長をも歴任したアイゼンハワー（Eisenhower DD，1890-1969）がこの病気にかかったことで，突如注目されるようになったという，いわくつきの疾患である．とかく有名人や政治家が病気に侵されると社会的関心が集まり，その病気の解明が急速に進むということはよくあることで，クローン病もその例外ではなかったということになる．しかし日本では，有名人や政治家のその手の話がなかったからか，臨床医学的な認識は遅く1970年代からである．

3. 潰瘍性大腸炎とクローン病の疫学

潰瘍性大腸炎が1975 年，クローン病は 1976 年より難病（intractable disease）として厚生労働省の特定疾患治療研究対象に指定され，公的な医療費支援政策が行われていることは，再燃と寛解を繰り返し完全に疾患から解放されることの難しい慢性疾患にとって大きな救いである．ここでは両者の疫学的側面を概観する．

潰瘍性大腸炎は男女とも20歳代に多いが，40～60歳代の患者も増加している．性差はない．アジアに比し，欧州・英国・米国で明らかに多く，米国の罹患者数は約100万人である．日本はそれよりはるかに少なく，約16万人（2016年医療受給者証交付件数）である（図4-20）．これをみると，確かに日本で潰瘍性大腸炎が社会的に認知されたのは1970年代で，その後は増加の一途をたどっていることが明らかである．

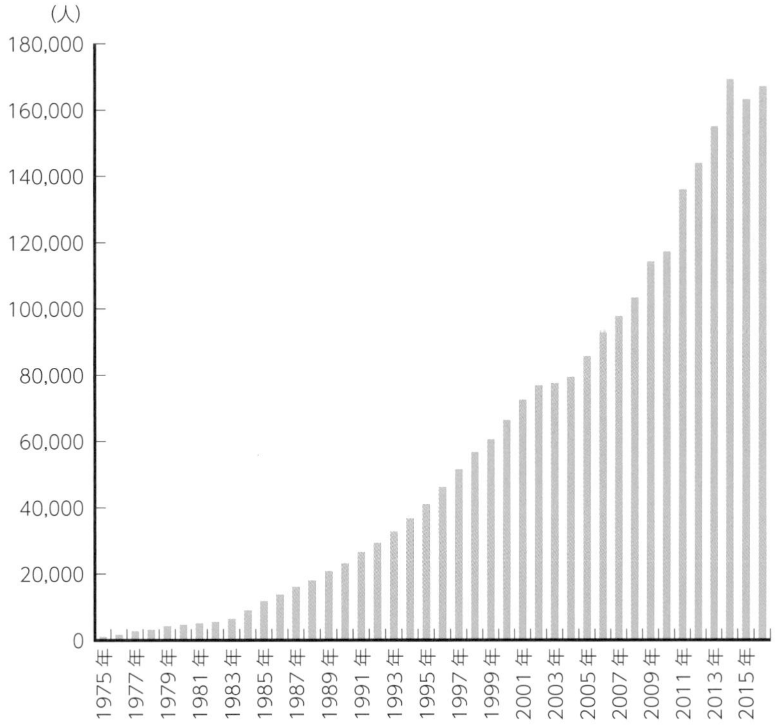

図4-20 潰瘍性大腸炎患者数年次推移　（難病情報センターウェブサイト．）

表4-4　炎症性腸疾患のさまざまな疫学的側面

	潰瘍性大腸炎	クローン病
民族（人種）的側面	ユダヤ人＞非ユダヤ系白人 ＞アフリカ系アメリカ人 ＞ラテンアメリカ人＞アジア人	潰瘍性大腸炎と同じ
居住地	都市部＞田舎	潰瘍性大腸炎と同じ
社会経済的側面	富裕層＞低所得者層	潰瘍性大腸炎と同じ
喫煙との関係	非喫煙者＞喫煙者	喫煙者の場合，リスクが2倍になる
経口避妊薬	危険因子ではない	オッズ比1.4
虫垂切除術の影響	保護的	非保護的
一卵性双生児	一致率6％	一致率58％
二卵性双生児	一致率0％	一致率4％

では，クローン病はどうか．その好発年齢は潰瘍性大腸炎より若干若く，10歳代後半から20歳代で，男女比2：1で男性に多い．平成25年特定疾患医療受給者証交付件数は約4万人と少ないが，潰瘍性大腸炎同様に増加傾向にある．その頻度は潰瘍性大腸炎の1/4で欧米の1/10である．

その他の疫学的事項を表4-4にまとめる．疫学的にみても，潰瘍性大腸炎とクローン病との間にかなりの差があることがわかる．とくに喫煙との関係は昔から有名だが，喫煙者の潰瘍性大腸炎のリスクは非喫煙者のリスクの40％である．しかし，クローン病となると一転し，喫煙はリスクを2倍に引き上げる．このような事情から，潰瘍性大腸炎は“非喫煙者の疾患（disease of non-smokers）”とよばれることがある．また，遺伝的影響はクローン病のほうが強い傾向がみてとれる．この表には記していないが，非ステロイド性抗炎症薬（NASIDs）が，経口避妊薬と同じようにクローン病の危険因子としてあることを覚えておこう．

4. 潰瘍性大腸炎とクローン病の病理

炎症性腸疾患の2大疾患である潰瘍性大腸炎とクローン病を単純化して定義するなら，「内因（遺伝的因子）と外因（環境因子）が複雑に絡み合い，免疫が深く関与する再燃と寛解を繰り返す腸の慢性炎症性疾患」となるだろう．しかし，教科書的には“原因は不明である”という言葉が必ず添えられ，学習意欲を削がれるのだが，ここではいまだ十分なコンセンサスが得られていない病因論には触れず，はっきりしている事実を病理形態学的視点で概括しておこう．

1）両者でみられる腸の炎症性病変はどのように広がっているのか？

（1）潰瘍性大腸炎の炎症

炎症の広がりを水平方向から平面的にみると，潰瘍性大腸炎の炎症は直腸に始まり，上行性（口側方向へ）に広がる傾向をもつ．したがって，最も広範に侵される場合は直腸および全結腸が炎症を起こすことになる．炎症病変の広がりから，潰瘍性大腸炎は，直腸炎型，左大腸炎型，右大腸炎型，全大腸炎型に分類される．40～50％が直腸とS状結腸に限局し，30～40％がS状結腸を越えて広がり，全結腸に広がるのは20％である．右大腸炎型や全大腸炎型では回腸末端の1～2cmに炎症が及ぶことがあり，“逆流性回腸炎（backwash ileitis）”とよばれるが，この回腸炎の臨床的意義は少ない．潰瘍性大腸炎の特徴として重要なことが2つある．

① 直腸が必ず侵される

② 炎症が連続している

この2点がクローン病との決定的な違いである．

（2）クローン病の炎症

一方，クローン病の炎症は，口腔から肛門までの全消化管のいかなる場所にも発生する．したがって，胃や十二指腸にも発生することを意味するが，とりわけ，小腸，大腸（とくに回盲部），肛門周囲に好発する．小腸が侵される場合，回腸末端は必ずといっていいほど侵される．そして，潰瘍性大腸炎と異なり，直腸が侵されることは極めて少ない．しかも，その炎症病変は連続した局面を形成するのではなく，非連続性（スキップ病変）として出現する．したがって，クローン病の重要事項は次の2つである．

① 直腸が侵されることはまずない

② 病変は非連続（スキップ病変）である

潰瘍性大腸炎に準じてクローン病を発生部位で分類すると，小腸型（30～40％），大腸型（15～25％），小腸大腸型（40～55％）に大別される．このように病変の広がりと有り様からみても，両者はまったく異なった病変であることがわかる．

2）腸管のどこに炎症が発生するのか？

炎症の平面的な広がりについては前項で述べたが，炎症の深さ方向の広がりにも両者で大きな違いがある．潰瘍性大腸炎では腸管の表面が侵される．具体的には粘膜上皮からせいぜい粘膜下層までで，固有筋層に炎症が及ぶことはまずない．

一方，クローン病では炎症は腸管の全層に広がる．つまり，粘膜・粘膜下層・固有筋層・漿膜下層すべてに広がる．したがって，クローン病の炎症を“全層炎”とよぶことがあり，その表現に合わせるなら，潰瘍性大腸炎を“粘膜表層炎”と表現してもいいだろう．つまり，潰瘍性大腸炎は腸管の浅い炎症であり，クローン病は深く侵入する炎症となる．このことは，後述する両者の臨床を理解するうえで実に重要な事項である．

3）両者の病理組織所見の違い

(1) 潰瘍性大腸炎の病理組織所見

浅い炎症である潰瘍性大腸炎は，粘膜の脱落である糜爛《びらん》(erosion) と潰瘍 (ulcer) が基本である．びらんと潰瘍は，組織欠損を表現する際に最も頻用される病理学専門用語である．びらんは粘膜上皮あるいは粘膜固有層までで粘膜筋板を越えることのない極めて浅い欠損であり，潰瘍は粘膜下層以上の深い欠損をいうが，潰瘍性大腸炎でみられる潰瘍は粘膜下層レベルで止まる比較的浅い潰瘍である．組織欠損の出現は，同時に再生 (regeneration) という組織修復機構のスイッチを入れる．だから，組織欠損と再生が同居する病理組織が潰瘍性大腸炎の基本となる．その顕微鏡レベルの病理組織像は，次の４つが基本である．

① びまん性の炎症細胞 (リンパ球・好中球・形質細胞・好酸球) 浸潤
② 陰窩膿瘍《いんかのうよう》(crypt abscess)
③ 杯細胞 (goblet cell) の減少
④ 組織欠損の間を埋める再生による炎症性ポリープ (偽性ポリープ)

陰窩 (crypt) とは，大腸粘膜上皮が下方に沈んでできる窪み (図4-21) で，好中球が陰窩上皮に浸潤すると陰窩炎 (cryptitis) という．さらに，その窪みに好中球が集まった状態を**"陰窩膿瘍"**といい，潰瘍性大腸炎の特徴的な所見のひとつである (図4-22，23)．

杯細胞は，大腸粘膜上皮を構成する代表的な粘液産生細胞で，特徴的な形態をしている．この"杯細胞の減少"と偽性ポリープも特徴的な所見である．偽性ポリープは粘膜欠損の間に残された再生性の過形成を伴った粘膜で，２次的変化であるから，１次的変化である上記①～③を半定量的に病理組織学的に解析して，後述する潰瘍性大腸炎の活動度と重症度を判断する．

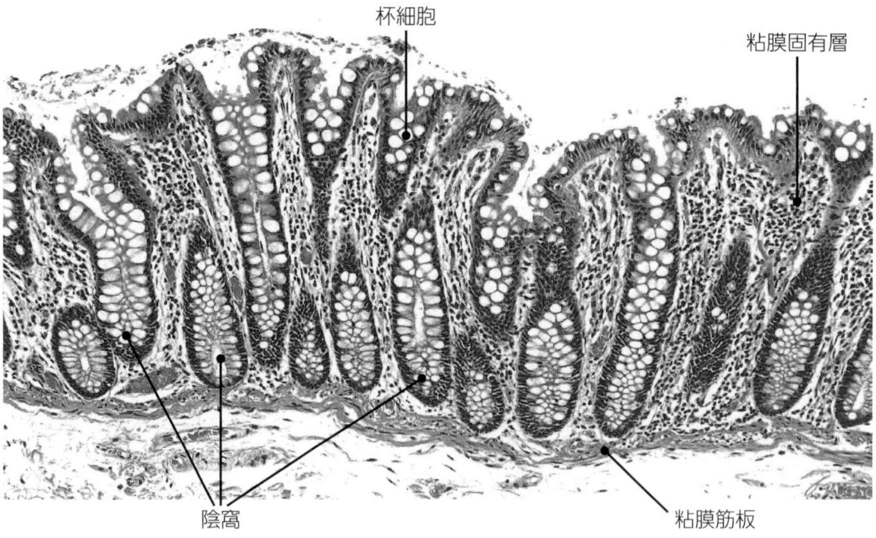

図4-21 正常大腸粘膜 (君津中央病院病理診断科標本，HE 染色，40X)
粘膜筋板の上に位置し，大腸粘膜表層を構成する陰窩と杯細胞 (細胞質が白く抜けてみえる) を特徴とする大腸粘膜上皮と粘膜固有層がある．ここが潰瘍性大腸炎の炎症の場となる．

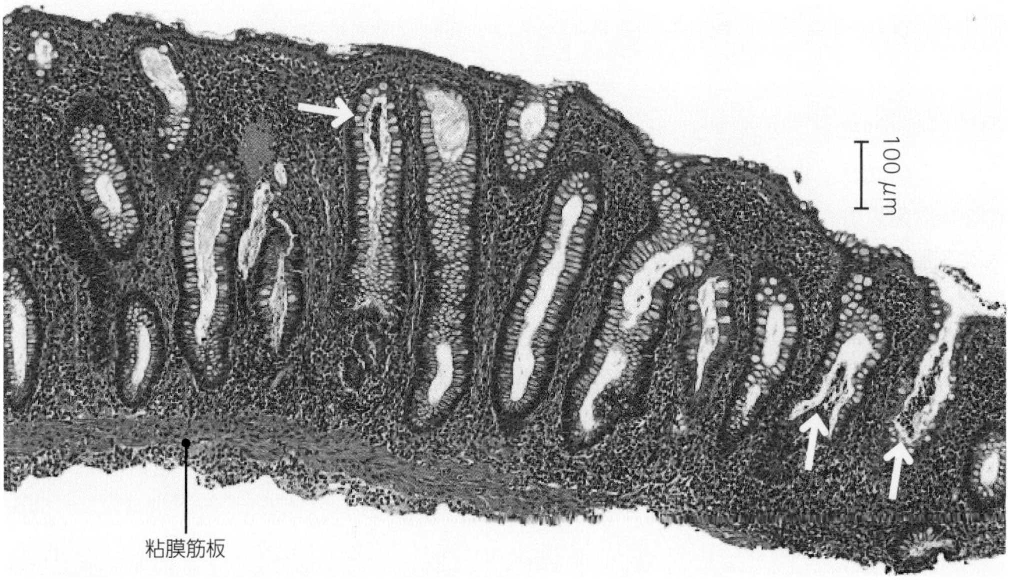

図4-22　潰瘍性大腸炎の組織像（君津中央病院病理診断科標本，HE染色）

粘膜筋板から上の粘膜固有層のびまん性炎症と陰窩膿瘍（中央左と右側に合計3個みえる，黄色矢印）が生じ，陰窩の形態もいびつに変形しその数も減少している．杯細胞の減少傾向もみてとれる．図4-21の正常粘膜と比べれば，その差は一目瞭然である．

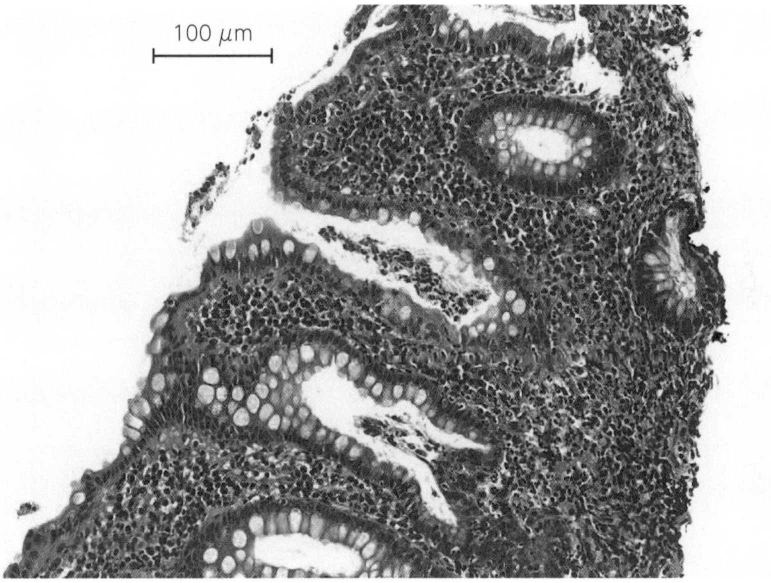

図4-23　陰窩膿瘍の拡大図（君津中央病院病理診断科標本，HE染色）

いびつに変形した2つの縦断された陰窩のなかに多数の好中球が集まっている．杯細胞も少なくなっている．

(2) クローン病の病理組織所見

クローン病の病理組織所見は，潰瘍性大腸炎と一部重なる部分もあるが，質的にはまったく異なった病理組織像が立ち現れる．その特徴をまとめると，次のとおりである．

① 非乾酪性類上皮細胞肉芽腫と全層炎（おもにリンパ球の局所的な集簇巣からなる）で，炎症はびまん性ではなく散在性である

② 縦走潰瘍，不整潰瘍，多発性アフタ

③ 敷石状配列

④ 膿瘍，裂溝，瘻孔，そして線維化

“非乾酪性類上皮細胞肉芽腫（non-caseous epithelioid cell granuloma）”とは，結核で見られる乾酪性類上皮細胞肉芽腫と異なることを意味する．おもに，類上皮細胞・マクロファージ・リンパ球の集簇からなる“しょぼい”肉芽腫でよほど注意して顕微鏡を覗かないと見落としてしまうささやかな所見であるが，クローン病の診断には欠かせない病理組織所見である（1mm前後の粘膜生検でこの肉芽腫を確認できるのは，せいぜい20％前後である）．この肉芽腫を伴った炎症が腸管の全層に散在性に生じることがクローン病の特徴で，潰瘍性大腸炎の粘膜表層のびまん性炎症と対照をなす（**図4-24，25**）．

“縦走潰瘍（longitudinal ulcer）”は，腸間膜付着部に沿って5cm以上に伸びる長軸方向の潰瘍である．その周囲に横走する潰瘍（裂溝）が加わり，潰瘍間に残存する粘膜の姿を“敷石像（cobblestone appearance）”といい，これもクローン病に特徴的な所見である（**図4-26**）．

これらの炎症の結果，組織修復の形として，裂溝（fissure），瘻孔（fistula），線維化（fibrosis）が起こるのである．したがって，慢性で全層性の非乾酪性肉芽種性炎症がクローン病の病理組織の本体といえるが，潰瘍性大腸炎にはない肛門周囲病変がクローン病のもうひとつの特徴である．具体的には，①裂肛（anal fissure），②痔瘻（anal fistula），③皮垂（skin tag）があり，潰瘍性大腸炎との鑑別に有用な臨床所見である．

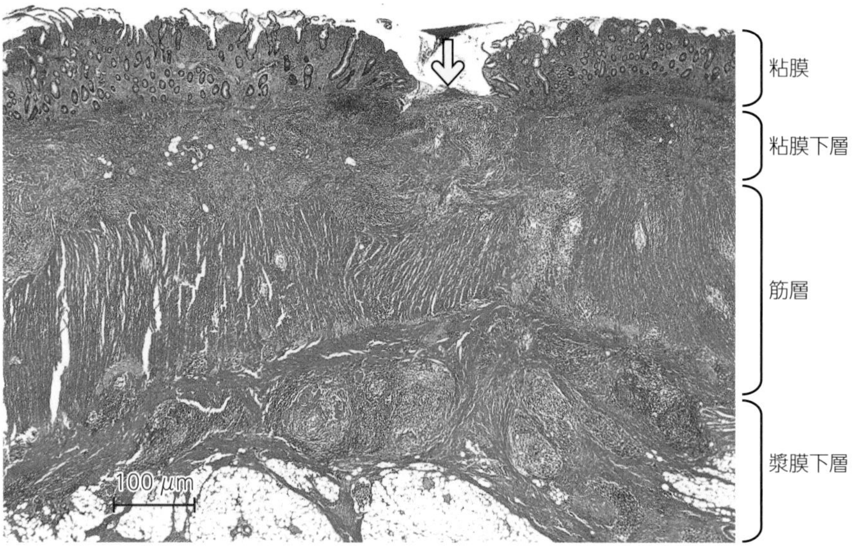

図4-24　クローン病の全層炎（君津中央病院病理診断科標本，39歳男性の回盲部切除標本，20倍HE標本）
粘膜から筋層，そして漿膜下層まで広がる炎症．青くみえる部分にリンパ球を中心とした炎症細胞が集簇している．縦走潰瘍の横断像もみえる（黄色矢印）．

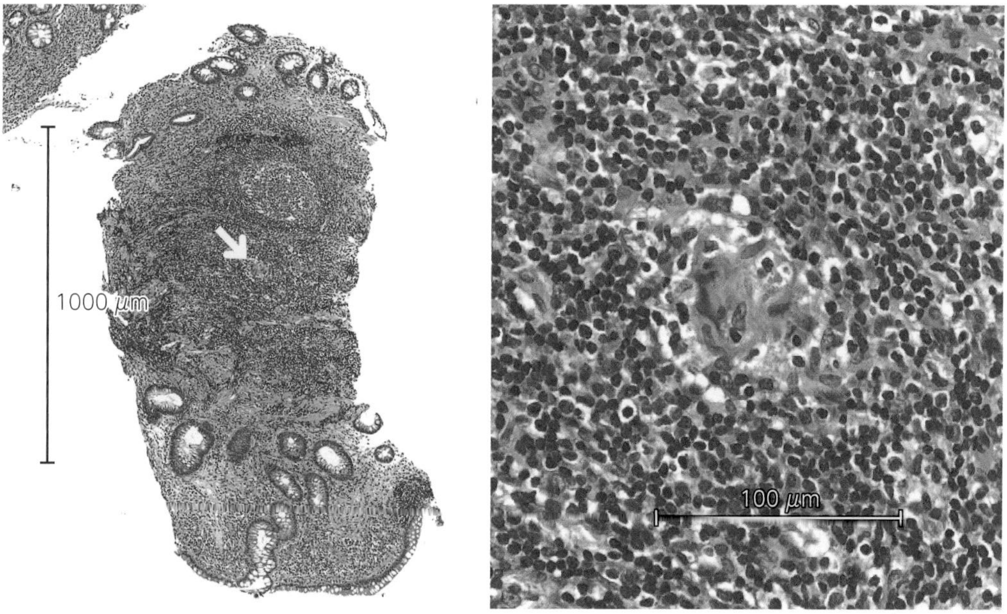

図4-25　非乾酪性類上皮細胞肉芽種 (君津中央病院病理診断科標本，弱拡大と強拡大，HE 標本)

(左) 大腸粘膜生検でみられた 80 μm の“しょぼい”肉芽種 (矢印)

(右) 類上皮細胞とマクロファージとリンパ球からなる．

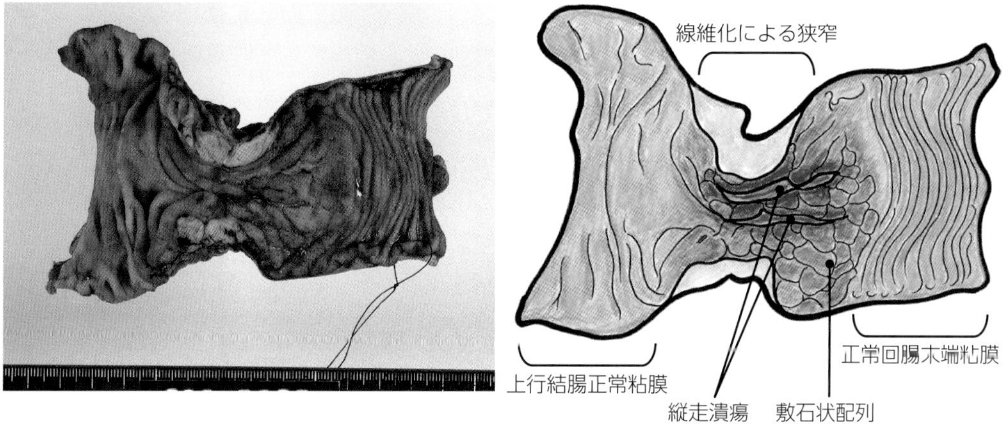

図4-26　クローン病の縦走潰瘍と敷石状配列と高度な線維化による腸管狭窄
(君津中央病院病理診断科標本，39 歳男性の回盲部切除標本，図 4-24 はこの縦走潰瘍を含む狭窄部の組織標本)

壁が線維性に肥厚して強い狭窄をみせる部分に一致して，2 本の縦走潰瘍と敷石状配列がみられる．完成したクローン病の典型的な肉眼像である．

(左) クローン病の病変により腸管狭窄が生じイレウスとなり，手術で切除されホルマリン固定された材料である．

(右) 手術前の回盲部の実際の状況を再現した絵である．右の正常な回腸末端部，左に正常な盲腸から上行結腸がみられ，その間に高度な線維化による狭窄を示す領域 (ほぼ盲腸の場所に一致する) が存在する．炎症を伴い発赤した敷石状の粘膜と白苔の付着する 2 条の縦走潰瘍がみられる．

5. 潰瘍性大腸炎とクローン病の臨床所見

潰瘍性大腸炎とクローン病の病理組織の成り立ちの違いは，その臨床像の違いに反映される．ここでは，両者の臨床所見を対比してみよう．

1）潰瘍性大腸炎の臨床所見

病変の広がりと炎症の程度により臨床所見は大きく変動するが，潰瘍性大腸炎の病変が粘膜表層のびらんと潰瘍であることから，粘血便がおもな症状である．そして，水分の吸収が障害されることから，下痢や水様の血便が起こる．腹痛は，クローン病ほど中心的な症状ではないが，重症度が上がると渋り腹（tenesmus）や痙攣性の腹痛（crampy abdominal pain）も起こってくるし，炎症の活動性が高いと，発熱，貧血，頻脈，食思不振，体重減少，倦怠感などの全身症状がみられるようになる．症状は通常急性に出現し，数週間から数カ月持続する．これらの事項を軸に，潰瘍性大腸炎の“重症度”は軽症，中等症，重症，劇症に分類される（表4-5）．

発症当初から重篤な病状が出現する頻度は15％で，具体的には，①高度な下血と②中毒性巨大結腸症（toxic megacolon）である．1％に重度な発作を伴い，高度な出血がみられるが，

表4-5 潰瘍性大腸炎の重症度分類

迅速な緊急対応が要求される劇症型もあることに注意

	軽症	中等症	重症
1．排便回数	4回以下	重症と軽症の中間	6回以上
2．顕血便	（＋）～（−）		（＋＋＋）
3．発熱	（−）		37.5℃以上
4．頻脈	（−）		90/分以上
5．貧血	（−）		Hb10g/dL以下
6．赤沈	正常		30mm/h以上

［軽　症］血便や下痢の程度が軽く，かつ全身症状がない場合

［中等症］軽症と重症の中間の場合

［重　症］排便回数が6回以上および著明な血便（大部分が血液）の他に，全身症状である発熱または頻脈のいずれかを満たし，上記の表の4項目以上を満たす場合

［劇　症］重症とされた患者で，さらに下記の項目をすべて満たす場合

⇒劇症は非常に危険な状態で，手術を含む速やかな対応が必要となる．急性電撃型と再燃劇症型に分けられる．

- 15回/日以上の血性下痢が続いている
- 38℃以上の発熱が持続する
- 10,000/mm^3以上の白血球増多がある
- 強い腹痛がある

（厚生労働省：潰瘍性大腸炎診断基準（2019年1月改訂）．を参考に作成）

24～48時間以内に6～8単位の輸血を必要とする場合は，緊急の大腸切除術が必要である．

中毒性巨大結腸症は，重篤な発作に伴い横行結腸やS状結腸が内径5～6cm以上に拡張し，内腔のハウストラ（haustra）の消失を伴う病態をいうが，電解質異常や鎮痛麻薬剤が引き金となる．約半数は内科的な対処で改善するが，持続する場合や穿孔（perforation）が起これば，緊急大腸切除術が必要となる．

2）クローン病の臨床所見

大腸粘膜表層が傷害される潰瘍性大腸炎と異なり，大腸の全層が傷害されるクローン病はその臨床像がまったく異なる．発症は急性あるいは潜行性であるが，その持続する炎症は，①線維性狭窄あるいは閉塞と②穿通性瘻孔形成のどちらかの道をたどる．その典型的な病態を，回腸大腸炎，空腸回腸炎，大腸炎と肛門周囲病変，胃十二指腸病変に分けてみてみよう．

（1）回腸大腸炎（ileocolitis）

クローン病が最も好発するのは回腸末端である．したがって，右下腹部痛と下痢が典型的な症状である．右下腹部痛，腫瘤触知，発熱，白血球増多がみられるので，当然，急性虫垂炎が鑑別されなければならない．また，高熱（弛張熱）が持続するなら，腹腔内に膿瘍が形成されたとみなければならない．下痢が持続し，食べると下痢につながるため，摂食に対する不安が持続し，10～20%の体重減少が起こる．腸管が線維化するにつれて，慢性腸管狭窄あるいは閉塞にもとづく食後腹痛やイレウスが出現する．また，近接する腸管，膀胱，皮膚に線維性癒着が生じ，瘻孔が出現する（腸管膀胱瘻，腸管皮膚瘻など）．

（2）空腸回腸炎（jejunoileitis）

栄養の吸収場である小腸が傷害されると，当然，吸収障害が起こる．吸収不良と脂肪性下痢の結果として，低アルブミン血症，低カルシウム血症，低マグネシウム血症，凝固障害，腎結石を伴う高シュウ酸尿症が起こるだろうし，ビタミンD欠乏と低カルシウム血症とステロイド薬使用による椎体骨骨折，小腸の傷害が広範になればビタミンB複合体であるナイアシン欠乏によるペラグラ（pellagra）が起こるだろう．また，ビタミンB_{12}の回腸末端での吸収障害により，巨赤芽球性貧血と神経症状の出現をみるだろう．

下痢の原因は，①腸管閉塞による内容物の停滞から大腸菌の過剰増殖，②胆汁酸の吸収障害，③粘膜炎症による水分吸収障害と電解質分泌の亢進である．

（3）大腸炎（colitis）と肛門周囲病変（perianal disease）

血便は，潰瘍性大腸炎に比較すると臨床的に目立たない．腸管狭窄や炎症部を便が通過する際に痙攣性腹痛が誘発される．大腸狭窄は4～16%にみられる．胃，十二指腸，膣壁に瘻孔を形成することがあり，臨床像は多彩なものとなる．

クローン病の1/3に肛門周囲病変がみられる．失禁，痔，肛門狭窄，肛門直腸瘻，直腸肛門周囲膿瘍が具体的な病態である．

(4) 胃十二指腸病変(gastroduodenal disease)

嘔気，嘔吐，心窩部痛(epigastric pain)が症状である．通常，ヘリコバクター・ピロリ菌陰性の胃炎がみられる．十二指腸病変は球部より下行部に好発する．病変が高度となり線維化が進行すると，当然，胃十二指腸の通過障害の原因となる．

3) 腸管外合併症について

潰瘍性大腸炎の**腸管外合併症**として，皮膚病変(結節性紅斑，壊疽性膿皮症)，関節症状，虹彩炎があるのは有名だが，クローン病の腸管外合併症は潰瘍性大腸炎の比ではなく，実にさまざまな症状が出現する．ここでは，潰瘍性大腸炎と比較しながらクローン病の腸管外症状を概括する．

(1) 皮膚症状

結節性紅斑(erythema nodosum)は，潰瘍性大腸炎では10%の頻度だが，クローン病では15%程度でより多い．腸管症状が出現したのちに発生することが普通だが，急性の末梢関節炎を伴うことが多い．壊疽性膿皮症(pyoderma gangrenosum)はクローン病では少ない．通常重症度の高い場合に出現する．口腔内病変は潰瘍性大腸炎では少なく，クローン病ではよくみられる．具体的には，アフタ様口内炎と頬粘膜の"敷石状"病変である．

(2) リウマチ様症状

関節炎はIBDの15~20%に出現するが，クローン病に多く，腸管炎症の増強により悪化する．非対称性で多関節性かつ移動性で，上下肢の大きな関節に出現する．強直性脊椎炎もIBDの10%にみられ，クローン病に多いのだが，関節炎と異なり腸管炎症の活動性や重症度と関係しない．

(3) 眼症状

IBDの1~10%にみられる．結膜炎，ぶどう膜炎，虹彩炎，上強膜炎として出現する．症状としては，眼痛，羞明(photophobia)，霞目(blurred vision)，そして頭痛である．このような眼症状がみられたら，迅速な治療(通常ステロイド薬の全身投与)が必要である．放置すれば瘢痕化し，視力障害を後遺するからである．ただし，クローン病に好発する上強膜炎は良性経過をとるため，ステロイドの点眼薬で対処すればいい．

(4) 肝胆道系症状

IBDの三大肝臓疾患は，①脂肪肝，②胆石，③硬化性胆管炎(primary sclerosing cholangitis；PSC)である．脂肪肝は栄養不良の持続と関連する．胆石はクローン病のほうが多く，回腸炎の10~35%にみられ，胆汁酸の吸収障害が関連している．IBDの1~5%にPSCがみられるが，逆にPSCからみると，PSCの50~75%にIBDを伴っている．IBDとPSCの併存例では大腸がんのリスクが増加するので，大腸内視鏡によるスクリーニングが定期的に必要である．

(5) 尿路系症状

泌尿器関連疾患としては，①結石，②尿路閉塞，③瘻孔形成が三大疾患である．クローン病での頻度が高い．結石は，食事性シュウ酸吸収増加による高シュウ酸尿症に続発するカルシウムシュウ酸結石である．正常では，食事性カルシウムは腸管内シュウ酸と結合して不溶性カルシウムシュウ酸を形成し，大便内容として排泄されるのだが，回腸機能不全になると非吸収性脂肪酸がカルシウムと結合し，シュウ酸はカルシウムに結合されることなく，大便内に漂い容易に小腸粘膜から吸収されるからである．

(6) 代謝系骨症状

IBDの3～30％で骨量の減少がみられる．そして，そのリスクは免疫を抑制する治療薬グルココルチコイド，シクロスポリン，メトトレキサートの投与と，完全静脈栄養（total parenteral nutrition；TPN）により増強される．さらに，栄養不良と炎症によるサイトカインであるIL-1，IL-6，TNFが追い討ちをかける．その結果，骨粗鬆症（osteoporosis）による骨盤骨，椎骨，手関節骨，肋骨の骨折がクローン病で36％，潰瘍性大腸炎で45％にみられる．さらに，60歳以上となると，加齢の影響も加わり骨折の頻度は増加する．このような骨病変が，IBDのADLを低下させていくことは明らかである．

(7) 血栓塞栓症

IBDでは，静脈および動脈の両方に血栓症を起こすリスクが高い．この血液凝固亢進状態の原因は，血小板血管内皮相互作用の変質，高ホモシステイン尿症，線溶系の異常などが関与するが，この血栓塞栓症がIBDの臨床に急性のエピソードをもたらし，重篤な場合には死因につながる可能性を秘めている．

このようにみてくると，とりわけクローン病が，腸管だけでなくいわば全身性疾患としての性格を色濃くもっていることが明らかであり，その医療と看護に，より専門的な知識が求められていることを理解しなければならない．

したがって，このように広範な病態スペクトラムをもつクローン病の重症度分類は，潰瘍性大腸炎のように明瞭なものを策定することは難しい．クローン病活動指数（CDAI）が提起されてはいるが，日常診療で簡便に利用できるようなものではない．だから，クローン病の重症度評価は，患者の自覚症状，臨床所見，検査所見を総合的に判断し，その患者にとって最も妥当な評価を導き出していくという対応が，具体的で実のある重症度評価となるだろう．

なお，IBDの活動性の評価はとりたてて難しいものではない．それは症状の寛解期と活動期の判断であり，自覚症状と臨床症状，そして，炎症の検査データを総合すればその判断は可能である．

4）炎症性腸疾患の臨床検査

(1) 血清マーカー

潰瘍性大腸炎やクローン病の診断に直結する血液検査はない．血液検査は，病気の活動性の指標として，血沈，CRP，白血球数，血小板数が頻用される．その他は，貧血状態や栄養状態の評価として，総タンパク量，血清アルブミン値，Hb，血清コレステロール値，そして，電解質や鉄，微量元素のデータが利用される．

最近，IBDの血清マーカーとして2つの抗体が指摘されている．核周囲性抗好中球細胞質抗体（perinuclear anti-neutrophil cytoplasmic antibody；pANCA）と出芽酵母であるサッカロミセス・セレビシエ（*Saccharomyces cerevisiae*）に対する抗サッカロミセス・セレビシエ抗体（anti-*Saccharomyces cerevisiae* antibody；ASCA）である．

pANCAは血管炎のマーカーとして有名なものだが，潰瘍性大腸炎の60～70％，クローン病の5～10％にみられ，陽性例の潰瘍性大腸炎では全結腸炎型との関連が指摘されている．

ASCAはサッカロミセス・セレビシエの細胞壁のマンノースを認識する抗体だが，クローン病の60～70％，潰瘍性大腸炎の10～15％にみられる．

ASCAはpANCAに比べクローン病での特異性は比較的高いものの，非炎症性腸疾患でも陽性例が存在することなどから，これらの血清マーカーが両者の診断と鑑別診断に際して強力な血液検査とは認められていないのが現状である．表4-6に両者の臨床像をまとめておこう．

(2) 大腸内視鏡検査

形態学的な臨床検査として最も重要なものは大腸内視鏡検査である．とりわけ粘膜表層の観察にとって内視鏡は不可欠で，すでに述べた潰瘍，アフタ様潰瘍，炎症性ポリープ，縦走潰瘍，敷石状配列などを直接観察することが可能である．また，同時に行われる粘膜生検により，炎症細胞浸潤の程度，陰窩膿瘍，杯細胞減少，陰窩の変形や減少，類上皮性肉芽腫などを確認することができ，炎症の活動性評価に重要な情報が得られる．内視鏡所見については成書を参照されたい．

表4-6　潰瘍性大腸炎とクローン病の臨床像の比較

臨床像	潰瘍性大腸炎	クローン病
肉眼的血便	あり	時にあり
粘液便	あり	時にあり
全身症状	時にあり	しばしば
腹痛	時にあり	しばしば
腹部腫瘤	まれ	あり
肛門病変	なし	しばしば
瘻孔	なし	あり
小腸閉塞	なし	しばしば
大腸閉塞	まれ	しばしば
抗生物質の反応	なし	あり
術後再発	なし	あり
pANCA 陽性	しばしば	まれ
ASCA 陽性	まれ	しばしば

COLUMN

炎症性腸疾患と悪性腫瘍（大腸がん）の発生

〈潰瘍性大腸炎〉

発症後10年を経過すると，全大腸型の場合では年間0.5～1%の発がんリスクがある．前向き研究によれば，20年で2.5%，30年で7.6%，40年で10.8%の発がんをみると報告されている．したがって，定期的な内視鏡によるサーベイランスが必要である．

〈クローン病〉

病変の広がりと罹患期間の長さが同程度なら，潰瘍性大腸炎の発がんリスクと大差はない．すでに述べたことだが原発性硬化性胆管炎（PSC）の合併はクローン病の発がんリスクを高める．

6. 潰瘍性大腸炎とクローン病の鑑別

細菌，真菌，ウイルス，原虫による感染性腸炎と，急性虫垂炎，憩室炎，腸管の悪性リンパ腫，NSAIDsなどによる感染症以外の疾患との鑑別が必要である．

1）感染性疾患と非感染性疾患

カンピロバクター腸炎（Campylobacter enteritis），細菌性赤痢（shigellosis），サルモネラ腸炎（Salmonella enteritis）は，発症初期の臨床所見の類似性から，（血性）下痢，腹痛，嘔気，嘔吐，発熱との鑑別が必要となるが，それらは通常重症化せずに治まっていくので鑑別は容易である．

グラム陰性のエルシニア腸炎（Yersinia enteritis）は，回腸末端が侵され，関節炎や結節性紅斑を伴うことがあり，鑑別が必要である．

鑑別が必要なその他の感染性疾患と非感染性疾患を表4-7にまとめる．

2）潰瘍性大腸炎とクローン病の鑑別困難例の存在

臨床所見，内視鏡所見，粘膜生検の病理所見を総合しても，潰瘍性大腸炎かクローン病かの診断がつかない場合がある．indeterminate colitis（IC）といわれ，わが国ではIBDの約4%といわれる．欧米ではより高率である．内視鏡検査で経過観察し，診断基準を満たした時点で，どちらかの疾患に分類される．どのような疾患でもありうることだが，二者択一の判断にはとかく主観が入りやすいことを考えれば，このICというもうひとつの領域を炎症性腸疾患のなかに取り入れたことは，科学的に冷静な判断の具体的な形といえるだろう．

表4-7 **IBDと鑑別を必要とする疾患**

感染性疾患	
細菌	サルモネラ菌，赤痢菌，カンピロバクター，病原性大腸菌，エルシニア，クロストリディウム・ディフィクル，淋菌，クラミジア
抗酸菌	結核菌，マイコバクテリウム・アビウムMAC
寄生菌	アメーバ
ウイルス	サイトメガロウイルス，単純性ヘルメス，HIV
真菌	キャンディダ，アスペルギールス，ヒストプラズマ
非感染性疾患	
炎症性	急性虫垂炎，憩室炎，虚血性腸炎，好酸球性胃腸炎，放射線腸炎，ベーチェット症候群，移植片対宿主病GVHD
腫瘍性	悪性リンパ腫，転移性小腸大腸癌，回腸癌，カルチノイド
薬剤など	NSAIDs，経口避妊薬，コカイン，下剤，化学療法剤

7. 炎症性腸疾患の治療

炎症性腸疾患の治療体系は，栄養療法，薬物療法，外科療法からなるが，これらの治療の基底を包括的な看護介護が強固に支えることで成り立っており，それは単純ではない．

潰瘍性大腸炎は，より薬物療法に偏る傾向がある．クローン病となると，小腸が傷害され栄養不良の状況が不可避的な臨床となることを考えれば，より長期的な包括的医療とケアが必要となることは明らかである．外科的治療の介在も両者ではかなり異なる．具体的には，クローン病では瘻孔形成や消化管の狭窄を繰り返すこととなり，ただ1回の手術でケリがつくというわけにはいかない．

ここでは薬物療法と手術療法の適応を概括する．栄養療法をはじめとする包括的な治療と看護については成書あるいは各論を参照されたい．

1）薬物療法

潰瘍性大腸炎とクローン病の薬物療法は，活動期と寛解期に分けて考える必要がある．活動期はいかに炎症を抑えるか，寛解期はいかに寛解状態を維持持続させるかがゴールとなる．薬物治療に使われる薬物は，①5-ASA，②ステロイド薬，③免疫調節薬，④TNFα阻害薬，⑤抗菌薬の5つのカテゴリーに分かれる．

(1) 5-ASA (5-アミノサリチル酸)

スルファサラジンとその他の5-アミノサリチル酸は，“軽度から中等症”の潰瘍性大腸炎とクローン病の頼みの綱(mainstay)であり，両者の寛解導入に重要な薬物である．寛解の維持に関しては，潰瘍性大腸炎では期待できるが，クローン病では何ともいえない．

COLUMN

スルファサラジン

サラゾスルファピリジンともいう．体内の腸内細菌で，抗炎症作用の5-アミノサリチル酸と抗菌作用のスルファピリジンに分解される．5-アミノサリチル酸が治療活性をもち，サイトカインのIL-1の産生抑制による抗炎症，抗リウマチ作用を示す．商品名はサラゾピリン．

スルファサラジンは極めて有効な薬物なのだが，その広範な副作用が使用を制限する．頭痛，食思不振，嘔気，嘔吐から，過敏性反応として皮疹，発熱，肝炎，無顆粒球症，過敏性肺臓炎，精子異常，葉酸吸収障害が報告されている．しかも，重篤な副作用として，再生不良性貧血やライエル症候群（Lycell syndrome，薬疹のうち最も重症なもので，全身の皮膚と粘膜に紅斑性皮疹が多発し，水疱形成に至る）まである．これほどの副作用スペクトラムをもつ薬物も珍しいが，その効果を考えれば，副作用に十分注意しつつ使用することになる．

したがって，当然，いかに副作用を抑えたスルファサラジンに変わる薬物を作り出すかが重要課題となったわけだが，副作用におもに関与する抗菌作用をもつスルファピリジン部分を除いた5-アミノサリチル酸（5-ASA）を主成分とする製剤が開発された．メサラミン（mesalamine）（メサラジン（mesalazine）ともいう）である．その本体は“5-ASA”そのものであり，商品名でペンタサ（Pentasa）とアサコール（Asacol）がある．両者は上部小腸で吸収されず，より遠位の小腸から大腸で効果が発揮できるように剤型が工夫されている．ペンタサは腸溶性被膜コーティングが，アサコールではpH依存型被膜コーティングがなされており，胃での溶解を防ぐ．ペンタサは小腸から大腸までの広域をカバーし，アサコールは回腸遠位部から大腸の領域で緩やかに溶解し病変部分に到達するというわけである．アサコールは錠剤のみだが，ペンタサは錠剤以外に，顆粒剤，座薬，注腸剤もある．

(2) ステロイド薬（グルココルチコイド）

5-ASAに反応しない中等度から重度の潰瘍性大腸炎には，ステロイド薬（グルココルチコイド）が使用される．経口投与ではプレドニゾン40～60 mg/日で開始される．静脈内投与ならハイドロコルチゾン300 mg/日，メチルプレドニゾロン40～60 mg/日で行われる．左大腸炎型や直腸炎型ではハイドロコルチゾンの注腸による局所療法も考慮される．いずれにせよ，活動期のコントロールが目的である．

中等度から重度のクローン病でもグルココルチコイドは使用され，60～70％に寛解導入が得られる．しかし，潰瘍性大腸炎にしろ，クローン病にしろ，グルココルチコイドが寛解維持の薬物療法の役割を演じることはできない．寛解が得られたら速やかに臨床症状を考慮しながら5 mg/週までの減量を行い，4～5週間かけて20 mg/日のレベルにもっていくのが一般的である．

グルココルチコイドの副作用はよく知られているが，体液貯留，腹壁線状，皮下脂肪分布の変容，高血糖，白内障，骨壊死，筋肉障害，情動障害である．

(3) 免疫調節薬

免疫調節薬であるアザチオプリン(Azathioprine;AZA)と6-メルカプトプリン(6-Mercaptopurine;6-MP)が,グルココルチコイド依存IBDに使われる.寛解導入とその維持,およびステロイド薬減量効果とその離脱が期待される.AZAは吸収された後に6-MPに変換され,核酸合成と細胞増殖を阻害することで免疫抑制作用を示す.作用は即効性でなく,効果発現までに3~4週間を必要とする.

副作用として,膵炎や骨髄抑制,嘔気,発熱,皮疹,肝炎がある.投与中止で改善する.欧米人と比較して,日本人では用量依存性の副作用が生じやすく,日本人にはより少量の投与が行われる.

(4) TNFα阻害薬

IBDの炎症現場でTNF(腫瘍壊死因子)の発現が増加していることから,TNFαは腸管炎症での中心的な炎症性サイトカインと考えられている.TNFα阻害薬として商品化されているのは,関節リウマチの治療薬としても有名なインフリキシマブ(infliximab)で,TNFに対するマウスとヒトのキメラモノクローナル抗体である.5-ASA,グルココルチコイド,6-MPに抵抗する活動性クローン病の寛解導入と維持に,そして,瘻孔閉鎖維持に有効である.

副作用は,重症感染症や日和見感染,とりわけ結核感染(再活性化を含む),およびリンパ腫の発生である.ただし,重症感染症の発生は,ステロイド薬と麻薬性鎮痛薬の使用,クローン病の重症度がその要因とされている.TNFα阻害薬はクローン病の治療薬と考えがちだが,潰瘍性大腸炎でもその効果が確認されている.グルココルチコイドや免疫調節薬が無効の場合に適応となる.

現在,インフリキシマブに加え,複数のTNFα阻害薬がクローン病治療に国内承認されている.インフリキシマブ治療の不成功例に対する効果が期待されている.

(5) 抗菌薬

潰瘍性大腸炎に抗菌薬の適応はない.しかし,活動期炎症や瘻孔,肛門周囲病変をもつクローン病では用いられる.メトロニダゾールとシプロフロキサシンが用いられる.

2) 外科手術適応

広範な潰瘍性大腸炎では,10年以内に約半数が手術を必要とする.外科手術の合併症の頻度は,緊急性を要しない手術が20%,緊急手術が30%,救命救急手術が40%といわれる.手術の基本術式は,大腸全摘出術(結腸直腸全摘出術)+回腸肛門吻合術(ileo anal anastomosis;IAA),回腸肛門管吻合術(ileoanal canal anastomosis;IACA)である.吻合した回腸(ileal pouch)が新たな直腸の役割を果たす.

クローン病ではほとんどの患者が手術を経験する.しかし,潰瘍性大腸炎と違い全大腸切除術のような大がかりなものではなく狭窄や瘻孔に対する局所的な手術が普通である.小腸クローン病では80%,大腸のみのクローン病では50%に手術可能性がある.表4-8に両者の手術適応をまとめておく.

表4-8　炎症性腸疾患の外科手術適応

潰瘍性大腸炎	難治性，劇症型，中毒性巨大結腸症，大腸穿孔，大腸大出血，大腸閉塞，大腸がんの発生
クローン病	〈小腸クローン病〉内科治療無効の狭窄や閉塞，大出血，難治性瘻孔，膿瘍 〈結腸と直腸クローン病〉難治性，劇症型，内科治療無効の肛門周囲疾患，難治性瘻孔，大腸閉塞，大腸がんの発生

COLUMN

妊娠と炎症性腸疾患

炎症性腸疾患が若年成人に好発する疾患であることを考えれば，妊娠との関係に対して十分理解しておく必要がある．まず，寛解期の潰瘍性大腸炎とクローン病はともに正常な妊孕率 (fertility rate) をもつ．ただし，クローン病による卵管への炎症波及で瘢痕狭窄が起こることがある（とくに，回腸末端の炎症の影響で，右卵管が標的になりやすい）．また，会陰部や直腸腟部の膿瘍や瘻孔が性交痛の原因となる．スルファサラジンの副作用による男性の不妊が有名だが，内服中止で改善する．

軽度の潰瘍性大腸炎とクローン病では，妊娠出産はほとんど正常である．流産や死産，発育異常の頻度は病気の活動度が高いほど高くなる．妊娠経過は受胎時の病気活動度に依存しているので，受胎前6カ月は寛解を維持すべきである．

5-ASAであるスルファサラジン（商品名：サラゾピリン）やメサラミン（商品名：ペンタサ，アサコール）は，妊娠時でも安全に使用可能である．ただ，サラゾピリンの場合には葉酸吸収障害の副作用があるので，葉酸の補給を加える必要がある．グルココルチコイドも安全に使用できるが，中等度から重度例が適応となる．免疫調節薬の6-MPやアザチオプリンの妊娠時使用リスクは極めて低いと考えられているが，使用経験はまだ限られている．

日本に比べ欧米では，薬物の有害性が確認されないのであれば使用を躊躇すべきではないという考え方が強い．日本では，悪影響が懸念されるならできるかぎり使用を控えたいという対応が多い．いずれにせよ，妊婦が納得したうえで，病気の寛解維持を得られる治療を選択することになるが，再燃して活動期に突入するとなると，適切な薬物選択で寛解に導く治療が求められることになるだろう．

第4章 各論2

肝硬変を慢性栄養代謝障害のモデルとして考察する

1. 肝硬変とはどのような疾患なのか？

慢性肝疾患の終末の姿を肝硬変という．それぞれに特徴的な経過を示しながら慢性に経過するさまざまな肝疾患が治療の甲斐なく進行し，肝機能が低下し，慢性肝不全の状態に陥ってしまった肝臓が肝硬変ということになる．そして，肝硬変はその原因となった慢性肝疾患がどのようなものであれ，“その行き着いた姿”は実によく似ている．だから，目の前にある肝硬変の形態だけをみて，原因となった慢性肝疾患を正確に診断することはなかなか難しい．まず，肝硬変の原因となる慢性肝疾患を表4-9に示す．

表4-9　肝硬変の原因

・アルコール性
・慢性ウイルス性肝炎（B型肝炎とC型肝炎）
・自己免疫性肝炎（AIH）
・非アルコール性脂肪性肝炎（NASH）
・胆汁性肝硬変：原発性胆汁性肝硬変（PBC）と原発性硬化性胆管炎（PSC）
・心原性肝硬変
・遺伝性代謝性肝疾患（ヘモクロマトーシス，ウイルソン病，α1アンチトリプシン欠損症，嚢胞性線維症）
・特発性肝硬変（cryptogenic cirrhosis）

AIH；autoimmune hepatitis，NASH；nonalcoholic steatohepatitis，PBC；primary biliary cirrhosis（原発性胆汁性肝硬変は，平成28年より原発性胆汁性**胆管炎**に疾患名が変更された．primary biliary cholangitis で略せば皮肉にも同じPBCである），PSC；primary sclerosing cholangitis

COLUMN

肝硬変（cirrhosis〔英〕，Zirrhose〔独〕）という表現

肝硬変という表現は独特である．肝臓が硬く変容するという意味であろうが，日常性とは無縁な響きをもつ．広辞苑で肝硬変を引いてみると，「慢性の肝障害，特にウイルス性肝炎の遷延の結果，肝細胞がこわされ結合組織が増加して，肝臓が硬化縮小する病気」とある．医学の専門辞書でないにもかかわらず，この著名な日本語辞書の解説は，正常と異常を架橋し，まことに簡明で見事である．

英語でcirrhosis（シローシス），ドイツ語でZirrhose（チローゼ）というこの医学専門用語を“肝硬変”と翻訳したのはいったい誰だろう？ 日本医学がドイツ医学の流れを汲んでいることを考えれば，ドイツ語のZirrhoseを“肝硬変”と訳したのだろう．とすれば，“Symphonie（ジンフォニー）”を“交響曲”と翻訳したのが文学者森鴎外であったことに想いを馳せれば，肝硬変の翻訳者は医学者森鴎外であったのではないかと筆者は勝手に考えている．

日本の肝硬変患者は40～50万人とみられ，その60％はC型慢性ウイルス性肝炎，15％はB型慢性ウイルス性肝炎，12％はアルコールによる．しかし，ウイルス性肝炎による肝硬変は，すでに実施されてきた輸血によるB型，C型肝炎ウイルス感染予防政策の結果，今後は減少していくことが確実視され，メタボリック症候群に分類される非アルコール性脂肪性肝疾患（non-alcoholic fatty liver disease；NAFLD）のなかの非アルコール性脂肪性肝炎（non-alcoholic steatohepatitis；NASH，ナッシュと読む）が，その原因として増加していくと考えられる．したがって，当面，①慢性ウイルス性肝炎（B型とC型），②アルコール性，③非アルコール性脂肪性肝炎（NASH）を肝硬変の三大原因とみなしていいだろう．

2. 肝硬変の病理組織学的所見

表4-9にみたように，肝臓を慢性的に傷害し最終的に肝硬変に至らしめる疾患は数多くあるのだが，どのような疾患であれ，その傷害標的は肝細胞（hepatocyte）である．肝細胞に対する傷害とは何か？ 肝細胞が壊死を起こし，脱落していくことである．だから，慢性肝障害の本質は，肝細胞の持続的な“死”である．では，肝細胞が死んで脱落した部分はどうなるのか？ 再生能力の極めて高い肝細胞なので，再生肝細胞が出現すると同時に，機能をもたない線維（コラーゲン線維）が埋めていくのである．つまるところ，死と修復（再生）と線維化が同時進行するわけで，肝細胞の脱落は再生と線維化とが表裏をなしていることになる．

1）線維化の進行

この線維化を肝線維症といい，軽度なものから高度なものまで存在する．線維化の進行につれて肝臓は萎縮していく．そして，肝臓全域にしっかりと線維化を伴った肝細胞の再生結節による置換が完成した姿が肝硬変である．その変遷の過程は，正常な肝臓 → 慢性肝炎から線維化を伴った肝臓（肝線維症）→ 肝硬変ということになる（**図4-27**）．

2）しっかりと線維化が完成した肝硬変とはどのような組織像なのか？

この問いかけは，肝線維症と肝硬変は何が違うのかという重要な問いかけである．ひとことでいえば，肝線維症は，肝臓の生理的な基本組織構造がそれなりに温存されたまま線維化が存在する状態をいう．したがって，肝臓が“線維化という鉄の鎖で締め上げられながらも”，何とか正常な肝臓機能を全うしようとする必死な姿が肝線維症といえる．だが，肝硬変は違う．肝硬変として完成した線維化は特徴的な形態をみせる．それは前述した“再生結節（regenerative nodule．この結節は**偽小葉結節**と表現される）”という再生した肝細胞の集団が線維の帯に囲まれ，肝臓全体を置換するもので，正常肝の面影を微塵も残さない異様な形態である（**図4-27**の（C）を参照）．

通常，この再生結節を直径3mm以上と以下に分けて，3mm以上を大結節性肝硬変，

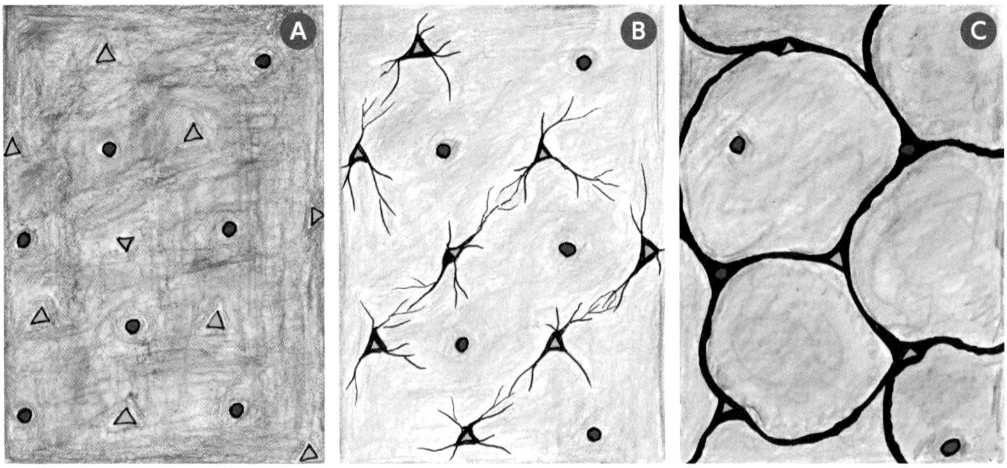

図4-27　慢性肝炎から肝硬変への形態学的な変容

(A) 正常肝：赤丸は中心静脈，緑の三角は門脈域（グリッソン鞘）．肝臓の機能単位である肝小葉が，中心静脈とグリッソン鞘の幾何学的な配置で構成されている．

(B) 慢性肝炎から肝線維症へのステージ：グリッソン鞘から伸びる線維化の進行により，正常肝構造の形態が変化していく．しかし，いまだ肝臓の機能単位である小葉構造の形態は維持されている．黒線は線維化

(C) 完成した肝硬変：しっかりとした線維の帯で取り囲まれた再生結節（偽小葉）によって正常肝構造は置換され，元の姿が想像できない異様な形態が出現する．この偽小葉は一見正常な小葉にみえるが，“とんでもないまやかし”で，肝臓機能が障害された“肝機能低下の紋章”である．

3mm以下を小結節性肝硬変という．肝炎ウイルス性肝硬変では大結節と小結節が混在する混合型再生結節を示すことが多く，アルコール性肝硬変では小結節性再生結節であることが多い．しかし，この再生結節は正常の肝機能を発揮できる形態ではなく，肝機能低下を示す形態なのである．したがって，肝硬変という病態は肝機能が廃絶したことを意味するのではなく，肝機能が低下した肝臓を意味するわけで，その肝機能低下の程度に軽度のものから重度のものまで含んだ病態ということになる．

3. 肝硬変の評価　代償性肝硬変と非代償性肝硬変

前述したように，肝硬変には肝機能の低下が軽度のものから重度のものまで存在するが，臨床的には“**代償性肝硬変**”と“**非代償性肝硬変**”という2つのカテゴリーで評価する．

代償性肝硬変とは，肝硬変の状態に突入したとはいえ，いまだ肝臓の機能をそれなりに維持できる肝硬変をいう．この時期の肝硬変では日常生活が強く障害されることはないが，肝硬変の臨床所見が現れる．具体的には，易疲労性や食思不振といった一般的な全身症状から，より特徴的な肝臓の女性ホルモン（エストロゲン）代謝の低下による頸部から胸壁に出現する“クモ状血管拡張”，手掌の小指側（尺側）を中心に出現する“手掌紅斑”，そして男性の場合“女性化乳房”といった臨床兆候がみられることがある．

しかし，非代償性肝硬変となると，腹水，黄疸，胃食道静脈瘤，出血傾向といった肝機能の高度な低下を反映する重篤な症状（合併症）が出現し，そのコントロールが困難となり，日常

COLUMN

肝硬変と肝細胞がん

1970年代，肝硬変の死因の1/3は肝不全，1/3が胃食道静脈瘤破裂，そして1/3が肝細胞がん（hepatocellular carcinoma；HCC）であった．しかし，今日，肝不全に対する保護療法の進歩と静脈瘤に対する内視鏡治療の改善により，肝不全と静脈瘤破裂による死亡は激減し，肝細胞がんによるがん死が肝硬変の死因の約70％を占めるに至っている．この肝細胞がんによる死亡は，2000年を境に緩やかな減少傾向に転じているのだが，今日でも年間3万人が死亡している．2013年統計の悪性新生物による死亡ランキングでみると，男性では肺・胃・大腸に次ぐ第4位，女性では大腸・肺・胃・膵臓・乳腺に次ぐ第6位であり，まだまだランキングから姿を消す気配はない．

肝硬変患者は年率8％で肝細胞がんが発生する．つまり，肝硬変と診断され10年経つと，80％に肝細胞がんが発生するという計算になる．しかし，注意しなければならないのは，肝細胞がんが必ずしも肝硬変になってから発生するわけではなく，慢性肝炎や肝線維症の状態からでも発生することである．また，肝細胞がんの成因をみると，C型肝炎ウイルスによるものが65％，B型肝炎ウイルスが15％，非アルコール性脂肪性肝炎（NASH）を中心とする非B非C型が20％である．その動向を具体的にみると，C型肝炎ウイルスによるものは減少傾向にあり，B型肝炎ウイルスによるものは横ばいで，NASHによるものが増加している．したがって，肝細胞がんに対する戦略は，肝炎ウイルスの排除あるいは抑制（とりわけB型肝炎ウイルス），およびNASHの実態に対する解析と対策から構築されなければならない．いずれにせよ，肝細胞がん発生を抑え込むための薬物療法と定期的な超音波検査やCTによる画像診断で早期発見に努めることは肝硬変の生命予後の改善につながる．

図4-28に肝硬変から発生した典型的な肝細胞がんを示す．

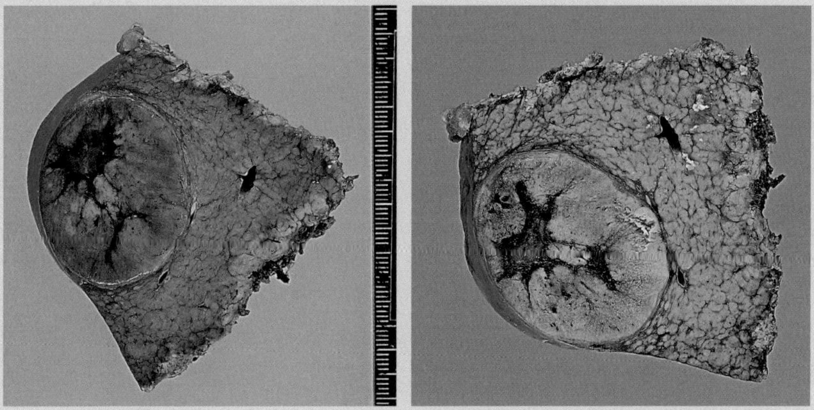

図4-28　肝硬変を背景に発生した肝細胞がん（君津中央病院病理診断科標本）

52歳男性，C型肝炎ウイルスとアルコールによる肝硬変に発生した4×3cmの肝細胞がん．左は手術直後の生材料で，右はホルマリン固定後の状態．

ホルマリン固定により腫瘍が緑色をしていることが鮮明化する．つまり，この肝細胞がんは胆汁を産生していることを示している（緑色肝細胞がん，グリーンヘパトーマという）．また，背景の肝臓がおおむね3mm前後の小結節性肝硬変であることも生材料より鮮明にみえる．図4-27の（C）を参照されたい．

表4-10　肝硬変（非代償性肝硬変）の合併症

1）門脈圧亢進：胃食道静脈瘤，門脈圧亢進性胃疾患，脾腫（脾機能亢進症），腹水（特発性細菌性腹膜炎；SBP）
2）肝腎症候群（I型，II型）
3）肝性脳症
4）肝肺症候群
5）門脈肺高血圧
6）栄養不良
7）凝固障害（凝固因子欠乏，線維素溶解現象，血小板減少症）
8）骨疾患（骨減少症，骨粗鬆症，骨軟化症）
9）血液異常（貧血，溶血，血小板減少症，白血球減少症）
10）肝細胞がん

SBP；spontaneous bacterial peritonitis

（Harrison's Principles of Internal Medicine．17ed，p1976，table302-2，2008．を参考に作成）

生活は極度に障害され入院治療が必要となる．この非代償性肝硬変の病態を構成する“肝硬変の合併症”を網羅的にまとめてみよう（表4-10）．

1）門脈圧亢進（症）

門脈圧亢進は，完成した肝硬変にとって避けられない病態である．したがって，ここでは門脈循環系を概括しておこう．門脈を英語で表現するとportal vein（ラテン語では，vena porta hepatis）であるから，静脈であることが判明するが，「門脈は動脈ですか？ 静脈ですか？」と問いかけられたとき，はたして「静脈です」と即答できるだろうか？

門脈を組織学的にみれば，動脈ではなく，まさに容量血管である静脈の構造をもつ．門脈に流入する血管は，上腸間膜静脈，脾静脈，下腸間膜静脈が有名だが，腹部内臓である消化管（小腸と大腸と直腸），膵臓，胆嚢，そして胃からの静脈血をことごとく集め，肝臓に血液を導く**機能性血管**である．機能性血管というのは肝臓そのものを栄養する血管ではないという意味であり，肝臓の**栄養血管**は肝動脈（hepatic artery）である．したがって門脈循環は，門脈（肝臓に流入する血液の70％を担う）と肝動脈（残りの30％を担う）の2つの流入路と下大静脈に連なる肝静脈（hepatic vein）というひとつの流出路をもち，両者の間を類洞（sinusoid）という肝臓に特有な（物質交換に有利な窓をもつという意味で）毛細血管がネットワークをなしていることになる（図4-29）．

では，肝臓の毛細血管領域である類洞内圧はどの程度なのか？ この測定をするためには，大腿静脈か内頸静脈からカテーテルを挿入し，肝静脈の分枝を一時的に閉塞させて測定しなければならない．これを閉塞肝静脈圧（hepatic venous wedge pressure）といい，類洞圧を反映しているもので門脈圧に近似しており，臨床的に門脈圧として用いられる．門脈圧の正常値は100〜150 $\mathrm{mmH_2O}$ である．この値が200 $\mathrm{mmH_2O}$ 以上となると，門脈圧亢進の病態が出現する．

門脈圧亢進をその原因にもとづいて分類してみよう（表4-11）．門脈圧亢進は肝前性・肝

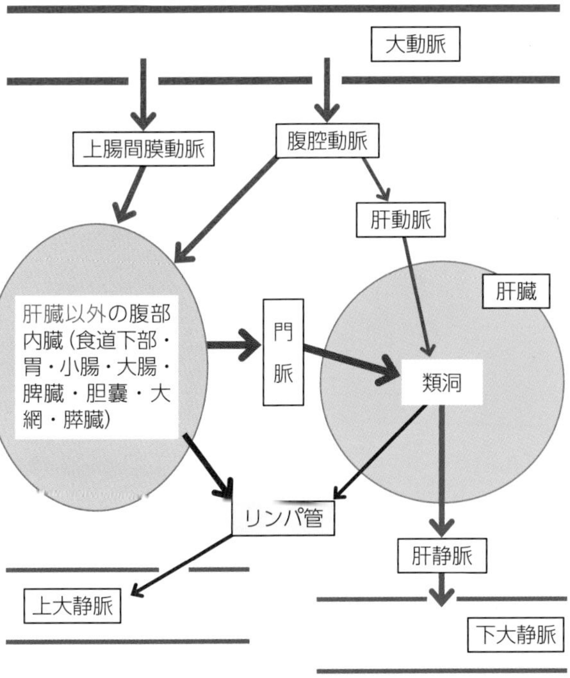

図4-29　門脈循環系

類洞や各腹部臓器の組織から静脈に回収されない組織液はリンパ管（胸管）を経由して上大静脈に回収される．

（井上　泰：なぜ？ がなるほど！ 病態生理ゼミナール．改訂第2版，p121，絵解61，メディカ出版，2014.）

表4-11　門脈圧亢進（症）の分類

肝前性	門脈血栓症，脾静脈血栓症
肝性	a) 前類洞性（日本住血吸虫症，先天性肝線維症） b) 類洞性（肝硬変） c) 後類洞性（肝類洞閉塞：静脈閉塞性症候群）
肝後性	バッド・キアリ症候群， 心原性（拘束性心筋症，収縮性心膜炎，重症うっ血性心不全）

性・肝後性の3つに大別されるが，肝硬変の門脈圧亢進は肝性の類洞性（sinusoidal）に分類されている．表にみるように門脈圧亢進の原因は多々あるが，圧倒的に肝硬変が多い．類洞性とは，肝毛細血管である類洞の領域が肝硬変の線維化と再生結節によって破壊され，類洞血流抵抗が増加するために門脈圧が上昇したものである．

この肝硬変における門脈圧亢進では3つの病態が出現する．胃食道静脈瘤（破裂），脾腫（脾機能亢進），腹水（特発性細菌性腹膜炎を合併することが多い）である．

（1）胃食道静脈瘤（破裂）

病理組織学的に肝硬変と診断されている患者に上部消化管内視鏡検査を施行すると，約1/3に食道静脈瘤が確認される．しかし，肝硬変患者のほとんどがその生涯において食道静脈瘤の発生をみると考えられている．そして，その約1/3は静脈瘤の破裂による出血を経験する．

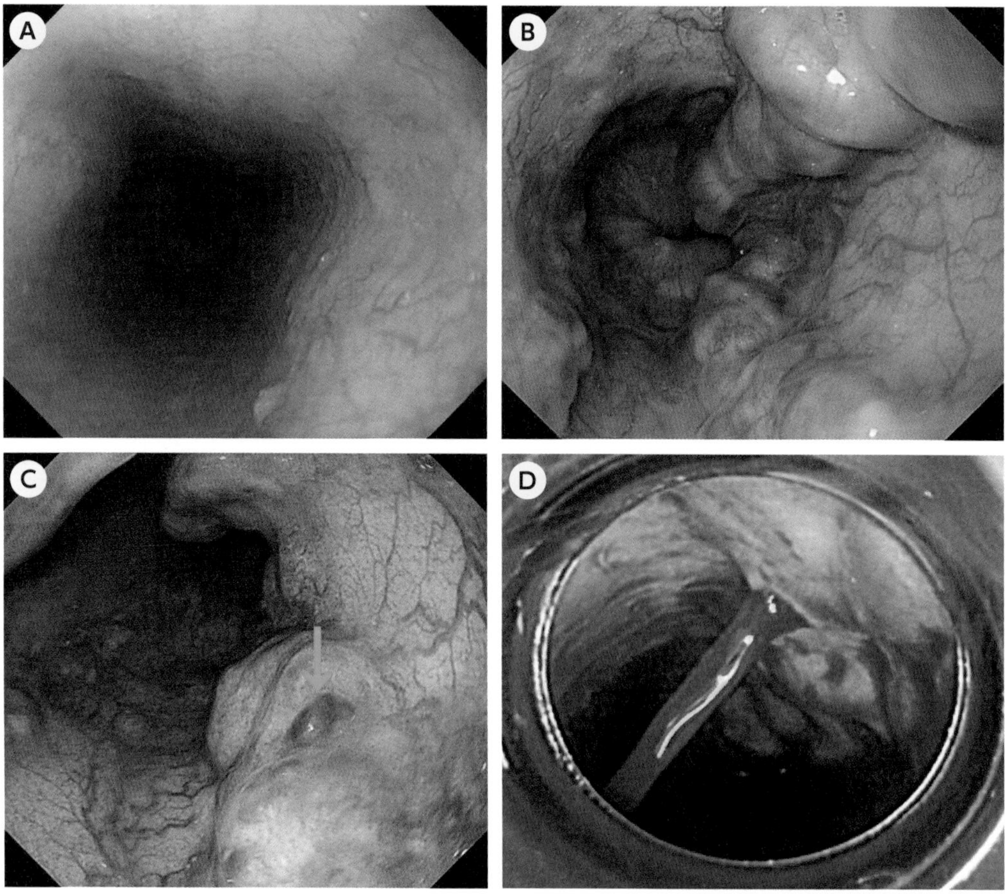

図4-30　肝硬変にみる食道静脈瘤の実相（下部食道内視鏡写真）
（君津中央病院消化器内科 藤本竜也先生提供）

(A) 正常食道．単層の円柱上皮に覆われた赤い胃粘膜と異なり，食道は重層扁平上皮に覆われているため，その粘膜はやや白っぽい色調をみせる．奥にみえる穴は胃の入口である．
(B) 青色食道静脈瘤．トグロを巻くような静脈瘤が累々と胃の入口に向かい確認される．
(C) チェリイ・レッド・スポット（Cherry Red Spot，→）をみる静脈瘤．破裂する危険性がきわめて高い．
(D) 食道静脈瘤破裂の現場．静脈瘤であるから，動脈瘤破裂のような噴射するような激しい出血ではない．しかし，トクトクと淀みない出血であり，止血しなければ当然出血死となる．

食道静脈瘤は下部食道に発生する．静脈瘤に血液を供給するのは左胃静脈である．出血のリスクは，肝硬変が重症であるほど，門脈圧が高いほど，静脈瘤のサイズが大きいほど高く，内視鏡所見では静脈瘤に発赤があるもの，色調が青色に透見されるものに**破裂（出血）**のリスクが高い．食道静脈瘤の実際の内視鏡像をみてみよう（図4-30）．

一方，胃静脈瘤は食道胃結合部に近い噴門部と穹窿《きゅうりゅう》部《ぶ》（胃体部の最上部，胃円蓋）にできるが，食道静脈瘤と組織学的に大きな違いがある．食道静脈瘤では粘膜下層にできた静脈瘤が粘膜固有層にまで達し，ほとんど粘膜上皮だけで表面が覆われた破裂しやすい構造であるが，胃静脈瘤は粘膜下層にとどまり静脈瘤表面が厚いため破裂しにくい．しかし，逆に，胃静脈瘤は一度破裂したら止血が極めて困難ということになる．

胃食道静脈瘤は門脈圧亢進による門脈側副路の静脈怒張の結果であるが，体表面から観察できるものとして，臍を中心にして放射状に腹壁皮下静脈の怒張がみられることがある．これは胎生期の遺残である臍静脈が再開通して出現するもので，“**メドゥーサの頭**（caput medusae）”という．ギリシャ神話に登場する蛇の頭髪をもつ女性メドゥーサに由来する．

（2）脾腫（脾機能亢進）

門脈圧亢進の結果，脾静脈圧が上昇し，脾臓はうっ血による脾腫の状態（うっ血性脾腫）となる．脾腫により脾臓線維性被膜の伸展が強いと，左上腹部痛がみられるだろう．血小板減少は脾機能亢進の代表的な検査所見であり，10万/mm^3以下となるのが普通である．

（3）腹水

門脈圧が上昇すると腹部内臓はその動脈系を拡張させ，肝臓に流入する門脈血液量を増加させようとする．その結果，腹部内臓のリンパ液が増量し腹水として姿を現す．一方，腹部内臓動脈の拡張はその血圧を低下させるわけだから，レニン-アンジオテンシン-アルドステロン系が活性化され高アルドステロン血症となり，腎臓によるナトリウムの貯留をきたす．このことが腹水増強にかかわり，さらに肝機能低下の結果である低アルブミン血症による血漿膠質浸透圧（colloid osmotic pressure）の低下が濾出性浮腫を増強させる．肝硬変にみるこの腹水の病態は，引き返すことのできない悪循環スパイラルのなかで増強していく．

肝硬変による腹水はリンパ液と濾出液（transudate）からなるため，アルブミン含量は極めて低い（<1.0 g/dL，タンパク質濃度だと<2.5 g/dL）．しかし，腹水中のタンパク質量やアルブミン量だけで，その腹水が肝硬変の門脈圧亢進の結果であるかどうかを判断することは簡単ではなく，より正確な判断を可能にする腹水中のタンパク含量の評価法として血清-腹水アルブミン較差（serum-ascites albumin gradient；SAG）がある．

●**特発性細菌性腹膜炎（spontaneous bacterial peritonitis；SBP）**

自然発症性の細菌性腹膜炎で一次性腹膜炎ともいう．腹腔内に感染源がないにもかかわらず腹膜炎が発生する病態で，摩訶不思議な腹膜炎といえるが，健常人に発生することはなく，重症な肝不全状態（腹水があり，肝性脳症や黄疸がみられる）の肝硬変で発生する．

腹水肝硬変患者に突然の発熱と腹痛が出現すればSBPを疑う必要がある．穿刺して得られた腹水は黄色透明で，タンパク含量が少なくアルブミンは1 g/dL以下が普通なのだが，好中球の数を数えると1 mm^3中に250個以上確認される．感染が生じていない腹水の好中球数は250個/1 mm^3以下であるから，細菌性腹膜炎が起こっていることを示している．

では，いったいこの重症肝硬変腹水にみるSBPの感染源はどこなのか？　実に興味深い細

COLUMN

血清-腹水アルブミン較差（SAG，g/dL）

血清アルブミン値から腹水アルブミン値を差し引いたアルブミン較差は，門脈圧と直接関連していることから，門脈圧亢進による腹水かどうかの判断に有効である．SAG>1.1 g/dLなら門脈圧亢進に関連した腹水，SAG<1.1 g/dLなら腹膜炎や悪性腫瘍によると判断される．

表4-12　さまざまな病態にみる腹水性状の比較

病態	色調	タンパク質 (g/dL)	血清-腹水アルブミン較差 (g/dL)	白血球数 (mm^3)	赤血球数
[門脈圧亢進]					
肝硬変	黄色透明	＜2.5 (90%)	＞1.1	＜250	極少数
SBP*1	黄色	アルブミン＜1.0	＞1.1	＞250	極少数
心不全	黄色透明	1.5〜5.3	＞1.1	＜250	極少数
悪性腫瘍 (癌性腹膜炎)	血性混濁	＞2.5	＜1.1	＞500 (75%)	陽性が多い
[腹膜炎]					
結核性	さまざま	＞2.5 (50%)	＞1.1 (50%)	＞500 (80%)*2	しばしば
化膿性	化膿性混濁	＞2.5	＜1.1	＞1,000	少ない
急性膵炎	混濁	＞2.5	＜1.1	さまざま	さまざま
ネフローゼ症候群	黄色透明	＜2.5	＞1.1	＜250	まずない

*1 spontaneous bacterial peritonitis (SBP)，*2 その70%はリンパ球

菌性腹膜炎発生の病態生理がここにある．腸管には，人間が有史以来共生してきた大腸菌叢という確固たる細菌の生息域がある．門脈圧亢進があると腸管のリンパ管内圧が上昇し，この腸内細菌叢の細菌がリンパ節に容易に移動し，リンパ液（腹水）と血液中に腸内細菌が出現するわけである．原因菌は好気性のグラム陰性大腸菌（*Escherichia coli*）や嫌気性グラム陰性の肺炎桿菌（*Klebsiella pneumonia*）が有名だが，好気性のグラム陽性の肺炎連鎖球菌（*Streptococcus pneumonia*）も起炎菌となりうる．重要なことは，通常の腹膜炎と異なり，SBPの起炎菌は1種類だけということである．

腹水の鑑別表を示しておく（表4-12）．

2）肝腎症候群（hepatorenal syndrome；HRS）

重症肝硬変では，腎臓に病変がないにもかかわらず，機能的腎不全が約10%にみられる．原因は，全身の血管抵抗の低下に伴う腎動脈循環異常で，腎血管抵抗の上昇（腎血管収縮）である．臨床的には大量の腹水を示し，段階的にクレアチニンが上昇を示すもので，1型と2型に分類される．

1型HRSは1〜2週間で腎機能が進行性に悪化するものである．2型HRSはクレアチニン上昇を伴ってGFRの低下がみられるが，1型より経過が安定しており予後が若干良いものをいう．いずれにせよコントロール抵抗性の腹水患者でみられるのが普通であり，とくに特発性細菌性腹膜炎（SBP）を発症すると，肝腎症候群が約30%に発生する．この場合，致死的な腎不全に移行しやすく，肝硬変の重要な予後悪化因子となるため，抗菌薬による速やかな制御が必要となる．

3）肝性脳症（hepatic encephalopathy）

精神や認識機能の変調をきたす肝性脳症は，急性劇症型肝不全の場合と肝硬変に代表される慢性肝不全の場合を分けて考えなければならない．

急性劇症型の場合は脳浮腫（灰白質の腫脹）が原因であり，脳ヘルニアによる死亡の原因たりうる．一方，肝硬変による慢性肝不全の重篤な肝性脳症は門脈大循環シャントが関連するもので，低カリウム血症を含む電解質異常，感染症，タンパク質摂取量の増加，消化管出血，脱水といった誘発要因が契機となる．軽度な見当識障害，混乱や人格の変貌，暴力的行動から深昏睡までの幅広い症状がみられるが，上肢を前方に挙上した状態で急速に手を掌屈したり腕を下げたりする激しい運動としてみられる，有名な“羽ばたき振戦 asterixis, flapping tremor”がよくみられる．

肝機能低下と門脈大循環系シャントにより消化管由来神経毒が肝臓で排除されないことが原因とされる．典型的には血液中のアンモニア濃度が上昇していることが多いが，肝硬変の重症度とアンモニア値との間の相関関係は乏しく，肝性脳症の診断にアンモニア値は確定要素とはなりえず参考値といった程度である．重症肝不全時の肝性口臭の原因とされるメチルメルカプタンも肝性脳症に関連している可能性がある．

4）栄養不良

肝臓がタンパク質とエネルギー代謝の重要な担い手であることを思えば，重篤な肝障害である肝不全で栄養不良が起こることは想定内である．それは異化作用の亢進であり，具体的には筋肉タンパク質の代謝亢進である．さらに，食事摂取量の低下，消化管からの栄養吸収障害といったさまざまな要因が重なる．

5）凝固機能異常

凝固障害は肝硬変の最も頻度の高い臨床である．肝臓の凝固因子産生低下と抗凝固因子のクリアランスの障害が基本にある．そこに脾機能亢進による血小板減少症が加わる．肝硬変では，血小板の数が減少するだけではなく，その機能も低下している．ビタミンK依存性凝固因子はⅡ，Ⅶ，Ⅸ，Ⅹである．ビタミンKの吸収には正常な胆汁排泄が不可欠である．したがって，黄疸を生じる肝不全では当然ビタミンK吸収障害が起こる．もちろんビタミンKに依存しているとはいえ，凝固因子Ⅱ，Ⅶ，Ⅸ，Ⅹ自体を肝細胞が産生しているわけで，当然これらの凝固因子の産生は低下している．したがって，ビタミンKを静注や筋肉注射で補給しても，凝固因子やプロトロンビン時間の改善にはつながらない．

6）骨疾患

胆汁鬱滞による黄疸を生じる肝硬変では，ビタミンDの吸収障害とカルシウム摂取不足から骨粗鬆症（osteoporosis）が頻発する．

7）血液異常

凝固異常や血小板減少症以外にも，さまざまな血液異常がみられる．脾機能亢進は貧血や白血球減少症の原因ともなる．貧血は鉄欠乏や葉酸欠乏も関係する．肝硬変の赤血球異常として赤血球容積が増加する大型赤血球の出現（大赤血球症，macrocytosis）が通常みられる．

4. 肝硬変の重症度分類　Child-Pugh分類

肝硬変の臨床における重症度を分類することは，治療と看護計画を立案する際の重要な指標となる．先述したように，代償性肝硬変と非代償性肝硬変という2大分類はあるが，これらを一括し点数化した**Child-Pugh（チャイルド・ピュー）分類**が肝硬変重症度評価に頻用され，軽症の分類A，中等症の分類B，重症の分類Cの3群に振り分けられる（表4-13）．

5. 肝硬変でみられる血液検査所見

血液検査データで肝硬変が疑われるのは，

・血小板数　10万/mm^{3}以下

表4-13　Child-Pugh肝硬変重症度分類

この5項目の点数がすべて1点なら合計5点，5，6点をChild-Pugh分類A，7～9点をChild-Pugh分類B，10～15点をChild-Pugh分類Cと分類する．

判定基準（点）	1点	2点	3点
アルブミン（g/dL）	3.5以上	2.8～3.5未満	2.8未満
ビリルビン（mg/dL）	2.0未満	2.0～3.0以下	3.0超
腹水	なし	軽度， コントロール可能	中等度以上， コントロール不良
肝性脳症（度）	なし	1～2	3～4
プロトロンビン時間 （秒・延長） プロトロンビン活性値 （%）	4未満 70以上	4以上6以下 40以上70以下	6超 40未満

・血清アルブミン　3.0g/dL以下
・AST(GOT)＞ALT(GPT)
・免疫グロブリン(IgG)上昇
・血清総コレステロール　130mg/dL以下
・血清ヒアルロン酸　130ng/dL以上
・ICG(インドシアニングリーン色素)負荷試験　30%以上

などである．これらの血液データ単独で肝硬変の診断を下すことは難しいが，身体所見や臨床経過と症状，さらに腹部超音波所見などを総合して診断される．確定が難しい場合は，肝臓の穿刺針生検による病理組織所見を必要とする場合もある．

6. 肝硬変の治療

肝硬変の治療は，生活指導，食事療法，薬物療法，内視鏡治療，外科的治療(肝臓移植を含む)に分けられるが，具体的な治療目的は，①肝不全に対する治療，②門脈圧亢進に対する治療，③肝細胞がんに対する治療の3つに大別される．ここでは，肝炎ウイルスによる肝硬変を中心としつつ，主要な肝硬変合併症の薬物治療を中心に取りあげる．

1) 肝細胞がんの治療

まず肝細胞がんの発がんリスク因子をみておこう．B型とC型肝炎ウイルスによる発がんリスクの解析は，1958年から実施されている広島・長崎の被爆者2万人を対象とした長期コホート研究を基礎に算出されている．それによれば，肝細胞がんの発がんリスクはHBs抗原陽性例で45.8倍，HCV-RNA陽性例で101倍と計算される．また，1日あたりのアルコール摂取量40g(日本酒なら2合，ビールなら1,000mL，ワインなら420mL)以上は非飲酒例の4.36倍，肝細胞がんと診断される10年前のBMI(Body Mass Index)が25.0kg/m^{2}以上の場合はBMI標準者の4.57倍である(**図4-31**)．つまり，肝硬変における肝細胞がんの発がんリスク因子として肝炎ウイルスは突出しており，B型およびC型肝炎ウイルスに対する抗ウイルス療法が肝細胞がん発生の抑制に極めて重要であることがわかる．

今日，A，B，C，D，Eの5種類の肝炎ウイルスが確認されている．このなかで急性肝炎を発症し治癒せず，感染が持続して**慢性肝炎**に移行し，**肝硬変**，そして**肝細胞がん**の発生にかかわるのは，B型とC型肝炎ウイルスだけである．ウイルスの本体である核酸(芯，core)を包む外殻(エンベロープ，envelope)をもち，感染経路が血液を介することと持続感染が成立しうることは似ているのだが，発がんのリスクに2倍以上もの差があるように，この両者の間には，ウイルス構造と臨床の成り立ちにかなりの差がある．**表4-14**にその差をまとめておこう．

500万年前の野生チンパンジーが，ヒトに感染するB型肝炎ウイルスによく似たウイルスに感染していたことがわかっている．そして，ヒトにB型肝炎ウイルス感染が成立したのは3,000年前と計算されている．となると，B型肝炎ウイルスは，その起源を野生チンパンジーのウイルスとすれば，江戸時代に姿を現したC型肝炎ウイルスとは桁違いの時空を生き抜い

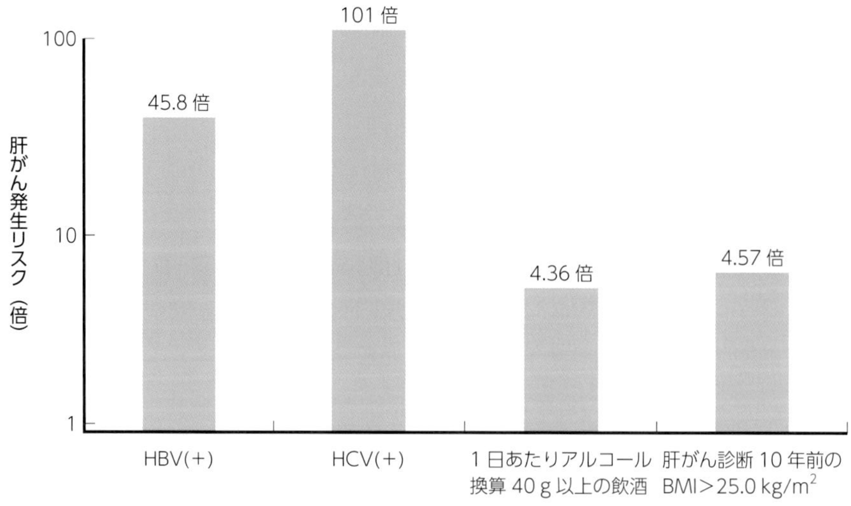

図4-31 肝細胞がんリスク因子

(Ohishi W, et al：Risk factors for hepatocellular carcinoma in a Japanese population：a nested case-control study. Cancer Epidemiol Biomarkers Prev, 17 (4)：846-54, 2008.)

表4-14 B型肝炎ウイルスとC型肝炎ウイルスの違い

	B型肝炎ウイルス	C型肝炎ウイルス
核酸種類(塩基数)	DNA (3,200)	RNA (9,500)
人類への出現	3,000年前	200年前
母子感染	＋＋	まれ
性交感染	＋＋	まれ
持続感染	あり	あり
終生免疫	あり	なし
ワクチン	あり	なし
劇症肝炎	あり	なし

てきたことになる.

だから，B型肝炎ウイルス(HBV，極めて小さなDNAウイルス)をヒトに寄生したウイルスの祖先で，主(ヌシ)のような大らかでデンと構えたウイルスとすれば，C型肝炎ウイルス(HCV，そこそこ大きなRNAウイルス)はセカセカと慌ただしく成り上がってきた小童な新興ウイルスとでもいえばいいのか……

これほど違いのある肝炎ウイルスだが，治療面ではどうなのだろう.

(1) B型肝炎ウイルス

●B型慢性肝炎の治療

HBVによるB型慢性肝炎の自然経過をみると，ウイルス量(HBV-DNA量)とHBs抗原量の高値例で発がんリスクが高いことがわかっている．したがって，その薬物治療の基本はウイルス増殖抑制療法(抗ウイルス療法)ということになる．今日，抗ウイルス療法は，①インターフェロン(IFN)療法と，②核酸アナログ療法の2つのラインがある．

インターフェロンは1986年にインターフェロンβ(IFNβ)として世に出たが，副作用もさることながら，その効果もいまひとつであった．しかし，内服抗ウイルス薬である核酸アナログ薬(ラミブジン，アデホビル，エンテカビル，テノホビルなど)の出現で肝発がん抑制効果の向上をみた．さらに，ポリエチレングリコール(PEG)を付加して持続性を高めたペグインターフェロン(Peg-IFN)の出現により，B型慢性肝炎の薬剤治療の選択肢は広がった．Peg-IFNはウイルス量(HBV-DNA量)を低下させ，HBe抗原陽性をHBe抗体陽性に変化させる(セロコンバージョン，seroconversion；HBe抗体陽性化を意味する)ことにより，炎症の抑制，線維化の抑制，ひいては発がんの抑制の効果を上げている．

●B型肝炎ウイルスを原因とする肝硬変の治療

- B型肝硬変へのインターフェロンの投与は肝不全を誘発する危険性があり，インターフェロン療法は推奨されない
- B型肝硬変でも核酸アナログ薬が使用可能である．HBV増殖を抑制し，炎症の鎮静化，線維化の改善，発がんの抑制の効果が期待できる．また，非代償性肝硬変でも臨床症状の改善と生存期間の延長効果がある

核酸アナログ薬の問題点は，薬剤耐性の出現である．HBVが遺伝子突然変異を起こし薬剤の耐性を獲得する現象で，ウイルスが減少せず炎症が増悪することが起こりうる．したがって，薬剤耐性出現例では薬物を変更せざるをえない．今日，エンテカビル，テノホビルが最も薬剤耐性を起こしにくく，B型肝硬変を含め第一選択薬である．

(2) C型肝炎ウイルス

●C型慢性肝炎の治療

HCVの抗ウイルス療法はHBVと異なり，体内のHCVを排除することが可能であるという点でまったく異なる．HCVは遺伝子型(ジェノタイプ)で1a, 1b, 2a, 2bなどに分類されるが，日本では1a(0%)，1b(70%)，2a(20%)，2b(10%)であり，1b型が最も多い．ところが厄介なことに，この1b型で高ウイルス量の症例(HCV-RNA量が5LogIU/mL以上)は難治例といわれ，ウイルス排除(sustained viral response；SVR)率が低いのである．したがって，この1b型高ウイルス難治群におけるSVR率の時代的推移をみれば，C型慢性肝炎の抗ウイルス療法の進歩を俯瞰することができる．

1992～2000年はIFN単独療法が行われ，そのSVR率は5%であった．

その後，Peg-IFNや核酸アナログ薬であるリバビリンが登場し，Peg-IFN単独では16%，Peg-IFN＋リバビリン併用では50%の大台に乗った(2004～2009年)．Peg-IFN＋リバビリン併用の治療反応を考慮した72週までの延長投与(response-guided therapy；RGT)が行われるようになると，SVR率は60～70%に達した(2009～2011年)．

2011年，直接作動性抗ウイルス薬(direct-acting antiviral agent；DAA)として第1世代プロテアーゼ阻害薬テラプレビルが登場し，テラプレビル＋Peg-IFN＋リバビリン3剤併用によるSVR率は約70%となったが，副作用も多かった．2013年に第2世代プロテアーゼ阻害薬シメプレビルが登場すると，3剤併用によるSVR率は約90%にまで向上し，副作用もほとんどみられなくなった．

2014年には，IFNを併用しないDAAであるプロテアーゼ阻害薬アスナプレビルが登場し

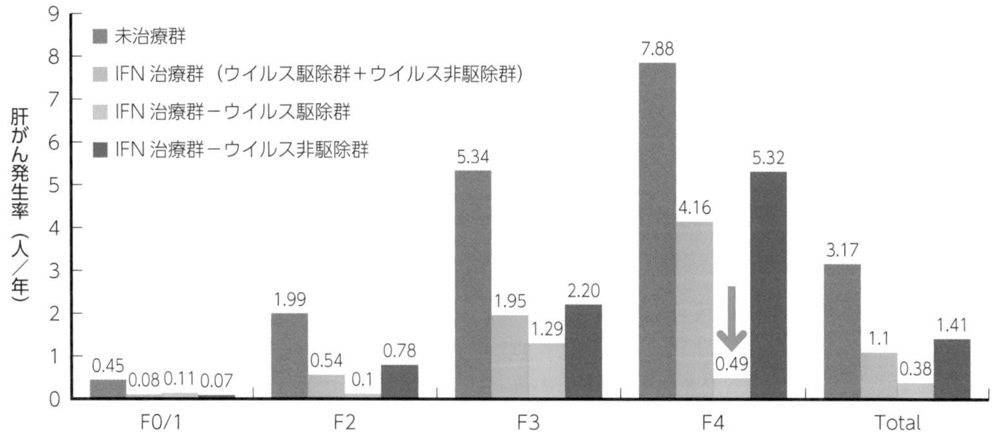

図4-32　C型慢性肝炎，肝線維症，肝硬変にみるIFN療法の肝発がん抑制効果

F0～F4は新犬山分類における慢性肝障害の線維化の程度を表す．F0：線維化なし，F1：門脈域の線維化性拡大，F2：線維性架橋形成，F3：小葉の歪みを伴う線維性架橋形成，F4：肝硬変．F0-F2が慢性肝炎，F3が肝線維症，F4が肝硬変と理解すればよい．

（Yoshida H, et al：Interferon therapy reduces the risk for hepatocellular carcinoma：national surveillance program of cirrhotic and noncirrhotic patients with chronic hepatitis C in Japan. IHIT Study Group. Inhibition of Hepatocarcinogenesis by Interferon Therapy. Ann Intern Med, 131(3)：174-81, 1999.）

た．その後も多種のDAAが開発され，現在はIFNフリー療法がC型肝炎の抗ウイルス治療の主流となり，C型慢性肝炎から代償性C型肝硬変までの初回治療の場合，SVR率は95%に達している．C型肝炎は飲み薬で完治する時代が到来している．

このC型慢性肝炎の治療における進歩の一端を，C型慢性肝炎，肝線維症，肝硬変の初期のIFN療法の発がん抑制効果で具体的に見ておこう（図4-32）．18年前のデータではあるが，グラフにみるようにF4の肝硬変例でも“ウイルスが駆除された群”では明らかに肝細胞がんの発生が抑制されており（→），しかも，F3の肝線維症より抑制率は高く，肝硬変でも効果があることを明確に示している．

●C型肝炎ウイルスを原因とする肝硬変の治療

- 2011年，ウイルス量にかかわらずPeg-IFN＋リバビリン併用が保険適用となった．それまでは，黄疸，腹水，意識障害がなく，高ウイルス量でない代償性肝硬変にかぎり，IFN単独療法が行われていた
- 2014年以降，IFNフリー療法が主流となったいまでは，多剤耐性獲得などの場合を除き，IFN療法は推奨されない
- IFN療法やIFNフリー療法による抗ウイルス治療を行えない場合は，HCVの完全排除を目指すのではなく抑制しながら炎症の鎮静化を図り，肝不全や肝がんの発生を抑制することを目的として，肝庇護薬（UCDA，SNMC）による治療や少量長期Peg-IFN療法が行われる

というわけで，HBVとHCVの薬物治療は，ともにIFNと核酸アナログ薬という2本のラインの上で進歩し，B型慢性肝炎・肝硬変は核酸アナログ薬，C型慢性肝炎・肝硬変はIFNフ

リー療法が主流となった．新興ウイルスであるHCVの治療がきわめて急速な進歩を遂げ，SVR率が100%近いのに対して，ウイルスの祖先のような茫洋としたHBVの治療はまだまだ課題をかかえているということになる．

2）門脈圧亢進の治療

(1) βブロッカー（プロプラノロール）

交感神経を抑制するβブロッカー（商品名：インデラル）は，心臓の拍出量を抑制し腹部内臓動脈を収縮させる．その結果，門脈血量は低下し門脈圧は下がる．したがって，食道静脈瘤の破裂予防と門脈亢進性胃症（胃粘膜浮腫，血管拡張，出血）に有効である．とくに門脈亢進性胃症における胃粘膜出血の治療と予防に効果的である．しかし，保険適応はない．

βブロッカーの副作用は，喘息発作の誘発，徐脈，血圧低下であり，低血圧による動悸，めまい，全身倦怠感がみられる．

(2) 食道静脈瘤の治療

内視鏡的食道静脈瘤硬化療法と内視鏡的食道静脈瘤結紮術（endoscopic variceal ligation；EVL）がある．破裂例にはEVLのみが適応される．

(3) 胃静脈瘤の治療

内視鏡的治療法（組織接着剤注入法）とバルーンカテーテルによる胃静脈瘤硬化療法（バルーン閉塞下逆行性静脈瘤硬化療法）がある．

3）腹水の治療

(1) 食塩制限と利尿薬

食塩制限は1日3～5g．利尿薬は抗アルドステロン薬（商品名：スピロノラクトン）とループ利尿薬（商品名：ラシックスなど），これら利尿薬の機序は，ナトリウム再吸収を抑制することによるナトリウム利尿作用である．抗アルドステロン薬は遠位尿細管からのナトリウム再吸収を，また，ループ利尿剤はヘンレ係蹄上行脚からのナトリウム再吸収を抑制する．

ループ利尿薬のラシックスは同時にカリウムを喪失するため，低カリウム血症に注意する．一方，抗アルドステロン薬のスピロノラクトンは遠位尿細管でのカリウム排泄を抑制するため，カリウムは保持される，したがって，抗アルドステロン薬とループ利尿薬の併用は理にかなっている．

(2) 難治性腹水（利尿薬で制御できない肝硬変腹水）

腹水穿刺が行われる．腹水は体内にあるかぎり細胞外液であるから，急速な腹水穿刺廃液は血圧の低下を招き，腎不全を惹起する．したがって当初1L前後をゆっくりと廃液し，その後は徐々に廃液量を増やすことが重要である．

・腹水濾過濃縮再静注法：廃液した腹水内の細菌と細胞を除去し，腹水内タンパク質を再利用するために点滴静注する
・穿刺廃液でコントロールできない腹水：経頸静脈肝内門脈大循環シャント（TIPS）と腹腔・頸静脈シャント（PVシャント）が考慮される

(3) 特発性細菌性腹膜炎（SBP）

第3世代セフェム系抗生物質（セホタキシム）の静注，脳症・腎障害のない場合は経口ニューロキノン系抗生物質が用いられる．SBPは重症肝硬変に発症するわけで，放置すれば敗血症や腎不全を起こし致死率が高い．腎不全は肝腎症候群として30％に発症する．この腎不全は肝硬変の最大の予後不良因子である．

4）肝性脳症

分岐鎖アミノ酸（branched chain amino acid；BCAA）含有点滴（BCAA輸液）と合成二糖類（ラクツロースやラクチトール）経口投与，難吸収性抗生物質投与が一般的な治療である．

(1) 分岐鎖アミノ酸含有点滴（BCAA輸液）

必須アミノ酸で炭素骨格が分岐しているバリン，ロイシン，イソロイシンを総称して分岐鎖アミノ酸というが，タンパク合成促進作用と筋タンパク質崩壊抑制効果があり，他のアミノ酸と異なり，肝臓ではなく筋肉で代謝される．肝障害時には芳香族アミノ酸であるフェニルアラニン，チロシンが増加し，偽性神経伝達物質の前駆体となりBCAAが低下する．BCAAを投与することにより血液脳関門でこの芳香族アミノ酸と競合し，肝性脳症の発生が抑えられる．

(2) 合成二糖類経口投与

合成二糖類は消化管内酵素では分解されないため，吸収されず浸透圧作用による緩下作用をもつ．また，腸内細菌が分解して産生された乳酸や酢酸によって酸性環境がつくられ，アンモニアの産生と吸収が抑制される．

(3) 難吸収性抗生物質投与

腸内細菌の異常増殖を抑制する難吸収性抗生物質としてはネオマイシンやメトロニダゾールがあるが，前者は腎障害や難聴，後者は末梢神経障害の副作用が難点であった．今日では，副作用が少なく腸内細菌異常増殖抑制効果が良好なリファキシミン（rifaximin）が肝性脳症再発軽減に使用される．ちなみに，リファキシミンは過敏性腸症候群（IBS）やクローン病にも適応がある．また，昏睡状態の改善が不良の場合は，血漿交換や血液透析が行われることがある．

第5章

脳・神経/感覚・運動機能障害

本章では，筋萎縮性側索硬化症（ALS）を慢性脳神経障害のモデルとして，関節リウマチ（RA）を慢性運動障害のモデルとしてみていこう．

第5章 各論1 筋萎縮性側索硬化症（ALS）を慢性脳神経障害のモデルとして考察する

1. 筋萎縮性側索硬化症（ALS）とはどのような疾患なのか？

静かに，しかし着実に進行する運動麻痺

筋萎縮性側索硬化症……　“キンイシュクセイソクサクコウカショウ”と読む．脊髄と脳幹の運動神経細胞（運動ニューロン，motor neuron）が変性脱落し，萎縮と硬化が出現するという神経病理組織学的な専門用語を濃縮した病名である．だが，この無表情で固い病名は，その臨床像の厳しさを正確に物語っている．英語ではamyotrophic lateral sclerosis（ALS）といい，略して“アミトロ”と表現する．

その身体の頑丈さから“鉄の馬（Iron Horse）”と渾名され，1925年から1939年の14年間

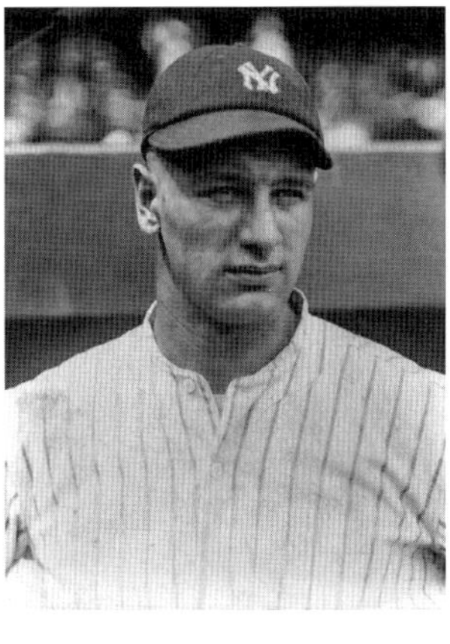

図5-1　ルー・ゲーリック（Lou Gehrig）

に2,130試合連続出場という当時の世界記録を打ち立てた，アメリカメジャーリーグ（MLB）ヤンキースのルー・ゲーリック（Lou Gehrig，1903-1941年，**図5-1**）は，まだ現役であった35歳で筋萎縮性側索硬化症（以下，ALS）を発症し，39歳で亡くなった．ベーブ・ルースにも指導を受け，生涯打率.340（歴代17位）を誇った彼の発病と闘病，そしてその死は，ALSを広く世に知らしめることとなった．そのため，ALSはルー・ゲーリック病（Lou Gehrig's disease）ともよばれる．

1）神経細胞（ニューロン）の基本的な形態

哺乳動物系の神経細胞は，基本的な構成要素として“さまざまな情報の入力路である樹状突起”“その情報を処理統合し命令を発する細胞体”“その命令を情報として末梢に伝える情報出力路としての軸索”をもつことは同じなのだが，その配置される形態の違いによって，単極性（無脊椎動物ニューロンなど），双極性（網膜のニューロンなど），偽単極性（自律神経の後根神経節細胞など），多極性（脊髄運動ニューロン，海馬のニューロン，小脳のプルキンエ細胞など）に分類される．

代表的な神経細胞である脊髄運動ニューロンを図**5-2**にみておこう．

人体を構成する細胞の種類は250以上と考えられているが，神経細胞ほど独特な形態を示す細胞はないだろう．通常，細胞は，長さや幅や厚みには差があるものの，どれもほぼ円形をした細胞質に核を入れるという実に単純な形態を示すのだが，神経細胞はあらゆる方向に突起を伸ばす形態をとる．このことは，近接した細胞ではなく，遠く離れた他の神経細胞や標的細胞と直接手をつないで連結し，コミュニケーションを形成することを目的とした細胞であることを示している．また，この神経系連結を構築するにあたり，無線結合ではなく“有線結合”

COLUMN

神経変性疾患と運動ニューロン病

中枢神経の病気といえば，脳出血，脳梗塞，くも膜下出血に代表される脳血管障害や脳腫瘍，そして，炎症である髄膜炎・脳炎がよく知られているが，これらとは病理発生の機序がまったく異なる神経変性疾患（neurodegenerative disease）という重要な疾患群がある．その三大疾患が，アルツハイマー病，パーキンソン病と，このALSである．

認知症の代表的な原因疾患としてのアルツハイマー病，振戦《しんせん》麻《ま》痺《ひ》の別名をもち，随意運動が拙劣になるパーキンソン病，眼筋以外の運動神経が進行性に麻痺していくALSと説明できるが，アルツハイマー病では大脳皮質の神経細胞（ニューロン）が，パーキンソン病では脳幹に属す中脳の黒質にあるドパミン含有神経細胞と橋の青斑核《せいはんかく》に存在するノルアドレナリン含有神経細胞が変性脱落する．そして，ALSは，中枢神経系の運動神経細胞が選択的に変性脱落するもので，その臨床像はアルツハイマー病やパーキンソン病とまったく異なり，“運動ニューロン病（motor neuron disease）”というまったく別のカテゴリーで論じられる．

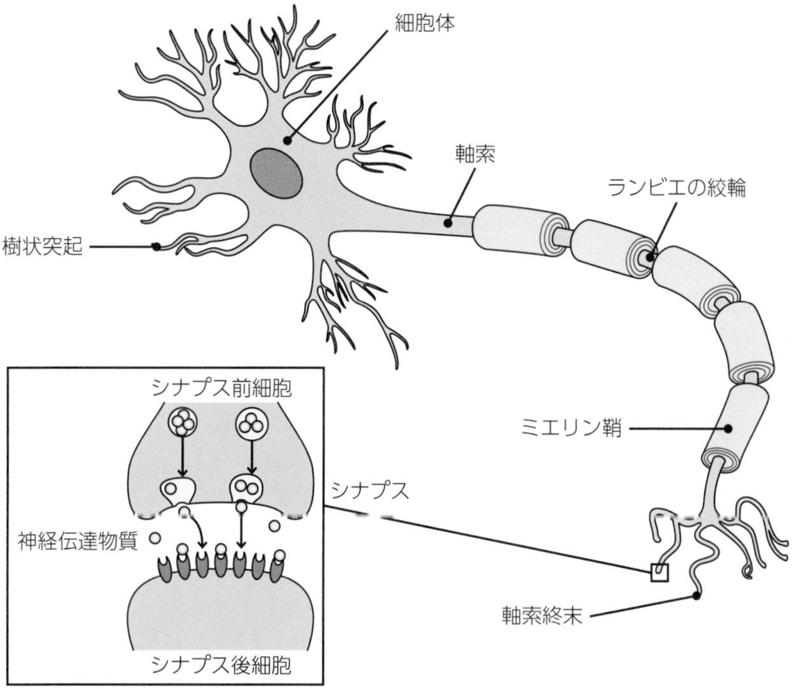

図5-2　脊髄運動ニューロン

が用いられていることは，後者が，神経情報の確実な伝達を保証する最も有効で安全な接続であることを物語っている．

有線結合を可能とするために，神経細胞には，樹状突起（dendrite, axonに対応させてdendronともいう）と軸索（axon）という2種類の突起がある．

（1）樹状突起

短く複数存在する樹状突起（情報入力路，input path）は枝分かれしながら周辺に伸び，他の神経細胞の軸索終末ボタンがシナプス結合する．

（2）軸索

軸索（情報出力路，output path）は神経細胞の司令部で，核を容れる細胞体（soma）の軸索小丘からただ1本の太い突起として起こり，遠く離れた効果器（effector organ）である筋肉組織や線組織を求めて厳しく長い旅をする．軸索の長さは数mmから1cmが平均的だが，大脳皮質から脊髄に達する錐体路（皮質脊髄路）の神経細胞では50cm，さらに腰髄から伸びる末梢神経の座骨神経ともなると，その長さは1mに及ぶ．

（3）ミエリン鞘

軸索の長い道程を保護し，予期せぬさまざまな外傷から守る堅牢な鎧が必要となる．その鎧となる**ミエリン鞘**（myelin sheath）は，末梢神経ではシュワン細胞が，中枢神経では希突起膠細胞（オリゴデンドログリア，oligodendroglia）が紡ぎあげる丈夫な布のような構造物で，軸索の周囲を幾重にも巻き包み，まさに絶縁体として軸索を守っている．このような軸索を**有髄線維**（myelinated fiber）とよぶ．ところが，ミエリン鞘は軸索全体を完全に覆っているわけではない．細胞体から始まる最初の軸索初節と軸索の終末ボタン部分にミエリン鞘はなく，また，初節から終末の間では軸索1mmごとに1μmのミエリン鞘欠損領域が見事な規則性をもって存在する．これを**ランビエの絞輪**（node of Ranvier）とよぶ．軸索起始部とランビエの絞輪にミエリン鞘を欠いていることは，軸索を物理的な外力から守り，そのしなやかさを維持するための合理的な欠損と考えればいいだろう．

ちなみに，ミエリン鞘が変性脱落する疾患を脱髄性疾患（demyelinateing disease）という．その代表が有名な多発性硬化症（multiple sclerosis）であり，ALSとの鑑別を必要とする重要な疾患である．

（4）シナプス

軸索の終末部は，ミエリン鞘のない剝き身の神経線維として神経効果器結合部（neuroeffector junction）をなし，筋肉あるいは腺組織などの効果器との間にシナプス（synapse，ギリシャ語で“接合”を意味する）を形成する．このシナプスこそが，グルタミン酸やアセチルコリンに代表される神経伝達物質の活発なやり取りが行われる現場である．

なお，軸索の太さは徐々に細くなるのではなく，終末ボタンを分枝する直前まで同じ太さを維持する．また，軸索は1本の神経線維ではなく，多数の極めて細い神経原線維（neurofibril，神経細線維ともいう）が集合したもので，細胞体が発した神経情報を減衰することのない電気信号として末梢に伝える．その送信速度は100m/secと高速である．

2）骨格筋を支配する運動ニューロン

自ら移動することのできない植物と異なり，自ら移動可能な動物は，横紋筋という高度に進化した組織体系を備えている．筋細胞に横紋がみられることから横紋筋とよばれるのだが，骨格筋（skeletal muscle）と心筋（cardiac muscle）に分類される．骨格筋は自らの意思により収縮弛緩が可能な随意筋であり，心筋は自らの意思とは無関係に収縮弛緩を終生繰り返す不随意筋である（両者の電子顕微鏡像は心不全の項を参照されたい，p141）．ここで取り上げるのは骨格筋である．

骨格筋は，だが，自ら自由に運動することはできない．いくら鍛えられ，強く逞しい鎧のような筋肉であっても，神経の支えなくしては微動だにできやしない．骨格筋が“神経の奴隷である”といわれる所以である．神経の制御を失った骨格筋は萎縮し，脂肪組織に置き換わっていく運命をたどる．だから，骨格筋を支配する運動ニューロンが変性脱落していくことは，骨格筋の機能廃絶を意味し，自ら移動するという動物の根源的な機能が消失するわけで，ALSの臨床がいかに過酷でつらいものであるかは想像を絶するといえる．

ここでいう運動ニューロン（motor neuron）は，横紋筋で随意筋である骨格筋を支配するもので，体性神経運動ニューロンをいう（ちなみに，平滑筋で不随意筋を支配するのが内臓神経運動ニューロンである）．運動ニューロンの細胞体は，脊髄の前角と脳幹から発する脳神経の

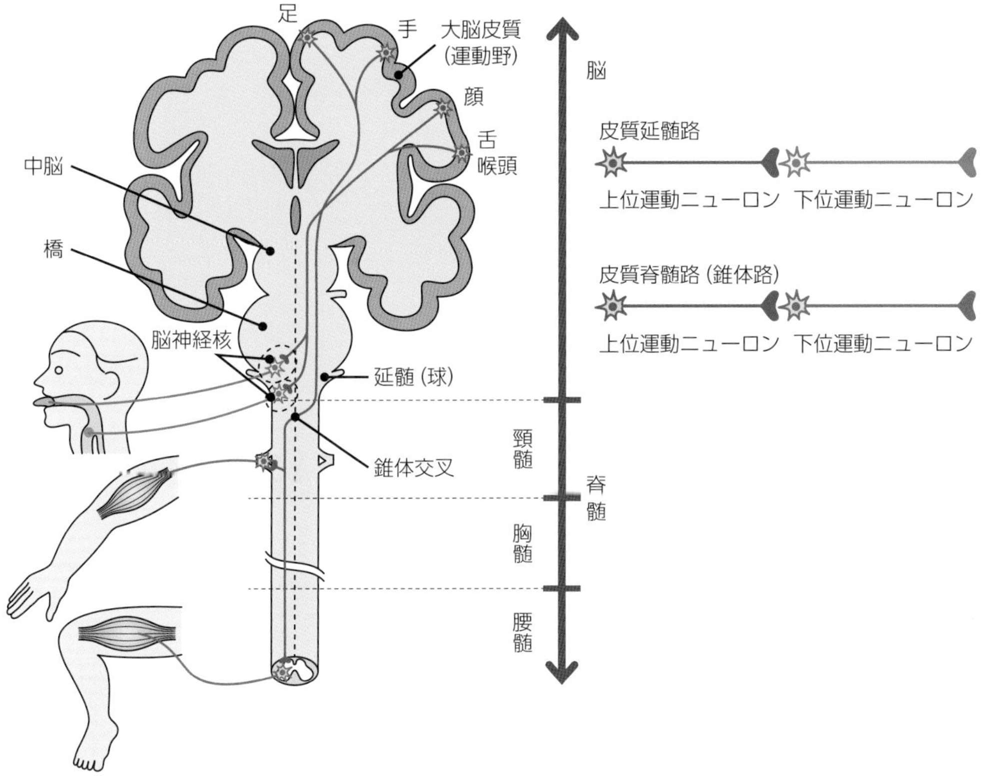

図5-3　上位運動ニューロンと下位運動ニューロン

頭頸部の顎・舌・咽頭・顔面の運動は皮質延髄路が，四肢の運動は皮質脊髄路（錐体路）が担っている．そして，脳幹と脊髄のレベルでシナプスをなし，両者ともに下位運動ニューロンが交叉（こうさ）しており，障害されれば反対側の身体に不具合が生じることを表している．臨床との関連は本文を参照のこと

（郭　伸：ALSの病態・機序（LIVE TODAY TOMORROWウェブサイト）．http://www.als.gr.jp/public/als_about/sickstate/sickstate_02.html を参考に作成）

運動神経核にある．

運動ニューロンは上位（一次ともいう）運動ニューロン（upper motor neuron；UMN）と下位（二次ともいう）運動ニューロン（lower motor neuron；LMN）に分類される．前者はα運動ニューロン（α-motoneuron），後者はγ運動ニューロン（γ-motoneuron）と表現されることもある（図5-3）．

(1) 上位運動ニューロン

上位運動ニューロンは，大脳と脊髄を架橋する皮質脊髄路（錐体路）をなす運動ニューロンネットワークである．大脳皮質の運動野（第4と6野）から，内包，大脳脚，脳幹を経て脊髄側索に到達し，脊髄前角から発する下位運動ニューロンにシナプスする．この経路の障害は臨床的に**錐体路徴候**といわれ，運動麻痺として現れ，脳血管障害で出現する片麻痺の原因となる．しかし，ALSでは両側性に障害が出現するため，脳血管障害にみるような片麻痺とはならず，脊髄損傷の症状に代表される対《つい》麻《ま》痺《ひ》と同じような運動麻痺が出現することになる．

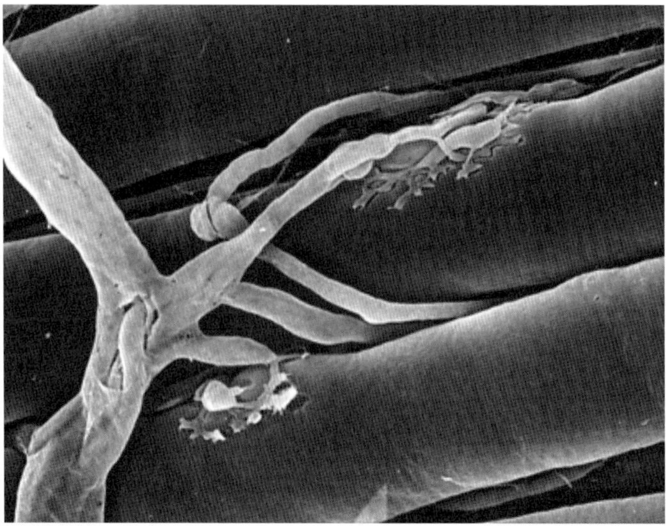

図5-4　神経筋接合部（運動終板）

代表的な神経効果器接合部である．脊髄運動ニューロン（下位運動ニューロン）の軸索が終末ボタンとして骨格筋（横紋筋）表面にシナプスをなして接着している．この終末ボタンのなかに，神経伝達物質で筋肉収縮を導くアセチルコリンがシナプス小胞として存在しており，それを受け取る骨格筋表面にはアセチルコリン受容体が存在している．白色の紐状のものが運動ニューロンの末梢である．

（岡田泰伸監訳：ギャノング生理学．原著23版，p147，図6-13，丸善出版，2011.）

この皮質脊髄路は四肢筋肉を支配しているのだが，頭頸部（顔面・舌・咽頭）骨格筋を支配する上位運動ニューロンは皮質延髄路である．皮質延髄路も広い意味で錐体路に含まれる．

(2) 下位運動ニューロン

下位運動ニューロンは，脳幹運動核と脊髄前角に端を発し，顔面の表情筋，嚥下と咀嚼を担う舌や咽頭と顎の筋，横隔膜をはじめとする呼吸筋，体表面を覆う四肢と体幹の骨格筋に神経筋結合部（neuromuscular junction，運動終板（motor endplate）ともいう）を介して結合する大型のニューロンである（図5-4）．

上位運動ニューロンからの信号も最終的にはこの下位運動ニューロンを介して骨格筋に伝わるわけで，運動ニューロンの最終共通路（final common path）として知られている．当然，このニューロンの障害は骨格筋の弛緩性麻痺を結果する．

2. 筋萎縮性側索硬化症（ALS）の疫学的な側面

ALSが指定難病と特定疾患に認定されたのは1974（昭和49）年である．発病率（incidence）は1年間に人口10万人あたり1.1～2.5人，有病率（prevalence）は人口10万人あたり7～11人である．欧米の発病率1～3人，有病率3～5人と大きな差はない．男性の発病率は女性の1.2～1.3倍と，男性が若干多いことも欧米と同じである．発症は50歳代以上に多くみられ，60～70歳台でピークに達し，80歳台で減少に転じる．平成25年の特定疾患ALS医療受給者数は全国で約9,200人である．

ALSの発症に関して地域性があることは以前から指摘されており，西太平洋のグアムやパプア・ニューギニアで発症頻度が高いとされている．日本でも三重県と和歌山県に多発地帯（たとえば，和歌山県の古座川地区）があるが，このことがALSの病因解明にはいまだつながってはいない．

ALSの危険因子として，除草剤や殺虫剤の暴露，喫煙があげられている．

3. 筋萎縮性側索硬化症（ALS）の病因と病態

今日，ALSの病因に関して3つの仮説がある．遺伝子異常仮説，興奮性細胞死仮説，そしてRNA調節機構異常仮説である．

1）遺伝子異常仮説

ALSは遺伝的背景をもたない（血縁親族に発症者をもたないという情報にもとづく）孤発性ALS（solitary ALS）が圧倒的に多く，95％に達する．家族歴をもつ家族性ALS（familial ALS）は5％で，そのほとんどが常染色体優性遺伝である．その20％にフリーラジカルの処理酵素Cu/Zn superoxide dismutase（SOD1）遺伝子に突然変異があり，このSOD1は21番染色体上にある．1993年に最初に発見されたこのALSの遺伝子異常は，遺伝子異常仮説の先駆けとなり，SOD1遺伝子の変異を導入したマウスやラットのALS動物モデル（SOD1マウス）が確立され，遺伝子レベルの研究が精力的に進められている．

家族性ALSには，発見順にALS1（SOD1遺伝子），ALS2（ALS2あるいはAlsin遺伝子），…，ALS12（OPTN遺伝子）というように番号が付けられている（括弧内は責任遺伝子）．頻度はALS1＞ALS6＞ALS10で，ALSの1/4～1/2をこの3型が占める．2016年の時点で，ALSの責任遺伝子あるいは関連遺伝子は30種類以上が報告され，その多くは優性遺伝形式であり，ALS1（SOD1遺伝子），ALS4（SETX遺伝子），ALS8（VAPB遺伝子），ALS9（ANG遺伝子），ALS10（TARDBP遺伝子），ALS11（FIG4）などがその例である．しかし，劣性遺伝形式をとるものもあり，ALS2，ALS5，ALS6がその例である．また，ALS6（FUS/TLS遺伝子）やALS12（OPTN遺伝子）は優性遺伝形式だけでなく，劣性遺伝形式も報告されている．このように遺伝子異常の報告は刻々と集積されているのだが，家族性ALSでみられる単一遺伝子変異だけではALSを発症することはなく，さまざまな些細な遺伝子異常の集積がALS発症に関連しているのではないかという多因子遺伝仮説が有力になっている．

これまでのALS研究は，「遺伝子異常による家族性ALSと孤発例ALSの原因は同じものである」という前提で展開されてきた．しかし，今日では両者の病因が異なっていることが明らかとなってきている．そして，孤発例と診断された症例のなかにも遺伝子異常の関与する症例が存在している可能性が高く，遺伝子異常仮説からの研究はこれからである．

2）興奮性細胞死仮説（グルタミン酸仮説）

グルタミン酸（Glutamic acid；Glu）のナトリウム塩は，私たちの食卓を潤す“旨味”成分で，調味料としてよく知られている物質である．ところが，このグルタミン酸は神経伝達物質として遊離状態で脳内に高濃度で存在しており，興奮性の神経伝達に関与している．事実，グルタミン酸の過剰摂取は頭痛発汗を生じ，“中華料理店症候群”として知られる病態を引き起こす．

興奮性神経伝達が過剰となると，神経接合部のシナプスのグルタミン酸受容体からイオンが過剰にニューロン内に侵入し，神経細胞死を引き起こす．これを**興奮性細胞死**といい，脳梗塞，脳外傷，てんかんなどの急性脳障害におけるグルタミン酸受容体からのナトリウムイオン急速神経細胞流入はその例である．また，このような急性の変化ではなく，緩やかな興奮性細胞死をたどるものがあり，3つあるイオンチャンネル型グルタミン酸受容体のうちのAMPA（α-アミノ-3-ヒドロキシ-5-メソオキサゾール-4-プロピオン酸）受容体が関与するカルシウムイオン過剰流入による興奮性細胞死がその例である．最近，ALSの運動ニューロンで，カルシウムイオンを容易に通過させてしまう不安定なAMPA受容体が発現していることが報告され，さらに，この不安定AMPA受容体の発現は孤発例ALSに限られ，家族性ALSではみられないことが確認されている．このことは，孤発例ALSと家族性ALSが異なる疾患であることを示しており，この異常AMPA受容体を標的にした孤発例ALSの治療薬への期待が高まっている．

このように興奮性細胞死仮説（グルタミン酸仮説）は，従来の神経興奮毒性神経伝達物質としてグルタミン酸が運動ニューロンに蓄積するという仮説から，通常の神経伝達のために放出されたグルタミン酸がカルシウムイオン過剰流入を伴うことにより，緩やかに細胞死を誘導するという仮説に進化している．

3）RNA調節機構異常仮説

ヒトゲノムの解析が完了し，今日，遺伝子の数はわずか3万程度であることがわかっている．当初，その数ははるかに多いと考えられていたのだが，解析が進むにつれて減少していき，3万弱という当初の予想をはるかに下回る結論に達したのである．しかし，考えてみれば，人体を構成する60兆個の細胞が展開している生命維持にかかわる膨大なタンパク質機能を，わずか3万程度の遺伝子情報ではとうてい賄えないことは当然といえば当然のことであっ

COLUMN

筋萎縮性側索硬化症（ALS）と認知症

従来，ALSでは認知機能は正常に保たれ，認知機能障害と無縁であると考えられてきた．しかし，孤発例ALSの約2割に認知症がみられ，病気の進行とともに増加することが明らかになってきている．ALS関連の認知症は前頭葉機能低下を示す行動異常，性格の変化，意欲低下，言語機能低下が中心で，アルツハイマー病のように記憶障害や見当識障害が目立たないことが特徴である．したがって，前頭葉機能検査の成績は低下するが，改訂長谷川式簡易知能評価スケール（HDS-R）の成績は保たれる．だから，高次脳機能障害があるからといってALSを否定することにはならないので注意が必要である．

た．したがって，3万の遺伝子情報を増やすメカニズムの存在が想定され，今日，“RNAの修飾”とよばれる遺伝子情報増強メカニズムが注目されている．たとえば，DNAからRNAへの転写活性の調節，未成熟メッセンジャーRNA（pre-mRNA）からイントロンを切り出すことによるスプライシングの制御，pre-mRNAから異なったmRNAを作り出す調節など，さまざまな“RNAの修飾”が見出されている．

最近，このRNA修飾機能をもつタンパク質異常がALS発症にかかわっている可能性が出てきている．そのようなタンパク質としてTDP-43やFUS/TLSがあげられ，ALS6やALS10がその発症例として見出されている．TDP-43タンパク質異常は，ALSの運動ニューロンだけでなく，前頭側頭葉変性症（fronto-temporal lobar degeneration；FTLD．60歳以下の若年者に認知症を引き起こす疾患でアルツハイマー病に次いで多い）の大脳皮質のニューロンにもみられ，FTLDとALSが合併することがあり，“認知症を伴うALS”とか“ALS合併前頭側頭葉変性症（FTLD－MND）”と表現される．

このように“RNAの修飾”による遺伝子情報増殖メカニズムの異常を原因とする仮説を“RNA調節異常仮説”という．

さまざまな仮説があるとはいえ，ALSの一部を解明することはできても，その臨床・病理・分子異常をトータルにひとつの仮説から演繹することは極めて困難な状況である．しかし，膨大な研究の成果がALSの病因解明に近づいていることは確かである．

4. 筋萎縮性側索硬化症（ALS）の臨床

ALSでは，上位運動ニューロンと下位運動ニューロンの両者が障害されることによる筋萎縮と筋力低下を主体とする臨床像が出現するのだが，その両者が同時的かつ同程度に障害が進行するわけでなく，一方が先行したり，より障害が強く出現したりすることにより，臨床像は患者によりばらつきがある（表5-1）．

表5-1　ALSの発症様式によるおおまかな分類

普通型	上肢の筋萎縮と筋力低下が主体で下肢は痙縮を示す上肢型
進行性球麻痺型	言語障害・嚥下障害などの球麻痺が主体の球型
偽多発神経炎型	下肢から発症し，下肢腱反射低下消失が早期からみられ，下位運動ニューロンの障害が主体となる下肢型

（難病情報センター：ALS（指定難病2）診断治療指針資料．を参考に作成）

1）上位運動ニューロンと下位運動ニューロンの障害

上位運動ニューロンの障害は，痙縮・手指の巧《こう》緻《ち》運動障害，上肢より下肢に強く現れる四肢の筋力低下と筋萎縮，脳幹（延髄と橋）の運動神経核の障害による球麻痺（発声，嚥下，咀嚼，呼吸障害で舌萎縮もみられる），腱反射や下顎反射亢進が出現するが，とりわけ病的反射（バビンスキー反射）は上位運動ニューロン障害に特徴的である．また，強制号泣や強制失笑は，感情表現を司る顔面表情筋の不随運動過剰によるもので，上位運動ニューロンの障害の特徴的な臨床像である（仮性球効果，pseudobulbar affect）．

下位運動ニューロンの障害は，脳神経障害による頭頸部の，また脊髄神経障害による四肢の筋萎縮（上肢遠位筋に強い），筋力低下，線維束性収縮をみる．病初期から筋萎縮が高度な場合，下位運動ニューロン障害が示唆される．脳神経の障害は，上位運動ニューロン障害と同様に球麻痺の原因ともなる．

2）筋萎縮性側索硬化症（ALS）の典型的な臨床像

（1）典型的なALSの筋力低下・筋萎縮のパターン　――古典的なALSの中核症状

潜行性に非対称的に出現する脱力で始まる．当初，意識的な筋肉運動に際して筋肉痙攣が出現する（たとえば，早朝寝床の中でストレッチ運動をする際）．一側上肢遠位部の手の筋肉から筋力低下が始まって多肢に広がり，近位筋や舌を侵し，最終的に左右対称の四肢麻痺となる．この臨床経過が典型的なALSなのだが，ALSと診断されても，この典型像を示さないものが多数存在する．

（2）有名な4大陰性兆候

感覚障害，排尿排便障害，眼球運動障害，褥瘡がみられないというもので，ALSの重要な臨床像である．

この過酷なALSの進行は比較的早く，人工呼吸器を装着しなければ**呼吸筋麻痺**で2～5年で死亡する．しかし，これは一般論であり，ALSの生命予後は患者による個人差が大きく，球麻痺の進行が早いと発症後3カ月以内に死亡する場合がある．また，進行が遅く，人工呼吸器なしで10年以上の経過を示す場合もある．

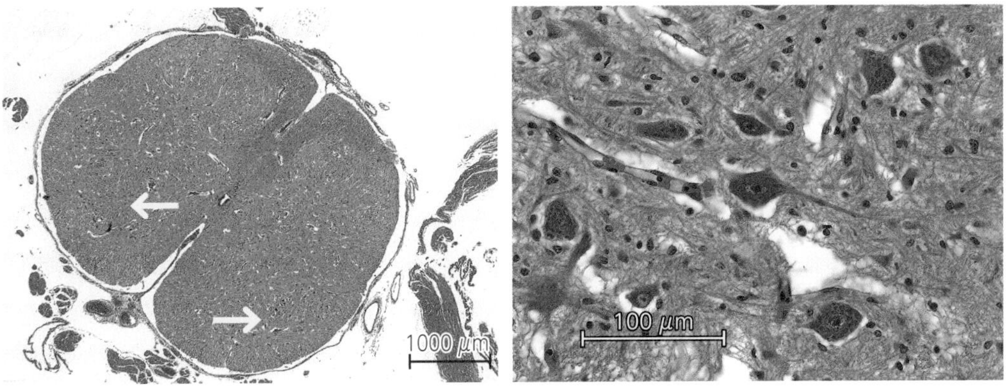

図5-5　脊髄前角の運動ニューロン

(左) 腰髄のルーペ像 (HE染色　前角の運動ニューロンが密集しているところを矢印 (→) で示す．
(右) 前角運動ニューロンの強拡大 (HE染色)．30〜40 μ mの大きな細胞体 (soma) が鮮やかに浮かび上がっている．細胞体の中心に位置する核は，その中心に明瞭な核小体をもつ．ニッスル小体 (その本体は，リボゾームRNAを集めた粗面小胞体) が虎斑のように細胞体全域に分布する．軸索や樹状突起の一部はみえているが，その全貌を確認することは特殊な染色でなければ難しい．この細胞体がALSで変性していくのだ．図5-2のイラストと比較すれば細胞体の実相が理解できるだろう．

(君津中央病院病理診断科標本．肺低形成によるdry lung syndromeで死亡し，病理解剖がなされた生後3カ月女児の腰髄)

5. 筋萎縮性側索硬化症 (ALS) の診断　ALSは症候群である

1) 細胞体の変性

変性するのは細胞体である．ALSは運動ニューロンが進行性に変性・脱落 (壊死) する運動ニューロン病であると繰り返し述べてきたのだが，運動ニューロン全体が変性脱落するわけではない．あくまでも変性するのはニューロンの細胞体 (soma) であり，樹状突起や軸索ミエリン鞘が変性するのはその二次的な変化であることを押さえておく必要がある．この細胞体の変性は，神経病理学的には変性脱落，ブニナ (Bunina) 小体，TDP-43陽性封入体や蓄積構造が典型的である (これらすべてが揃った典型的なALSを**古典的ALS**，あるいはシャルコー (Charcot) 病という)．したがって，一次的に運動ニューロンの軸索変性が出現するニューロパチーはALSとよく似た臨床を示し，後述する鑑別疾患として極めて重要である．

ここで，ALSで変性するニューロンの細胞体の実際の姿をみておこう (**図5-5**)．

2) 筋萎縮性側索硬化症 (ALS) の診断基準

(1) 症候群としての筋萎縮性側索硬化症 (ALS)

ALSは症候群である．古典的ALSであればその診断は比較的容易なのだが，ALSの臨床は古典的ALSを中核とし，その周辺に多様な病態が入り乱れた**症候群**（syndrome）であり，単一疾患と断じることはできないと考えられている．したがって，ALSの診断基準となるものが必要となる．

(2) 診断基準

①上位運動ニューロン症候（腱反射亢進，痙縮，病的反射）および下位運動ニューロン症候（筋萎縮，線維束性収縮）が多髄節にわたって認められること（運動神経支配領域を脳幹・頸髄・胸髄・腰仙髄の4領域に分け，複数領域に障害がみられること），②症状が進行性であり，かつ初発部位から他部位への進展が認められること，そして，③類似の症状をきたす疾患の鑑別（除外診断）の結果として診断される．

(3) 電気生理学的検査

生化学的診断マーカーは現時点で存在しないので，補助検査（針筋電図や神経伝導検査による電気生理学的検査やMRI・CTの神経画像検査）所見を加えて総合的に診断する．

●電気生理学的検査の意義

萎縮の目立たない筋肉の下位運動ニューロン障害の検出に針筋電図検査は鋭敏で，早期の積極的診断としての意義がある．脱髄性ニューロパチーや感覚神経障害の有無を検索する神経伝導検査は除外診断として意義がある．

6. 鑑別を必要とする二次性運動ニューロン病の分類

重要な除外診断

運動ニューロン病の代表は一次性運動ニューロン病のALSであるが，それ以外にも多数の運動ニューロン病がある．そのなかで治療可能な二次性運動ニューロン病はしっかりと鑑別しなければならない．代表的なものをあげてみよう（表5-2）．

この表にみる疾患は治療可能な運動ニューロン病であり，ALSとの鑑別は難しくはないのだが，臨床像，神経画像診断，血液検査という臨床医学の一般的なプロセスを経て正確な診断が不可欠である．ALSという確定診断の重さを十二分に認識しておくことが必要である．たとえば，ALSを頸椎症と誤診して手術がなされたなら，症状は急速に悪化するだろう．

表5-2　おもな二次性運動ニューロン病

- 変形性頸椎症
- 脳脊髄腫瘍
- 脊髄動静脈奇形
- 感染症（テタヌス・ライム病，ポリオミエリティス）
- 中毒（鉛，アルミニウム）
- HTLV-1関連脊髄症
- 代謝・内分泌性（甲状腺機能亢進，葉酸ビタミンB_{12}）
- 傍腫瘍性（がん腫，リンパ腫）

7. 筋萎縮性側索硬化症（ALS）の治療

1）リルテックによる治療

リルゾール（商品名：リルテック，化学名：2-Amino-6-benzothiazole）は，フランスのローヌ・プーランローラ株式会社（現サノフィ株式会社）で開発された，グルタミン酸作動性神経のグルタミン酸伝達を抑制し，神経を保護する作用を有するとされる薬物（グルタミン酸拮抗薬）である．白色のフィルムコーティング錠剤で1錠50mg．1回1錠，1日2回（朝および夕食前），リルゾールとして1日量100mg（リルテック2錠）が投与される．

その薬理作用の研究は1980年代から開始されており，臨床試験の結果，ALSの生存期間をわずかであるが有意に延長させるとして，欧米でALS治療薬として適応認可された．わが国では，1998年12月にALSの病勢進展を抑制する効果をもつALS治療薬として輸入承認され，1999年3月に販売が開始された．今日，世界60カ国以上で販売されている．

米国神経学会のガイドラインではレベルA（有効な治療法として確立している）であり，日本神経学会のガイドラインでもグレードA（強い科学的根拠があり，行うよう強く勧められる）とある．リルテック投与を，ALSの当然なされるべき薬物治療として位置づける推奨文言なのだが，その実情を確認しておこう．

（1）リルテックの効能または効果

病勢進展を抑制する（生存期間や人工呼吸器装着までの期間を延長する）もので，症状の軽減や改善は認められない．具体的には，2011年までに実施された4つの二重盲検比較試験（合計1,477例のALS患者が対象）で有意に生存期間を2～3カ月延長するという結果が出ている．効能はささやかではあるが，使わざるをえない深刻な進行性慢性疾患の実情があるわけで，アルツハイマー病の認知症治療薬のアリセプトなどと同じ事情といえるだろう．

（2）リルテックの適応基準

とはいえ，すべてのALS患者が適応となるわけではない．米国神経学会は下記の4項目を満たす患者への適応を推奨している．

・世界神経学会のALS診断基準で“definite（確実）”または“probable（おそらく）”である

COLUMN

筋萎縮性側索硬化症（ALS）の4大鑑別疾患

ALSと誤診されやすい疾患として，①運動ニューロン疾患のポリオ後症候群，②末梢神経障害の多巣性運動ニューロパチー，③脳脊髄脱髄疾患の多発性硬化症，④筋疾患の封入体筋炎，以上の4つを記憶しておこう．

こと
・罹患期間が5年未満であること
・努力性肺活量が理論正常値の60%以上であること
・気管切開未実施例であること

(3) リルテックの副作用

副作用は極めて多彩であり，頻度も少なくない(表5-3)．したがって，定期的な血液検査をはじめとしたモニタリングが不可欠で，副作用出現時には投薬中止を含む，医師による迅速な判断が必要である．

2) 新たな治療薬

リルテックしか選択肢がなかったALS薬物治療に，今日，新たな治療薬が出現する可能性が出てきている．興奮性細胞死仮説の項で述べたAMPA型グルタミン酸受容体の拮抗薬が注目されている．それは，抗AMPA型グルタミン酸受容体非競合型拮抗薬で，すでに抗てんかん薬として認可されているフィコンパ(一般名：ペランパネル)には，ALSに対しても原因に根ざした治療効果があると，東京大学グループが2016年6月28日の英国科学雑誌(Scientific Reports)に発表した．2017年から日本国内における治験開始が予定されている．

表5-3 リルテックの副作用

臨床症状 (815例の副作用報告から)	無力感(16.1%)，悪心(15.7%)，めまい(9.6%)，便秘(8.8%)，腹痛(5.9%)，下痢(5.5%)，食欲不振(5.0%)
臨床検査 (98例の副作用報告から)	ALT(GPT)上昇(29.6%)，AST(GOT)上昇(24.5%)，γ-GTP上昇(15.3%)，赤血球減少(15.3%)，ヘモグロビン減少(14.3%)
重大な副作用	アナフィラキシー(頻度不詳)，重篤な好中球減少(0.1%未満)，間質性肺炎(0.1%)，黄疸を伴う高度な肝機能障害(0.3%)

ALS治療に関する最新情報

ALSの告知，栄養管理，呼吸管理，コミュニケーション支援，緩和および終末期ケアなどについては，各論および成書を参照されたい．この過酷なALSへの最新治療情報は，当人はもとより家族および医療看護関係者にとって切実な情報である．現在進行している治験などの臨床試験情報は，インターネットで検索できる．
・国立保健医療科学院臨床研究(治験)情報サイト(https://rctportal.niph.go.jp/)
・WHO ICTRP Search Portal(http://apps.who.int/trialsearch/)
・米国National Institutes of Health(NIH)が提供するClinical Trials.gov
(https://clinicaltrials.gov/)

第5章
各論2

関節リウマチ（RA）を慢性運動障害のモデルとして考察する

1. 関節リウマチ（RA）とはどのような疾患なのか？

“リウマチ（rheumatism）”とは何を表現した言葉なのか？

関節リウマチ，リウマチ熱，リウマチ性心臓病，リウマチ性疾患というように，“リウマチ”という表現が入れ込まれた医学専門用語はひとつではない．いったいリウマチとは何を意味しているのか？

“リウマチ（rheumatism）”はギリシャ語の“流れる”を意味する《rheuma》が語源である．したがって，痛みや炎症が流れるように全身に広がっていくことを意味する．

関節リウマチ（rheumatoid arthritis；RA）は，リウマチ熱（rheumatic fever），リウマチ性心臓病（rheumatic heart disease）とはまったく異なった疾患である．リウマチ熱は，A群β溶血性連鎖球菌によって急性咽頭炎・扁桃腺炎に続発する小児や青年に好発する自己免疫炎症疾患である．3～4週の潜伏期があり，心内膜，関節，皮膚，線維組織などが侵されるが，ほとんどが完治する．リウマチ性心疾患は，このリウマチ熱の合併症としての弁膜炎，心膜炎，心筋炎であり，慢性経過をたどれば僧帽弁や大動脈弁の狭窄や閉鎖不全といった弁膜症や収縮性心膜炎の原因となるもので，病態は解明されている．しかし，ここで述べる関節リウマチは，いまだ原因が解明されていない重要な独立した疾患である．

では，リウマチ性疾患（rheumatic disease）はどうなのか？ それは関節・骨を中心とした運動器の炎症，変性，代謝異常などによる疼痛，こわばり，運動制限がみられる疾患の総称である．したがって，その病因や病態はさまざまで，次のように分類される．

① 全身性結合組織病（いわゆる膠原病）
② 脊椎関節炎（HLA-B27関連疾患など）
③ 関節変形疾患（変形性関節症など）
④ 感染症および関連疾患（感染性関節炎など）
⑤ 代謝・内分泌疾患（痛風など）
⑥ 新生物（多発性骨髄腫など）
⑦ 神経・血管系異常（手根管症候群など）
⑧ 骨・軟骨疾患（骨粗鬆症など）
⑨ 非関節性リウマチ（軟部組織リウマチ）
⑩ その他

だから，関節リウマチによく似た関節症状がみられる疾患を一堂に集めたものであり，関節リウマチと鑑別すべき疾患群ということになる．

1）関節リウマチは“高度な手足の関節変形”として語られてきた

中世以来，毛織物業と文化が繁栄したフランドルのバロック絵画の巨匠ルーベンス（Petrus Paulus Rubens，1577-1640年）に「愛の園」という作品がある（図5-6）．絵画の中心で若い女性と踊る黒い帽子の初老の男性がルーベンスその人である．彼の両手をよくみていただきたい．関節リウマチを持病としたルーベンスの変形してしまった手が克明に描かれている．甘美で華やかなワンカットのなかにルーベンスの背負った“疼痛”の歴史を垣間見ることができる．

「名画の医学」（南江堂，1999年）の著者，滋賀医科大学名誉教授横田敏勝先生によれば，この“愛の園”以外にもルーベンス自身を描いた絵がいくつか残っており，彼自身の関節リウマチの手関節変形の経過をたどることができるという．そして，これらの絵が関節リウマチの存在を示唆する歴史上初の作品であるという．

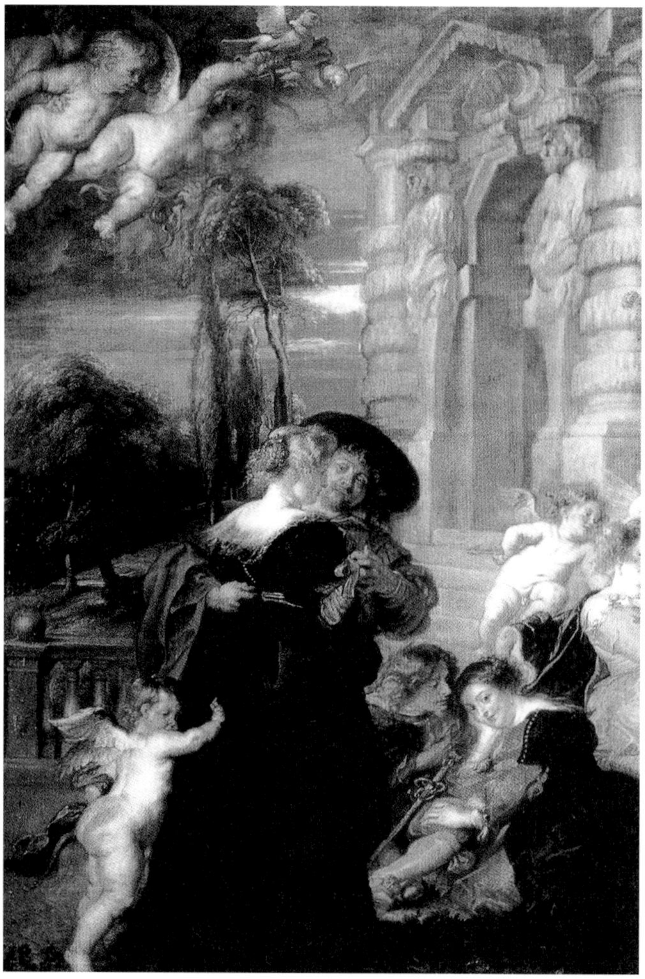

図5-6　ルーベンス作「愛の園（部分）」（マドリード　プラド美術館）

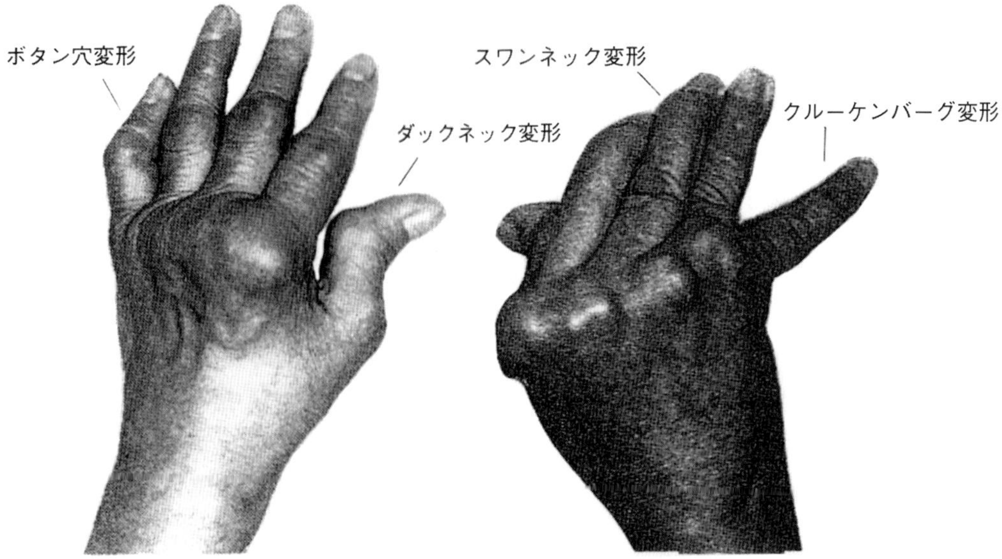

図5-7　ルーベンスもこうであったろうと類推される関節リウマチによる高度な手指関節の変形

（横田敏勝：名画の医学．p117，南江堂，1999.）

ルーベンスの関節リウマチによる手関節の変形がいかなる状態であったのかをみておこう．

図5-7には，関節リウマチの進行に伴って出現する特徴的な手指関節変形が描かれている．当然，高度な手の機能障害が出現する．とすれば，ルーベンスの画業の遂行がいわば苦行であったことが理解される．中手指節関節（metacarpophalangeal joint，MCP関節）の屈曲拘縮と尺骨側偏位は“クルーケンバーグ（Krukenberg）変形”を生むことになるし，近位指節間関節（proximal interphalangeal joint，PIP関節）の過伸展と遠位指節間関節（distal interphalangeal joint，DIP関節）の屈曲は“スワンネック変形”，中手指節関節の過伸展と近位指節間関節の屈曲と遠位指節間関節の過伸展は“ボタン穴変形”とよび，指をまっすぐに伸ばすことができない．母指の中手指節関節の屈曲と指節間関節の過伸展は“ダックネック変形（Z母指）”を生み出す．

手指関節ばかりではない．足では足指が背側に亜脱臼し，足底部の脂肪が前方に移動し足底に激痛が走るようになる．

おそらく，ルーベンスの生きた16世紀よりはるか昔から，このような関節リウマチで手足の高度な変形に悩まされながら日常生活を障害された多くの人たちがいたことは間違いのないことだろう．だから，関節リウマチは代表的な整形外科疾患として臨床医学のなかに居続けたのであり，この事情は20世紀後半まで続いたのである．

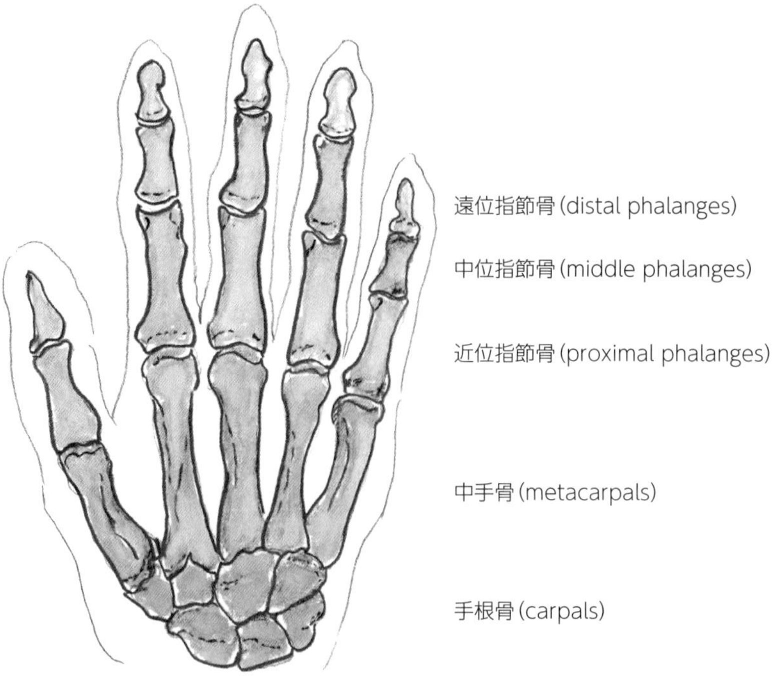

図5-8　手指骨の解剖

傷害される三大関節である中手指節関節(MCP関節)，近位指節間関節(PIP関節)，遠位指節間関節(DIP関節)の解剖学的位置関係を確認し，図5-7の関節変形を理解されたい．母指に中位指節骨がないことにも注意．なお，手根骨は，舟状骨，有頭骨，大菱形骨，小菱形骨，三角骨，豆状骨，有鉤骨の7個からなる．

2）手指骨の解剖を押さえておこう

関節リウマチで傷害されるのは大きな関節ではない．四肢末端のとりわけ手指骨が標的になる．ここでその手指骨の解剖を頭に入れておこう(**図5-8**)．

3）慢性関節リウマチから関節リウマチへ　日本における疾患名変更の歴史

1957(昭和32)年，第8回国際リウマチ学会総会で，医学専門用語であるrheumatoid arthritis(RA)は各国が自国語に翻訳して利用するようにという決議がなされた．それを受けて1962(昭和37)年，第6回日本リウマチ学会総会で，原語に忠実な“リウマチ様関節炎”とせず“慢性関節リウマチ”という和訳が採択されたという経緯がある．しかし，この日本独自の和訳に対してはさまざまな異議や要望が出されていった．そして，37年後の1999(平成11)年，日本リウマチ学会評議員へのアンケート調査が施行され，

・病態解明が進み，それに伴う治療体系が変化し，早期発見・早期治療が重要視される今日，“慢性関節リウマチ”は適当ではない

・RA患者すべてが“慢性”の経過をたどるとはいえない．“慢性”という言葉は患者に与えるダメージが大きすぎる
・発症初期から“慢性”という病名は避けるべきである

などの“慢性”という表現を削除すべきであるという意見が多く寄せられたのである．日本リウマチ学会はこの調査結果を受け，病名変更の方向で検討に入り，“関節リウマチ”と“リウマトイド関節炎”の2つに絞られ，第46回日本リウマチ学会総会（2002年）で**“関節リウマチ”**が採択された．この決定を受けて，厚生労働省は特定疾患名の呼称を「関節リウマチ」に変更し，2006年4月から周知徹底が図られ，論文・学会発表も「関節リウマチ」に統一された．

“慢性”を削除するのは原語からすれば当然といえるが，関節炎という炎症を表すarthritisが表現されていないことに筆者は違和感をもつ．“リウマチ様関節炎”でいいのではないか……　学会はその説明として，「炎症性疾患であるのに“炎”が付いていないのは，SLEと同様に考えればいい」としている．

4）関節リウマチの定義

関節リウマチの今日的な定義は，どのような教科書でも大差はない．ここでは，病理学の定番であるロビンスの教科書（2010年，第8版）から引いておこう．

関節リウマチの定義 （Robbins & Cotran Pathologic Basis of Disease, 8th ed, 2010.）

「関節リウマチは慢性の全身性炎症疾患であり，多くの組織や臓器（たとえば，皮膚，血管，心臓，肺，筋肉）が影響を受けるが，とりわけ，関節が傷害される．その傷害は非化膿性増殖性滑膜炎であり進行することが多く，関節軟骨を破壊し関節の強直を招来する．関節リウマチの原因はいまなお解明されてはいないが，遺伝的素因，環境因子，自己免疫がその発生・進展・慢性的な経過の成立に極めて重要な役割をもつと考えられる」

原文は以下のとおりである．

RA is a chronic systemic inflammatory disorder that may affect many tissues and organs—skin, blood vessels, heart, lungs, and muscles—but principally attacks the joints, producing a nonsuppurative proliferative and inflammatory synovitis that often progresses to destruction the articular caltilage and ankylosis of the joint. Although the cause of RA remains unknown, genetic predisposition, environment, and autoimmunity have pivotal roles in the development, progression, and chronicity of the disease.

全身性慢性炎症，滑膜炎，関節を好む傷害性，自己免疫機序が，関節リウマチのキーワードということになるだろう．とくに注意しておかねばならないのは，“関節炎”と表現されてはいるが，関節表面を覆っている滑膜の炎症（**滑膜炎**）がその本体であり，軟骨や骨の破壊はその結果であるということである．そして，関節リウマチと診断されたとしても，すべての患者が過酷な関節変形の経過をとるわけではなく，軽微な関節痛のみで関節変形を経験せずに一生を送る場合もあることをこの定義のなかに読み取ることが肝要である．

2. 関節リウマチ(RA)の疫学

今日，日本の関節リウマチ患者数は70～80万人と推定されている．関節リウマチの有病率は0.3～2.1%で，女性は男性の3～4倍である．有病率は加齢とともに増加するが，性差は逆に減少する．人種差はほとんどない．発症年齢は40代と50代に最も多く，患者の80%は35～50歳で発症している．最近の動向として，発症率と重症度は減少低下傾向にあるが，その原因が積極的な治療介入によるものなのかどうかははっきりしない．

1）遺伝的側面　HLA遺伝子

関節リウマチが重症の場合，自己抗体やリウマチ因子をもつ一親等の人では発症率は約4倍に達する．一卵性双生児は二卵性双生児に比べ4倍の一致率を示す．この双生児研究を基礎に遺伝子研究は展開してきたといっていいのだが，そのなかでHLA遺伝子が注目され，とりわけHLA-DPB1遺伝子が研究の対象となってきた．HLA遺伝子とはヒト白血球型抗原(human leukocyte antigen；HLA)遺伝子のことである．

人間は，細菌やウイルスをはじめとする外来性侵入病原体や体内で発生するがんなどを異物と認識し駆逐する免疫システムを構築している．この認識の要を担うタンパク質を**主要組織適合遺伝子複合体**(major histocompatibility complex；**MHC**)といい，体内を構成する赤血球を除くすべての有核細胞膜表面に発現している糖タンパク質である．このタンパク質を制御する遺伝子をMHC遺伝子といい，第6番常染色体短腕にある．MHCは個人によって構造が異なり，いわば“個人識別認証”の役割を担っている．つまり，このタンパク質が細胞膜に発現していないとなると，その細胞はその人を構成する細胞ではない“非自己”と認識されるということである(この個人識別にかかわるMHCは，後述するMHC class Iである)．

MHCには2つのクラスがあり，class Iとclass IIに分類される．MHC class IはT細胞の細胞傷害性(キラー)T細胞とナチュラルキラー細胞が，class IIは抗原提示細胞である樹状細胞(プロフェッショナル抗原提示細胞ともいう)やマクロファージおよびB細胞や活性化ヘルパーT細胞が利用して，自然免疫や獲得免疫システムのスイッチを入れる．その仕組みは，細胞膜に発現するMHCタンパク質表面の凹みに異物抗原を提示することにより，先述した免疫細胞のT細胞やB細胞に異物(非自己)情報を発信することによる．このMHCの分子構造を示しておこう(**図5-9**)．

実は，HLA遺伝子とはヒトMHC遺伝子の別名である．したがって，HLAにもclass Iとclass IIがあるわけで，HLA class I遺伝子にはHLA-A，HLA-B，HLA-Cの3つのサブクラスがHLA class II遺伝子にはHLA-DP，HLA-DQ，HLA-DRの3つのサブクラスが存在している．先述したHLA-DPB1遺伝子はHLA class II遺伝子であるHLA-DP遺伝子のひとつということになる．そして，これらHLA class IとHLA class IIを古典的HLA遺伝子といい，従来から“さまざまな疾患のかかりやすさに関連する”遺伝子として夥しい研究がなされてきた遺伝子群である．

この古典的HLA遺伝子に対して，従来あまり研究対象とならなかった非古典的HLA遺伝子

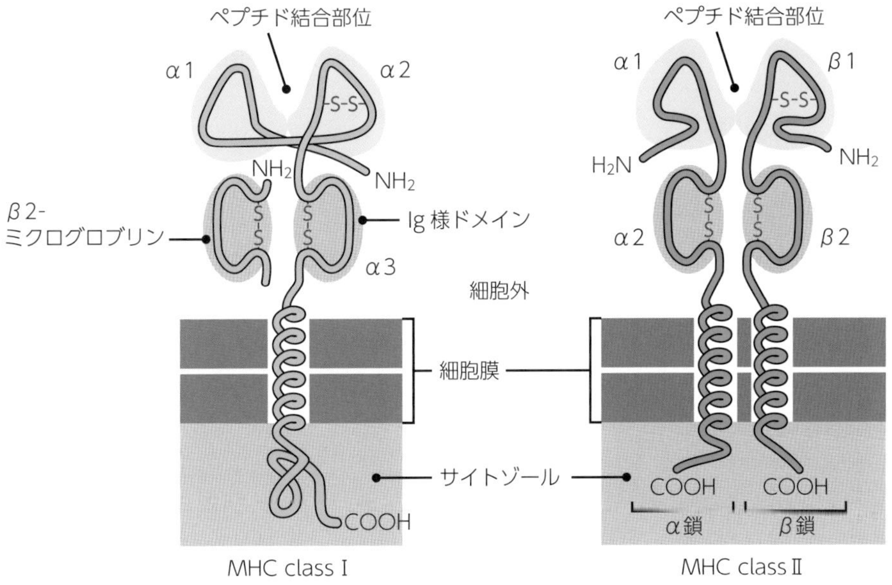

図5-9　MHC class Iとclass IIの分子構造

両者の構造は似てはいるが微妙に異なっている．しかし，ともに細胞外に存在する部分（ドメインとよぶ），細胞膜を貫通するドメイン，細胞質内に位置するドメインからなり，異物抗原を提示する凹みは細胞外ドメイン表面にある．

（Alberts B，et al：Molecular Biology of the Cell．4ed，fig22-49，Garland Science，2002.）

（HLA-E，HLA-F，HLA-G，HLA-DMB，HLA-DOA，HLA-DOB）がある．2016年，日本の研究グループが，この非古典的HLA遺伝子のHLA-DOA遺伝子が関節リウマチの炎症と進行に関与する自己免疫的機序に深くかかわっていることを発見し，米国人類遺伝学会の機関誌，American Journal of Human Geneticsに発表した．この研究は，欧米人では関節リウマチ発症に深くかかわるHLA-DRB1遺伝子とこのHLA-DOA遺伝子のつながりが強いが，日本人ではHLA-DRB1遺伝子とは独立したリスクとしてHLA-DOA遺伝子が特定されたことを示すもので，人種差に起因する関節リウマチの発症進展の病因解明とオーダーメイド医療展開への期待を高める研究結果として注目されている．

2）関節リウマチの環境リスク因子

喫煙はリスク因子として指摘されている．また，糖を含む炭酸飲料の多飲は発症リスクを高める．しかし，感染症のマイコプラズマ，エプスタイン-バー・ウイルス（EBウイルス），サイトメガロウイルスなどの病原微生物が原因として指摘されてきたが，いまだその確証は得られていない．

3. 関節リウマチ(RA)の病理と病態生理

関節リウマチの病理発生は解明されてはいないものの，「関節リウマチに**かかりやすい体質**の人が**関節傷害性の抗原**に暴露することにより，自己寛容の免疫システムが障害され自己免疫的機序による炎症反応が惹起される．はじめ，急性炎症として発症するが，それに引き続く**自己免疫反応が持続的にヘルパーT細胞(CD4陽性)を活性化**し，炎症惹起物質やサイトカインの放出を刺激する．それによりB細胞が活性化され，自己抗体の産生と免疫複合体の形成と沈着につながる．また，**マクロファージも活性化**されることでサイトカインを放出し，線維芽細胞や滑膜細胞が増殖する．これらのことが複合的に重なることで**パンヌス(pannus)が形成され，関節軟骨と骨を破壊**していく」と考えられている．

“かかりやすい体質”とは，すでに述べたMHC class II(HLA class II)遺伝子に関することである．

“関節傷害性の抗原”とは，関節リウマチを発症させる引き金となる因子のことである．従来から，病原微生物がその疑いを向けられてきた代表だが，いまだに確認されてはいない．最近，この環境因子としてシトルリン化タンパク質が注目されている．このタンパク質は，アルギニンをシトルリンに酵素転換することによって出現するが，その大部分はフィブリンである．人体のさまざまな場所で産生されるが，とくに喫煙者の肺で産生される．このシトルリン化タンパク質が関節傷害性の自己抗体として注目されており，後述する早期関節リウマチ診断に不可欠の抗CCP抗体の本体がこのタンパク質である．この一連の自己免疫的発生機序を図**5-10**に示す．

4. 関節リウマチ(RA)の臨床

1) 関節の臨床

“朝のこわばり(morning stiffness)”は，関節リウマチの初期症状として重要である．朝，目覚めると，手を握ることに困難を感じるというもので，過激な運動後ならともかく十分安静を取った後に出現するという独特な症状である．その特徴は持続時間にある．5分や10分ではなく，**1時間以上持続する“こわばり”**である．当然，起きてからの洗面，食事，着替えなどが障害される．通常，昼頃までには消失するが，2～3時間も持続する場合は滑膜の炎症がそれだけ強いことを意味する．したがって，無理に関節運動をすることは滑膜傷害を増強させることになるわけで，運動を避け安静に努めねばならない．

その後，**対称性の関節痛**が出現するようになる．まず四肢末端の手指関節(とくに近位指節間関節，MCP/PIP)や足趾関節から始まる．関節を動かすと痛みが増強するため，無意識に関節を安静に保つようになる．この痛みは最も痛覚神経と伸展受容体に富む関節包(joint capsule)に由来する．したがって，関節包の緊張が最も少なくなる関節の屈曲位で安静を取ろうとする．

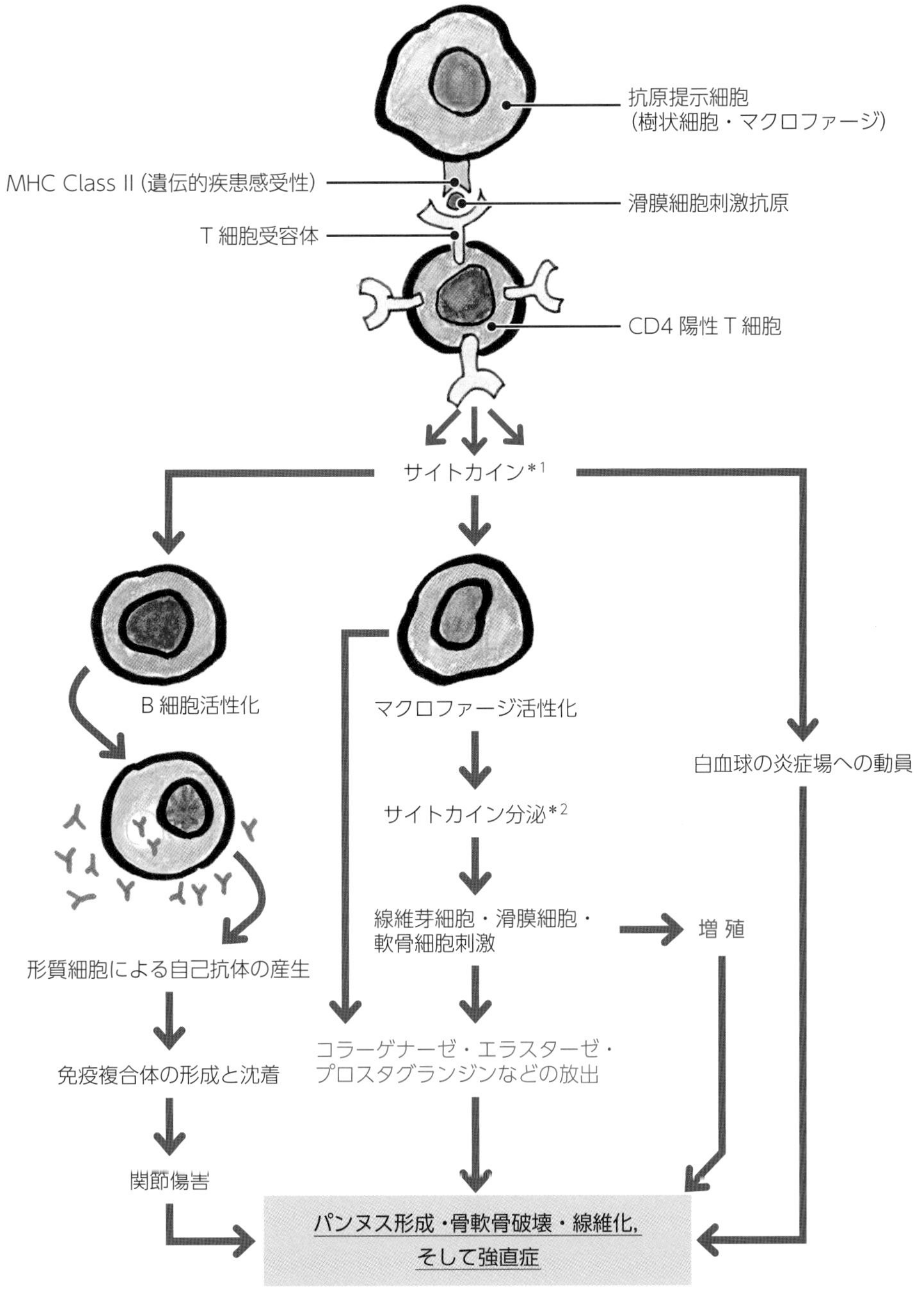

図5-10 関節リウマチの自己免疫機序

*[1] このサイトカインのうち，IL-6はB細胞を，TNF α，IFN γ，IL-2はマクロファージを刺激する.

*[2] マクロファージはTNF α，IL-1，IL-6を分泌し，線維芽細胞・滑膜細胞・軟骨細胞を刺激する.

(Robbins & Cotran Pathologic Basis of Disease. 8ed，fig26-44，2010. を参考に作成)

さらに，関節痛は，躯幹に近い手関節，肘関節，膝関節へと流れるように広がっていく．脊椎骨の胸椎，腰椎は侵されないが，頸椎，とくに上部頸椎は傷害され頸部痛の原因となることがあり，頸椎亜脱臼から頸椎損傷のリスクをもつ．

関節炎（正確には滑膜炎）の進行により，滑膜細胞の増殖（増殖した炎症性滑膜組織をパンヌス（pannus）という），軟骨破壊，骨びらん，そして関節の構造破壊，最終的には骨と骨との間隙が消失し，関節機能を失った強直（ankylosing）の状態となる．この最終的な関節変形の実態はすでにp241の**図5-7**で見た．なお，指の関節のなかで遠位指節間関節（DIP）は，関節リウマチで侵されにくい．関節リウマチとの鑑別は容易だが，DIPがとくに変形する場合，ヘバーデン結節（DIP関節の変形性関節症）と乾癬性関節炎を鑑別しなければならない．ちなみに，関節変形が完成すると炎症は終焉しているため，関節痛を感じることはない．しかし，関節運動機能障害が後遺症として残ることになる．

2）関節外の臨床

関節リウマチが全身の慢性炎症疾患であることによる基本症状として，易疲労性，全身倦怠感，食思不振，体重減少などをみることが多い．

そして，さまざまな関節外臨床が40％近くにみられ，その15％近くは重篤であり，関節症状より関節リウマチの中心的な臨床を形成し，死因になりうるため，それ自体に対する治療が必要となる．

関節外臨床症状が前面に立つ関節リウマチでは，①リウマトイド因子（免疫グロブリンGのFc要素に対する抗体）高値か，②後述する抗CCP抗体をもつ患者であることが多い．以下，主要な関節外臨床を概括する（**表5-4**）．

表5-4　関節リウマチの関節外臨床像

皮膚	リウマチ結節：関節周囲にみられることが多いが，物理的圧力が加わる場所に出現する．しかし，どこに出現しても構わない．組織学的には，壊死を取り囲む肉芽腫の構造をとる．
血管	リウマトイド血管炎：どのような臓器にも出現するが，重症でリウマトイド因子が高値例にみられる．膠原病にみる両側性のレイノー現象をみることもある．多発性神経症，皮膚潰瘍，指趾の点状出血や壊疽，まれだが，心，脳，脾，肝，消化管も標的となりうる．しかし，腎臓にはほとんどみられない．
肺・胸膜	間質性肺炎（リウマチ肺），胸膜炎，胸水，肺や胸膜の結節
心臓	心嚢水，心膜炎，収縮性心膜炎
眼	強膜炎とシェーグレン症候群（15～20％に合併する）
血液	フェルティー症候群：重症関節リウマチでみられる脾腫と好中球減少で，免疫複合体がみられることが多い．
骨	骨粗鬆症
精神	サイトカインによるうつ病や鬱状態
悪性腫瘍	悪性リンパ腫，とくにびまん性大細胞B細胞リンパ腫の合併がある．

5. 関節リウマチ（RA）の診断

1）関節リウマチの臨床検査

(1) リウマトイド因子

リウマトイド因子は，変性したIgGのFc部分に対する自己抗体で，RAの患者の2/3以上に陽性である．通常，IgMのリウマトイド因子が検査される．しかし，健常人の5%にも陽性であり，加齢とともにその陽性率は増加し，65歳以上では10～20%に陽性となる．RA以外でリウマトイド因子陽性となる疾患として，SLE，シェーグレン症候群，慢性肝疾患，間質性肺炎，伝染性単核症，B型肝炎，結核，梅毒，亜急性心内膜炎など，多数の疾患があり，ワクチン接種や輸血後に一過性に陽性となることもある．したがって，リウマトイド因子陽性でRAの診断を下すことはできない．その感度は59%，特異度は77%である．

関節リウマチの自然経過

関節リウマチの定義で述べたように，その経過はすべての患者が過酷な進行性の関節変形の道をたどるのではないことがわかっている．その70%は進行が穏やかで，小さな手指関節の変形は生じるものの，膝関節や股関節のような大きな関節に障害が及ぶことのない自然経過をたどる．残りの30%は，急速に進行するタイプと徐々にではあるが着実に進行するタイプがある．急速進行性の場合，抗リウマチ薬抵抗性で，人工関節置換術が必要となることが多い．図5-11は人体を構成する68個の関節の障害（破壊）の数からみた3つのタイプの経過を示したものである．とかく個人差の大きい関節リウマチだが，臨床経過からみても関節リウマチの多様性をうかがい知ることができる．

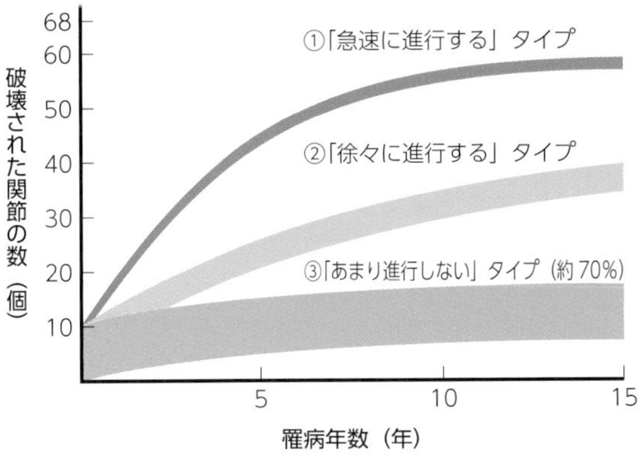

図5-11 関節リウマチの自然経過

あまり進行しないタイプでは，10個以上の関節が侵されることはない．

しかし，その値が高値を示す場合，関節外症状が重症で，進行性全身性疾患の経過をとることが多いことは記憶しておかねばならない．

なお，RAの活動性を示すものではないので，継時的に測定する意味はない．

(2) 抗CCP抗体

RA患者の炎症滑膜には多くのシトルリン化タンパクが発現している．このタンパク質に対して血清中に出現する自己抗体を抗CCP (cyclic citrullinate peptide，輪状シトルリン化ペプタイド) 抗体という．感度は62％で，92％の高い特異性を示す．早期関節リウマチ診断に重要であり，進行性で骨びらんの発症傾向の強い場合に陽性率が高く，喫煙者やHLA-β1関連の関節リウマチでも陽性率が高い．リウマトイド因子と異なり，他疾患で陽性となることは少ない．

(3) MMP-3 (マトリックスメタロプロテイナーゼ-3)

関節破壊の指標である．特異性はなく，ステロイド剤使用や腎機能障害時の関節破壊でも上昇する．

(4) 赤血球・白血球・血小板

貧血と血小板増加症は，関節リウマチの活動性と関連する．貧血は，低色素性正球性貧血で無効造血の結果である．関節リウマチでは白血球は正常であるため，白血球減少が前面に出ればフェルティー症候群が疑われる．好酸球が増加する場合は重篤な全身疾患の状況を反映している．

(5) 血沈 (ESR) とCRP

ともに関節リウマチの活動性を反映する．したがって，治療経過の指標として重要であり，計画的な定期測定が必要である．しかし，注意すべきは，CRPは急性炎症の指標でありサイトカイン (IL-6，IL-1β，TNFαなど) 量の間接的情報だが，血沈は慢性炎症の情報であり，炎症に関連する血液中のγ-グロブリンやα2グロブリン量の反映である．

したがって，関節リウマチの慢性的な活動性の指標としては，血沈 (ESR) がCRPにまさるという事を知っておく必要がある．

2) 関節リウマチの画像検査

- 単純レントゲン検査：簡便で頻用される．軟骨と骨病変は評価できるが，滑膜などの軟部組織の評価は難しい
- CT：滑膜や軟骨病変の描出はMRIに劣る
- MRI：関節骨びらん，破壊と軟骨・滑膜の評価に重要である
- 超音波検査：解像度の進歩もあり滑膜炎や骨びらんの検出が可能で，簡便でもあることから最近頻用されるようになった

3）関節リウマチの診断基準の変遷

関節リウマチの診断基準は，最近まで1987年の米国リウマチ学会（ACR）の診断基準が使われてきた（表5-5）．

関節リウマチの臨床症状と関節兆候と簡便な血液検査からなる使い勝手の良い診断基準として長年にわたり用いられてきたこの診断基準だが，急速な治療の進歩により関節リウマチをより早期に診断する必要性が高まり，厚生省研究班は2005年に早期関節リウマチ診断基準を案として提出した（表5-6）．

MRI画像から滑膜の炎症や滑膜増殖を示すパンヌスによる骨破壊の初期像である“骨びらん”を基準に入れ込んだもので従来のX線ではとらえられない滑膜炎症の形態学的な評価が加えられ早期診断としての診断価値は高い．また，抗CCP抗体という深くRAにかかわる新しい自己抗体が加わり診断の精度は上がったといえる．しかし，MRIは日常診療で容易に行うことができる検査とはいえず，より簡便で汎用性の高い診断基準として米国と欧州リウマチ学会は合同で，2010年，新しい関節リウマチ診断基準を発表した（表5-7）．

この新基準は前提として，1）少なくともひとつ以上の関節で腫れを伴う炎症（滑膜炎）がみられ，2）その原因として関節リウマチ以外の疾患がみられない場合としている．つまり，鑑別診断が完全になされていることを前提にしており，この診断基準により活動性のある関節リウマチと判断されれば，速やかに抗リウマチ薬による治療を開始すべきであるというメッセージが込められている．日本リウマチ学会もこの新しい診断基準が早期関節リウマチ診断に有効であると認めている．

診断基準の運用における注意点は，基準を満たさないが関節リウマチの可能性を否定できない場合である．このような場合は躊躇なく関節リウマチの専門医へ紹介し，その時点での専門的な評価を求めるべきである．

表5-5　関節リウマチ診断基準（米国リウマチ協会，1987）

1　少なくとも1時間以上持続する朝のこわばり
2. 3個以上の関節腫脹
3. 手（wrist），中手指関節（MCP），近位指節関節（PIP）の腫脹
4. 対称性関節腫脹
5. 手，指のX線写真の変化
6. 皮下結節（リウマトイド結節）
7. リウマトイド因子陽性

※　1～4は6週間以上持続，7項目中4項目を満たすものをRAと診断

表5-6　早期関節リウマチ診断基準案（厚生労働省研究班，2005）

1. 抗CCP抗体またはリウマトイド因子　2点
2. 対称性手，指滑膜炎（MRI所見）　1点
3. 骨びらん（MRI所見）　2点

※　3点以上を早期関節リウマチと診断する．

※　抗CCP抗体：cyclic citrullinated polypeptidesに対する抗体

表5-7　米国・欧州合同リウマチ学会関節リウマチ診断基準（2010）

1）1関節以上で臨床的に滑膜炎（関節腫脹）を認める 2）滑膜炎の原因が，他の疾患では説明がつかない		
罹患関節	大関節1カ所 *1	（スコア）　0
	大関節2～10カ所	1
	小関節1～3カ所 *2	2
	小関節4～10カ所	3
	11カ所以上（1カ所以上の小関節）*3	5
血清学的検査	リウマトイド因子陰性かつ抗CCP抗体陰性	0
	いずれかが低値陽性	2
	いずれかが高値陽性 *4	3
急性期反応物質	CRP正常かつ血沈正常	0
	CRP，血沈のいずれかが異常	1
症状の持続	6週未満	0
	6週異常	1

※合計6点以上で関節リウマチと診断できる.
*1 大関節：肩・肘・股・膝・足関節　*2 小関節：手指・足趾・手関節など
*3 顎・胸鎖・肩鎖関節を含めてもよい　*4 高値：正常上限の3倍を超えるもの

6. 関節リウマチの治療

関節リウマチの治療体系は，基礎治療，薬物治療，手術治療，リハビリテーションの4つからなる．基礎治療とは患者教育である．ここでは薬物治療を概括する．その他の治療に関しては，各論および成書を参照されたい．

従来，関節リウマチの薬物療法は副作用の少ない薬物投与から始め，効果が不十分な場合には適時切れ味の良い薬物に変更していくピラミッド方式（Smyth，1972年）が原則であった．しかし，近年，薬理作用の解明が進み，罹患早期から切れ味の良い薬物（ステロイドやメトトレキサートなど）を使用し，寛解状態を維持してから徐々に副作用の少ない薬物に変えていくステップダウンブリッジ方式（Wilske, Healey，1989年）が一般的となっている．さらに，自己免疫機序を標的とした生物学的製剤の出現をみて，関節リウマチの薬物治療は大きな変貌を遂げている．今日のリウマチ薬物治療を概括する．

リウマチ治療薬は，以下の5つのカテゴリーに分類される．

① 非ステロイド系消炎鎮痛薬（non-steroidal anti-inflammatory drugs；NSAIDs，エヌセイズと読む）
② 抗リウマチ薬（疾患修飾性抗リウマチ薬，disease-modifying anti-rheumatic drugs；DMARDs，ディーマーズと読む）
③ ステロイド
④ 生物学的製剤
⑤ 免疫抑制剤

したがって，**リウマチ薬物療法は5つのラインで成り立っている**ことになる．しかし，日本では免疫抑制剤（アザチオプリンやシクロスポリンなど）は保険適応がないので，4つのラインということになる．

1）第1ライン　対症療法（局所炎症と疼痛コントロール）

局所炎症と疼痛のコントロールである．NSAIDsが用いられる．その機序は，シクロオキシゲナーゼ（COX-1，COX-2）活性を阻害し，炎症の主役であるアラキドン酸（プロスタグランジン）の合成を抑制することにある．炎症時に誘導されるプロスタグランジン合成酵素がCOX-2であることから，選択的COX-2阻害剤が開発されたが，トロンボキサンAの作用を増強させ血栓を誘導し心血管事故が多発することが判明したため，今日では使用されていない．また，COX-1は胃粘膜保護作用に関与し，胃粘膜から分泌されているので，COX1阻害が胃潰瘍や消化管出血というNSAIDsの基本的な副作用に深くかかわっている．したがって，NSAIDs投与時には，この副作用への対策がつねに必要となる．

NSAIDsはあくまでも鎮痛と抗炎症作用を期待して投与されるわけで，関節リウマチ自体の進行を抑制するものではない．したがって，関節リウマチに推奨されるNSAIDsというものはない．使用頻度が高く代表的なNSAIDsには以下のものがある．

・サリチル酸系：アセチルサリチル酸（商品名：アスピリン，EAC，バファリン）．重篤な副作用としてアスピリン喘息とライ症候群がある

・プロピオン酸系：イブプロフェン（商品名：ブルフェン），ロキソプロフェン（商品名：ロキソニン）．ニューロキノン薬との併用で痙攣の報告がある

・酢酸系：ジクロフェナック（商品名：ボルタレン），インドメタシン（商品名：インダシン）．インドメタシンには胎児の動脈管閉鎖促進作用があり，妊婦には禁忌である

2）第2ライン　低用量ステロイド療法

低用量ステロイド経口投与（プレドニン 7.5mg/日以下，通常，5mg/日以下）である．関節リウマチの炎症を抑制することはもちろんだが，骨びらんの出現や進行を抑制する効果が期待され，後述する抗リウマチ薬（DMARDs）であるメトトレキサートの関節リウマチに対する抗炎症効果を増強する．したがって，単独であれ，抗リウマチ薬との併用であれ，初期段階の治療として重要である．低用量，とくに5mg/日以下の使用であれば，生理的な副腎皮質ホルモンの分泌量が3～4mg/日であることから，骨粗鬆症のような重篤な副作用の出現頻度は低い．

3）第3ライン　抗リウマチ薬の導入

抗リウマチ薬（疾患修飾性抗リウマチ薬，DMARDs）の導入である．この薬剤は，関節リウマチ患者血中で上昇しているC反応性タンパク質（CRP）に代表される急性相反応物質，リウマトイド因子，慢性活動性の指標であるESRを低下させ，関節リウマチに直接関連する急性

および慢性の炎症反応を制御し，早期に投与すれば骨破壊プロセスを抑制する効果をもつ．

抗リウマチ薬には，古くは金製剤やD-ペニシラミンがあったが，使用頻度は低下しており，今日ではメトトレキサート（methotrexate；MTX，商品名：リウマトレックス），スルファサラジン（SASP，商品名：アザルフィジン），ブシラミン（BUC，商品名：リマチル）などが登場している．とりわけメトトレキサートは，早期使用第1選択薬として重要である．診断が下るや，その投与は早ければ早いほどよいのである．

以下，この抗リウマチ薬の主役，アンカードラッグ（基幹薬）としての確固たる地位をもつメトトレキサートを中心に述べる．スルファサラジンやブシラミンはMTXの適応のない第2選択薬として用いられることが多い．

(1) メトトレキサートの概要

MTXは，核酸やアミノ酸合成に不可欠な葉酸を合成するジヒドロ葉酸還元酵素を阻害することにより，細胞増殖を抑制する作用をもつ．白血病や絨毛上皮がんなどに対する抗がん剤として1950年代に世に出たものである．しかし，この葉酸合成阻害効果はがん細胞に特異的な作用ではなく，関節リウマチの病態を形成する主役細胞である滑膜細胞やリンパ球に対しても細胞増殖を抑制する効果をもつ．今日，抗がん剤として使用する量よりはるかに低用量でかつ間欠的な投与により，関節リウマチの自己免疫反応を抑制する明らかな効果が確認され，抗リウマチ薬の第1選択薬（基幹薬）としての地位を築いたのである．商品名は，リウマトレックス，メトレート，トレキサメットなどで，2mgの錠剤・カプセルがある．

抗リウマチ薬（DMARDs）の重要な性質として，**効果発現までの時間がかかる**ということがある．それは，関節リウマチの自己免疫反応を抑え，滑膜の炎症と増殖を抑制することに時間がかかることを意味している．通常は1～2カ月，長くて4カ月を必要とする．したがって，効果発現まで確実に服薬を続ける必要がある．この性質が抗リウマチ薬の特徴であり欠点でもある．一方，ステロイド剤は効果発現が極めて早く，内服すると速やかな鎮痛・抗炎症効果が得られる．したがって，抗リウマチ薬の欠点を補い，相乗的な効果を期待するという観点から，低用量ステロイド療法が捨てがたい理由にもなっている．もし，効果発現まで副作用による投与継続が困難となると，第2，第3の抗リウマチ薬を選択していくことになる．

●MTXの服用法

1週間に6mgか8mgで開始し，効果と副作用を確認しながら16mgまで増量可能（2011年2月から週16mg投与が承認された）．1日目に1回で総量を服用し，残りの6日を休薬するもよし，1～2日かけて数回に分けて総量を服用し，残り5日を休薬するもよい．この服薬の自由度はMTXの特徴といえる．ちなみに，治療薬マニュアルには，“初日から2日目にかけて12時間間隔で3回投与し，残り5日間休薬（1週間ごとに繰り返す）”と書かれていることが多い．

(2) メトトレキサートの副作用・禁忌事項

●MTXの副作用

4,038例の副作用調査によれば，810例（20.1％）に副作用が認められた．その主たるものはALT（GPT），AST（GOT），ALPの上昇（7.2％），口内炎（2.2％），倦怠感（1.3％），嘔気（1.1％），発疹（1.0％）であった（日本薬局方，19版）．しかし，頻度は少ないものの骨髄抑制

表5-8　MTX使用関節リウマチ死亡患者465例の内訳

死亡に至った重篤な副作用	件数	具体例（件数）
血液障害	161（34.6%）	汎血球減少（97），骨髄抑制（39），白血球減少（18）など
肺障害	131（28.2%）	間質性肺炎（120）など
感染症	83（17.8%）	ニューモシスチス肺炎（25），肺炎（19），敗血症（11）など
悪性新生物	63（13.5%）	リンパ腫（36），リンパ増殖性疾患（7），白血病（5）など
肝障害	14（3.0%）	劇症肝炎（5）など

（リウマトレックス適正使用情報　Vol.18）

（白血球減少），間質性肺炎，感染症（結核，ニューモシスチス肺炎）は，死亡リスクをもつ重篤な副作用であり，臨床症状の確認と定期的な血液検査や画像検査が必要である．また，リンパ腫を中心とする悪性新生物の発生にも注意が必要である．

2012年までに国内でMTXを使用した関節リウマチ患者のうち，465例の死亡報告がなされている．その死亡原因内訳は表5-8のとおりである．

●MTXの禁忌事項

次の者にはMTXを投与してはならない（日本薬局方　第19版（2016年2月改定）による）．また，免疫力の低下，あるいは栄養状態不良の高齢者への投与も避けるべきである．

- 妊婦または妊娠している可能性のある婦人（催奇形性を疑う報告あり）
- MTXに対する過敏症の既往歴のある患者
- 骨髄抑制のある患者
- 慢性肝疾患，腎障害患者（副作用が強く現れるおそれがある）
- 授乳婦（母乳中への移行が報告されている）
- 胸水，腹水が長期間貯留している患者
- 活動性結核の患者

●副作用予防のための葉酸の投与

葉酸はビタミンB複合体のひとつで，巨赤芽球性貧血の治療薬として知られているが，MTXが葉酸合成を抑制することから，その副作用予防として葉酸の投与が考慮される．口内炎，吐き気，下痢，肝機能異常などの副作用は葉酸不足と関連しており，MTX投与量が増えると悪化する傾向があり，葉酸の補給で対処できる可能性がある．とくにMTXの投与量が1日8mgを越える場合，葉酸製剤（フォリアミン）を投与する．しかし，MTXと同時に投与すると，MTXの葉酸合成抑制効果が抑えられる可能性があるわけで，MTX投与1日後あるいは2日後に投与する必要がある．このように，MTXの副作用予防効果を期待して投与する場合はフォリアミンでいいのだが，白血球減少などの重篤な副作用が出現した場合は，その治療目的でMTXを中止し，活性型葉酸製剤ロイコボリンが投与される．

4）第4ライン　生物学的製剤の導入

抗リウマチ薬に抵抗性がある場合，あるいは無効の場合に考慮されるのが，生物学的製剤である．TNFα阻害薬，IL-1阻害薬，IL-6阻害薬，T細胞活性化抑制製剤などが知られている．これらは関節リウマチの自己免疫にかかわる免疫担当細胞が産生分泌するサイトカインを抑制するもので，特異性の極めて高い分子標的薬である．その効果は顕著であり，臨床的な関節リウマチ治療を極限まで高めたといっても過言ではない．

（1）生物学的製剤とは

1980年代後半から世間を騒然とさせたエイズと狂牛病騒動は，文明社会に強烈な“病気と死”の不安を突きつけた．それは途方もない資金の投入を基礎医学研究の分野にもたらすこととなり，その結果として，免疫学の急速な進歩を生み出すことになった．細胞免疫と体液性免疫の基礎研究の蓄積は，悪性腫瘍，変性疾患，炎症，自己免疫疾患など，医学のあらゆる領域の病態生理の解明と薬物治療（創薬）の根本的な変容をもたらしたのである．その恩恵は悪性腫瘍の治療で顕著だが，慢性疾患のなかでは，関節リウマチとC型慢性肝炎がとりわけその恩恵を受けているといえるかもしれない．

平成29年現在，関節リウマチの生物学的製剤は7種類あり，後続品（バイオシミラーという）の1種類を入れると，8種類が使用可能である．

「関節リウマチの炎症反応にスイッチが入ると，抗原提示細胞（antigen presenting cell；APC）のひとつであるマクロファージが活性化され，サイトカインの腫瘍壊死因子α（TNFα）が産生分泌される．マクロファージは，T細胞に抗原情報を提示すると同時に，自ら分泌したTNFαでT細胞を活性化する．活性化されたT細胞はインターロイキン6（IL-6）というサイトカインを分泌し，B細胞を活性化し自己抗体の産生を促す．同時に，線維芽細胞，滑膜細胞，軟骨細胞，破骨細胞を活性化し，滑膜の炎症を拡大させ，関節破壊が進む」というのが，関節リウマチ自己免疫疾患説にもとづく病態生理の概要である（**図5-10**を再び参照のこと）．

したがって，関節リウマチに使用される生物学的製剤の効用は，この病態生理ストーリーにおける，①TNFα作用のブロック，②IL-6作用のブロック，③抗原提示細胞のT細胞への情報伝達のブロックにもとづくものである．順に，抗TNF製剤，抗IL-6製剤，T細胞選択的共刺激調節薬という（**表5-9**）．

21世紀に入り，堰を切ったように関節リウマチの生物学的製剤が臨床現場に登場していることが，この表から明らかである．抗リウマチ薬と異なり，すべて静注や皮下注射による投与である．生物学的製剤は，人体内で生理的に産生されているタンパク質を遺伝子組換え，細胞融合，細胞培養といったバイオテクノロジーを駆使して製造されたバイオ医薬品であり，化学的に合成された医薬品と根本的に異なっている．したがって，速やかに血液中に出現し安定した血中濃度を得るために静注や皮下注のような投与法を取らざるをえないわけである．

ここでは，すでに15年近い使用経験が蓄積されており，その効能と副作用に関する臨床データが最も豊富であるTNFα阻害薬であるインフリキシマブ（商品名：レミケード）を取り上げる．

表5-9　関節リウマチに使用される生物学的製剤

バイオ後続品（バイオシミラー）を含む8剤の概要（平成29年1月現在）

RA生物学的製剤名（商品名）	製剤情報	用法	MTXの併用	国内承認
①TNF阻害薬 インフリキシマブ（レミケード） エタネルセプト（エンブレル） アダリムマブ（ヒュミラ） ゴリムマブ（シンポニー） セルトリズマブ・ペゴル（シムジア）	 キメラ型モノクローナル抗体 TNF受容体とIgG結合タンパク ヒト型モノクローナル抗体 ヒト型モノクローナル抗体 ペグ化*1ヒト型モノクローナル抗体	 点滴静注 皮下注*2 皮下注*2 皮下注 皮下注*2	 必要 しなくてもいい しなくてもいい しなくてもいい MTX効果不十分時適応	 2003/07 2005/03 2008/06 2011/11 2013/03
②IL-6阻害薬 トシリズマブ（アクテムラ）	ヒト型モノクローナル抗体	点滴静注 皮下注	MTX効果不十分時適応	2008/04
③T細胞選択的共刺激調節薬 アバタセプト（オレンシア）	サイトカインではなく，免疫担当T細胞標的薬	点滴静注 皮下注*2	MTX効果不十分時適応	2010/07 2013/06 （皮下注）
④　バイオシミラー インフリキシマブ後続1 （インフリキシマブBS「NK」）	キメラ型モノクローナル抗体	点滴静注	必ず併用する	2014/11

*1 ペグ化：ポリエチレン・グリコール（PEG）に結合させ安定性を高めたもの

*2 自己注射可能

（2）TNF阻害薬

●腫瘍壊死因子（TNF）とはいかなる物質なのか？

“腫瘍壊死因子”というなんとも物々しい名前は，その固形がんを出血壊死させる抗がん作用に由来する．1975年の発見当初は，正常細胞には影響なく，がん細胞だけを殺傷する“奇跡の抗がん剤”として華々しいデビューを遂げたタンパク質である．しかし，インターフェロンの発見の時もそうであったが，その後の基礎研究によってさまざまな機能が判明していく．今日では，免疫担当細胞のマクロファージ，ナチュラルキラー細胞などが分泌するサイトカインで，TNFαとTNFβの2種類があることがわかっている．

TNFαは，抗腫瘍作用以外に，がん末期や重症感染症時の体重減少，衰弱に関連し，カケクチン（cachectin，悪液質（cachexia）に由来する）の別名がある．また，強い発熱作用をもつ発熱物質（pyrogen）であること，エイズウイルスの増殖作用があること，アポトーシスを誘導することがわかっている．最近では，脂肪細胞がTNFαを産生分泌していることが判明し，肥満者のインスリン抵抗性にも関与するとされている．存在様式には，膜結合型と遊離型（可溶性）の2種類がある．TNFαに結合するTNF受容体は，赤血球を除くすべての細胞膜表面にあり，その細胞が障害を受ければTNFαが結合しアポトーシスが誘導され，その細胞は駆逐される．正常細胞に結合すれば，細胞接着因子やさまざまなサイトカインの分泌を促進する．悪性腫瘍，重症感染症，自己免疫疾患の患者の体液中には高濃度に存在している．

というわけで，このTNFαを阻害することが，自己免疫疾患である関節リウマチの臨床像を改善することにつながるであろうことは想像できるだろう．

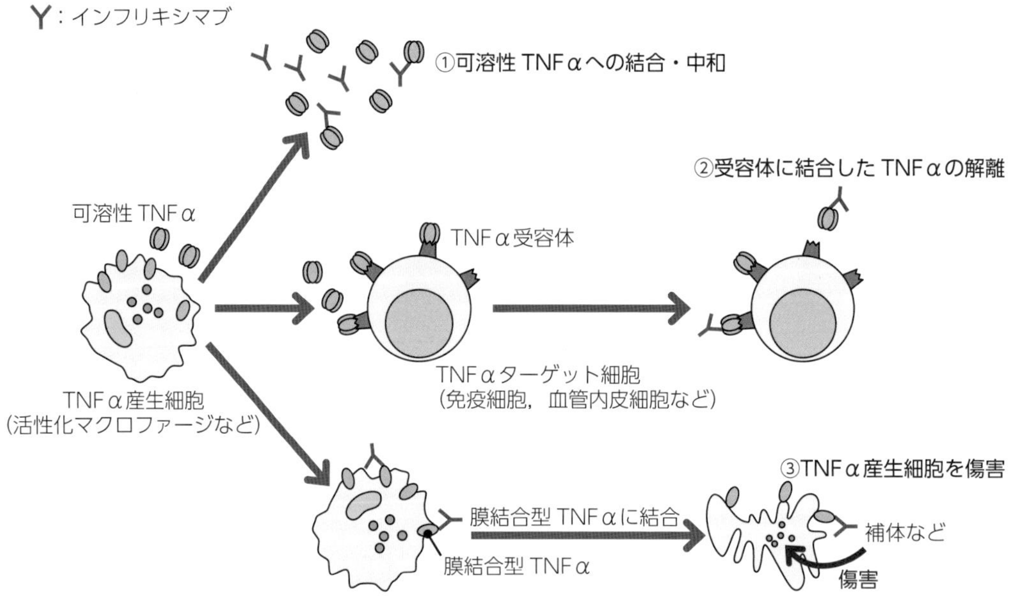

図5-12　インフリキシマブのTNF-α阻害機序（レミケード添付文書を参考に作成）

インフリキシマブは，遺伝子組換えによって製造されたキメラ型抗TNFαモノクローナル抗体である．キメラ型というのは，血液中や細胞表面の受容体に結合したTNFαと結合する部位だけがマウスのタンパク質からなり，すべてがヒト型ではないということである（全体の25％がマウスタンパク質）．したがって，強いアレルギー反応（とくにアナフィラキシー）を起こすリスクがある．そのため，このアレルギー反応を抑えるために，免疫を抑制するMTXを併用する必要がある．また，連用により抗キメラ抗体が出現し，TNFα阻害効果が低下する可能性があり，このこともまた，免疫抑制効果を期待してMTXを併用する理由となる．しかし，その後，開発された他のTNFα阻害薬はすべてがヒト型なので，レミケードにみられるこの弱点を克服したといっていいだろう．

●インフリキシマブのTNFα阻害機序

① 体液中の可溶性TNFαと結合し，中和する
② 免疫担当細胞や血管内皮細胞のTNFα受容体に結合しているTNFαに結合し，解離させ，その作用を抑制する
③ TNFα産生細胞（活性化されたマクロファージ）の細胞膜結合型TNFαを標的とし，TNFα産生細胞を破壊する

の3つからなる（図5-12）．

●副作用

関節リウマチのレミケード使用7,522例中，1,850例（24.6％）に副作用が報告された．おもなものは，発熱（3.6％），発疹（2.5％），頭痛（2.5％），ほてり（1.7％）であった．また，投与を中止しなければならない重篤な副作用は，強い免疫抑制作用にもとづくものだが，レミケード添付文書（2017年5月改定，第33版）によれば以下のとおりである．

・感染症（3.5％；敗血症，ニューモシスチス肺炎，脳炎，髄膜炎など）
・結核（0.3％）
・重篤なinfusion reaction（0.6％；アナフィラキシーショックなど）

・脱髄疾患（0.1％；多発性硬化症，視神経炎，ギラン・バレー症候群など）
・間質性肺炎（0.5％）
・重症肝機能障害（0.1％；AST（GOT），ALT（GOP），γ-GPT，LDHの高度な上昇）
・遅発性過敏症（0.6％；3日以上経過後の発疹，顔面浮腫，頭痛など）
・抗dsDNA抗体陽性化を伴うループス様症候群（0.4％）
・重篤な血液障害（0.1％；汎血球減少症，血球貪食症候群など）
・横紋筋融解症（0.01％）

妊婦・産婦・授乳婦への投与は，治療上の有益性が危険性を上回ると判断される場合のみ可能である（胎盤を通過する可能性あり）．

これまで，関節リウマチという疾患の全体と，その薬物治療を俯瞰してきたのだが，ここで，治療を受ける患者からみた関節リウマチ治療の経済的側面に視点を向けておこう．

5）関節リウマチ薬物治療には，いったいどれくらいの費用がかかるのか？

関節リウマチの早期診断・早期治療という治療戦略は，疼痛や関節変形といった臨床像の著しい改善という恩恵を与えるのだが，そのことは逆に，関節リウマチと診断されても障害者認定の対象とはならず，高齢者でなければ3割負担の医療費支払いを長期にわたり続けていくことを意味する．すでに述べたように，関節リウマチの発症が30～50歳であることを考えれば，自己負担の多い時期から長期にわたる抗リウマチ薬の服用が必要となるわけである．

（1）薬剤費と経済格差

いったいどれくらいの薬剤費が必要なのかを，非生物学的製剤（抗リウマチ薬）と生物学的製剤で比較してみよう（表5-10，11）．

抗リウマチ薬のアンカードラッグであるメトトレキサート（商品名：リウマトレックス）は，標準投与で1カ月2,781円である．一方，生物学的製剤インフリキシマブ（商品名：レミケード）となると，1日2,872円である．すなわち，生物学的製剤の1日分の薬剤費は抗リウマチ薬の1カ月分に相当することになる．しかも，効果不良で増量するとなると，その経済負担はより厳しいものとなるだろう．

効果が劇的であるだけに，患者は経済的な余裕があるなら当然使用を求めるだろうが，余裕がなければ，経済的な理由から痛みに耐える日常を選択せざるをえないことになる．この経済格差による治療の質の不均一性を改善する医療政策が展開されないとなると，格差社会の典型的な事例となるだろう．科学の進歩の恩恵が医療難民をつくり出すという矛盾を乗り越える医療政策と，製薬会社による製造経費削減の努力を願わずにはいられない．

（2）バイオシミラー（バイオ後続品）の登場

通常薬剤の後発品（ジェネリクス）は，薬剤費負担の軽減に効果をもたらしており，とりわけ高額な生物製剤の後発品の出現が望まれていたのだが，2014年11月，インフリキシマブの後発品の使用が承認された．朗報である．

バイオ医薬品の特許が切れた後に，別の会社が先行品（先行バイオ医薬品）と同等/同質の品

表5-10　おもな抗リウマチ薬（非生物学的製剤）の薬剤費（2019年）

一般名	サラゾスルファピリジン	タクロリムス	トファシチニブ	ブシラミン	メトトレキサート	レフルノミド
先発品名	アザルフィジン	プログラフ	ゼルヤンツ	リマチル	リウマトレックス	アラバ
1日あたり薬剤費	111円	2,067円	5,223円	170円	99円	295円
1カ月（4週）あたり薬剤費	3,108円	57,892円	146,244円	4,771円	2,781円	8,279円

表5-11　生物学的製剤の薬剤費（2019年）

一般名	アダリムマブ	アバタセプト	インフリキシマブ	エタネルセプト	ゴリムマブ	セルトリズマブ・ペゴル	トシリズマブ
先発品名	ヒュミラ	オレンシア	レミケード	エンブレル	シンポニー	シムジア	アクテムラ
1日あたり薬剤費	4,471円	4,033円	2,872円	4,553円	4,340円	4,410円	2,806円
1カ月（4週）あたり薬剤費	125,192円	112,932円	80,426円	127,496円*	121,539円	123,490円	78,582円

※レミケードは体重66 kg未満の場合
*25 mgペンの場合．50 mgペンの場合は，1日あたり4,464円，1カ月あたり125,008円

質，有効性，安全性が確認され，先行バイオ医薬品と「類似」のものとして承認された医薬品をバイオ後続品という（薬食発第0304004号通知，平成21年3月4日）．欧州では，バイオ後続品のことをバイオシミラー（biosimilar）とよぶ．生物のバイオ（bio）と類似を意味するシミラー（similar）との合成語である．バイオシミラーは化学合成医薬品の後発医療薬品（ジェネリクス医薬品）と比べると，その扱いがより厳重である．バイオシミラーは分子量が大きく構造が複雑なので，先行品と有効成分がまったく同じとはいえないため，先行品との品質，安全性，有効性が同等・同質であるかの検証を厳しく求められるからである．バイオシミラーは，先行バイオ薬品一般名の末尾に「後続1，（2，3…）」，販売名の末尾に「BS」が記載される．

先行品と遜色のないものであるなら，その価格は先行品の約70～77％であり，関節リウマチ薬物治療の重要な治療選択肢となるだろう．

なお，インフリキシマブ後続品を使用する際には，抗リウマチ薬のメトトレキサート（MTX）を必ず併用しなければならない．

6）関節リウマチに治癒はあるのか？

早期診断・早期治療の結果，発症後5年以内に治療を開始すれば30～50％に臨床的寛解が得られることが明らかになってきている．自己免疫反応を引き起こす環境因子である関節滑膜傷害性の抗原がいまだ特定できていないにもかかわらず，その結果であるサイトカインによる自己免疫反応を抑制することで，これほどまでの臨床的効果が得られたことは想定外の恩恵といえるだろう．すでに15年近い臨床経験をもつ生物学的製剤インフリキシマブ（商品名：レミケード）でみると，臨床的寛解が得られた後薬剤投与を中止しても，臨床寛解が持続する可能性が示されている．となると，すべての薬剤を中止できる**drug-free状態（真の寛解）**を視野に入れた治療目標を実現できるかもしれない．

索　引

し

す

せ

そ

た

ち

つ

て

と

な

に

ね

の

慢性疾患をもつ人の看護　第１巻
慢性疾患看護と疾病論　ISBN 978-4-263-23735-9

2020 年 2 月 10 日 第 1 版第 1 刷発行

編　集　正　木　治　恵
　　　　井　上　　　泰
発行者　白　石　泰　夫

発行所　**医歯薬出版株式会社**

〒113-8612　東京都文京区本駒込 1-7-10
TEL.（03）5395-7618（編集）・7616（販売）
FAX.（03）5395-7609（編集）・8563（販売）
https://www.ishiyaku.co.jp/
郵便振替番号　00190-5-13816

乱丁，落丁の際はお取り替えいたします　印刷・真興社／製本・皆川製本所